全国高等职业院校临床医学专业第二轮教材

U0792563

细胞生物学和医学遗传学

（供临床医学、医学检验技术、护理、助产等医学相关专业用）

主　编　张金霞　陈　松

副主编　何　露　钟　焱

编　者　（以姓氏笔画为序）

王　君（河南医学高等专科学校）

孔维政（湖南食品药品职业学院）

先国兰（遵义医药高等专科学校）

许国莹（江苏护理职业学院）

何　露（益阳医学高等专科学校）

张金霞（遵义医药高等专科学校）

陈　松（江苏护理职业学院）

钟　焱（长沙卫生职业学院）

谭安妮（信阳职业技术学院）

中国健康传媒集团

中国医药科技出版社

内容提要

本教材为“全国高等职业院校临床医学专业第二轮教材”之一，由细胞生物学和医学遗传学两门学科的内容整合而成，以细胞结构—功能—遗传物质与疾病的关系为主线，系统介绍细胞生物学和医学遗传学的基础理论、基本知识和基本技能，突出体现了细胞生物学、医学遗传学基本原理与疾病的关系，与临床紧密结合。

本教材分为两部分。第一部分为细胞生物学和医学遗传学基础，分为13章，内容涵盖绪论，细胞膜与疾病，细胞基质与疾病，内膜系统和囊泡运输与疾病，细胞骨架与疾病，线粒体与疾病，细胞核与疾病，染色体畸变与染色体病，基因突变与基因病，细胞增殖、凋亡与肿瘤，干细胞，免疫遗传与免疫遗传病，临床遗传；第二部分为细胞生物学和医学遗传学实验。本教材特色鲜明，具有提升实践能力、满足应用型人才需求、强化医德与人文情感教育的作用。本教材为书网融合教材，即纸质教材有机融合电子教材、教学配套资源（PPT、微课、视频、图片等）、题库系统、数字化教学服务（在线教学、在线作业、在线考试），便于学生自主学习，提升教学效果。

本教材主要供全国高等职业院校临床医学、医学检验技术、护理、助产等医学相关专业教学使用。

图书在版编目（CIP）数据

细胞生物学和医学遗传学/张金霞，陈松主编．—北京：中国医药科技出版社，2023.5
全国高等职业院校临床医学专业第二轮教材
ISBN 978-7-5214-3547-4

Ⅰ.①细…　Ⅱ.①张…②陈…　Ⅲ.①细胞生物学-高等职业教育-教材②医学遗传学-高等职业教育-教材
Ⅳ.①Q2②R394

中国国家版本馆CIP数据核字（2023）第083536号

美术编辑　陈君杞
版式设计　友全图文

出版　**中国健康传媒集团**｜中国医药科技出版社
地址　北京市海淀区文慧园北路甲22号
邮编　100082
电话　发行：010-62227427　邮购：010-62236938
网址　www.cmstp.com
规格　889mm×1194mm 1/16
印张　10 1/4
字数　292千字
版次　2023年5月第1版
印次　2023年5月第1次印刷
印刷　北京盛通印刷股份有限公司
经销　全国各地新华书店
书号　ISBN 978-7-5214-3547-4
定价　39.00元

出版说明

为贯彻落实《国家职业教育改革实施方案》《职业教育提质培优行动计划（2020—2023年）》《关于推动现代职业教育高质量发展的意见》等有关文件精神，不断推动职业教育教学改革，对标国家健康战略、对接医药市场需求、服务健康产业转型升级，支撑高质量现代职业教育体系发展的需要，中国医药科技出版社在教育部、国家药品监督管理局的领导下，在本套教材建设指导委员会主任委员厦门医学院王斌教授，以及长春医学高等专科学校、江苏医药职业学院、江苏护理职业学院、益阳医学高等专科学校、山东医学高等专科学校、遵义医学高等专科学校、长沙卫生职业学院、重庆医药高等专科学校、重庆三峡医药高等专科学校、漯河医学高等专科学校、辽宁医药职业学院、承德护理职业学院、楚雄医药高等专科学校等副主任委员单位的指导和顶层设计下，通过走访主要院校对2018年出版的“全国高职高专院校临床医学专业‘十三五’规划教材”进行了广泛征求意见，有针对性地制定了第二版教材的出版方案，旨在赋予再版教材以下特点。

1. 强化课程思政，体现立德树人

坚决把立德树人贯穿、落实到教材建设全过程的各方面、各环节。教材编写应将价值塑造、知识传授和能力培养三者融为一体，在教材专业内容中渗透我国医疗卫生事业人才培养需要的有温度、有情怀的职业素养要求，着重体现加强救死扶伤的道术、心中有爱的仁术、知识扎实的学术、本领过硬的技术、方法科学的艺术的教育，为人民培养医德高尚、医术精湛的健康守护者。

2. 体现职教精神，突出必需够用

教材编写坚持现代职教改革方向，体现高职教育特点，根据《高等职业学校专业教学标准》《职业教育专业目录（2021）》要求，以人才培养目标为依据，以岗位需求为导向，进一步优化精简内容，落实必需够用原则，以培养满足岗位需求、教学需求和社会需求的高素质技能型人才准确定位教材。

3. 坚持工学结合，注重德技并修

本套教材融入行业人员参与编写，强化以岗位需求为导向的理实教学，注重理论知识与岗位需求相结合，对接职业标准和岗位要求。在教材正文适当插入临床案例，起到边读边想、边读边悟、边读边练，做到理论与临床相关岗位相结合，强化培养学生临床思维能力和操作能力。

4. 体现行业发展，更新教材内容

教材建设要根据行业发展要求调整结构、更新内容。构建教材内容应紧密结合当前临床实际要求，注重吸收临床新技术、新方法、新材料，体现教材的先进性。体现临床程序贯穿于教学的全过程，培养学生的整体临床意识；体现国家相关执业资格考试的有关新精神、新动向和新要求；满足以学生为中心而开展的各种教学方法的需要，充分发挥学生的主观能动性。

5. 建设立体教材，丰富教学资源

依托“医药大学堂”在线学习平台搭建与教材配套的数字化资源（数字教材、教学课件、图片、视频、动画及练习题等），丰富多样化、立体化教学资源，并提升教学手段，促进师生互动，满足教学管理需要，为提高教育教学水平和质量提供支撑。

本套教材凝聚了全国高等职业院校教育工作者的集体智慧，体现了凝心聚力、精益求精的工作作风，谨此向有关单位和个人致以衷心的感谢！

尽管所有参与者尽心竭力、字斟句酌，教材仍然有进一步提升的空间，敬请广大师生提出宝贵意见，以便不断修订完善！

数字化教材编委会

主　编　张金霞　陈　松
副主编　何　露　钟　焱
编　者　（以姓氏笔画为序）
王　君（河南医学高等专科学校）
孔维政（湖南食品药品职业学院）
先国兰（遵义医药高等专科学校）
许国莹（江苏护理职业学院）
何　露（益阳医学高等专科学校）
张金霞（遵义医药高等专科学校）
陈　松（江苏护理职业学院）
钟　焱（长沙卫生职业学院）
谭安妮（信阳职业技术学院）

前言 PREFACE

细胞生物学和医学遗传学是临床医学专业必修的基础课程。本教材根据“十四五”期间高等职业教育人才培养目标，将理论与临床实践有机结合，在知识和能力教学目标方面更加适合基层医生的培养需要，旨在培养具有岗位胜任力的高素质技术技能型人才，更好地满足行业发展的需要。

本教材在“三教”改革理念的指导下，基于“解决问题”进行课程开发与设计，运用思（提出问题）、学（分析问题）、做（解决问题）有机结合的教学方法，融入“拓展－探究式”案例，激发学生探究问题的主动性，提升解决问题的技巧和方法；同时注重大学生情感的教育和培养，实现课程思政、立德树人的目标。

本教材遵循“必需、够用”原则，由细胞生物学和医学遗传学两门学科的内容整合而成，删减了相关学科中的重复知识点。本教材主体内容分为细胞生物学和医学遗传学两部分，共13章；另有细胞生物学和医学遗传学实验。细胞生物学部分从细胞结构、功能出发，探讨细胞各种生命活动，深入阐述生物体的生长、繁殖、分化、遗传变异、衰老和死亡等基本生命现象。医学遗传学部分阐述医学遗传学的基础知识，包括基因的结构、功能与突变，正常人类染色体基础知识，临床常见的单基因遗传病与多基因遗传病，线粒体疾病，染色体疾病，遗传与肿瘤发生的关系等，为医学生了解临床常见遗传病的表现和机制，利用遗传学知识为遗传病患者提供临床服务（包括常见遗传病的诊断、治疗、预防与咨询等）提供理论基础。

本教材的适用对象为全国高等职业院校医学相关专业师生，其主要特点如下。①内容对接岗位：紧密结合临床工作岗位需求和国家执业助理医师资格考试，合理选取教材内容。②结构布局新颖：为了更好地引导学生学习，每章设置“学习目标”，将重要疾病通过“情境导入”引入教材内容，并根据教学需要适时插入“素质提升”，章末设有“本章小结”和“目标检测”。③资源融合拓展：本教材采用纸质教材和数字化资源一体化设计，即纸质教材有机融合电子教材、教学配套资源（PPT、微课、视频、图片等）、题库系统、数字化教学服务（在线教学、在线作业、在线考试），便于学生自主学习，以提升教学效果。

本教材由来自医药类高等职业院校教学一线的9位教师精心编写而成，是集体智慧的结晶，编写分工如下：第一章绪论、第十三章临床遗传第三节（张金霞），第二章细胞膜与疾病、第六章线粒体与疾病（孔维政），第三章细胞基质与疾病、第五章细胞骨架与疾病（谭安妮），第四章内膜系统和囊泡运输与疾病、实验三人类染色体核型分析（钟焱），第七章细胞核与疾病、第十三章临床遗传第一节和第二节（先国兰），第八章染色体畸变与染色体病、第十二章免疫遗传与免疫遗传病（何露），第九章基因突变与基因病（许国莹），第十章细胞增殖、凋亡与肿瘤和第十一章干细胞（陈松），实验一普通光学显微镜的结构及使用、实验二细胞基本形态与结构（王君）。

本教材的编写得到了参编院校的大力支持，同时参考了大量文献资料，在此谨致诚挚的谢意。由于编者水平所限，书中难免存在疏漏和不足之处，恳请同行专家及师生们提出宝贵的意见与建议，以便我们进一步修正和完善。

编　者

2023年2月

CONTENTS 目录

第一部分　细胞生物学和医学遗传学基础

第二部分 细胞生物学和医学遗传学实验

第一部分 细胞生物学和医学遗传学基础

第一章 绪 论

PPT

学习目标

1. 通过本章学习，重点把握细胞生物学、医学遗传学、遗传病等基本概念；细胞的基本结构和功能。
2. 学会分析遗传的基本规律，认识遗传病与疾病的关系，培养医者仁心及人文关怀精神。

情境导入

情景描述 患者，男，30 岁。出生时全身皮肤、毛发均呈白色，伴畏光，面部长年散在红色小丘疹，无自觉症状。系统检查无异常，无家族史，无系统性疾病。已婚，育有 2 个女儿，均无相同疾病。诊断：白化病。

讨论 1. 白化病的形成原因是什么？
2. 白化病属于什么疾病？

细胞（cell）是组成生物体结构和功能的基本单位，也是人体疾病的基本单位。要探索人体生命活动规律及其与疾病的关系，就要从细胞入手。细胞生物学是研究和揭示细胞基本生命活动规律的科学，它在显微、亚显微与分子水平研究细胞结构与功能，细胞增殖、分化、代谢、运动、衰老、死亡，以及细胞信号转导，细胞基因表达与调控，细胞起源与进化等重大生命过程。遗传是生命有机体在生殖过程中表现出亲代和子代相似性的现象。遗传病是遗传物质改变所导致的疾病。医学遗传学是医学与遗传学相互渗透和融合的一门边缘学科，是现代医学的一个新领域，研究人类疾病与遗传的关系，主要研究遗传病的发病机制、遗传规律、诊断、预防和治疗等；目的是控制遗传病在家庭中的再发，降低人群中遗传病的发生率，防止遗传病的扩散，提高人类的健康素质。细胞生物学和医学遗传学就是在细胞和分子水平探索疾病发生发展与遗传和发育之间关系的一般规律的科学。

第一节 细胞生物学和医学遗传学概述

一、细胞的基本结构

除病毒以外，所有生物都是由细胞构成的。一切生命现象，如生长、发育、繁殖、遗传、衰老、死亡等都在细胞的基本属性中体现。细胞是生命活动的基本单位，可从以下几个方面理解：①细胞是生物的基本结构单位；②细胞是代谢和功能的基本单位；③细胞是遗传的基本单位；④细胞是有机体生长与发育的基础；⑤没有细胞，就没有完整的生命。

20 世纪 60 年代，著名细胞生物学家 H. Ris 最早提出将细胞分为原核细胞和真核细胞两大类。

（一）原核细胞

原核细胞结构简单，没有典型的细胞核，仅由细胞膜包绕。细胞质内含有 DNA 区域，该区域称为拟核。拟核内只含有一条不与蛋白质结合的裸露环形 DNA 分子。原核细胞的细胞质中既无膜性细胞器，也无细胞骨架成分，但含有核糖体，转录和翻译同时进行，转录后无需加工。细胞膜外有一层由蛋白聚糖和糖脂组成的坚韧的细胞壁，具有维持细胞形态和保护的作用。原核细胞较小，由原核细胞构成的生物称为原核生物，主要包括细菌、支原体、衣原体、立克次体和放线菌等，其中，支原体是最小的原核生物。

（二）真核细胞

真核细胞进化程度高，结构和功能比原核细胞复杂，区别于原核细胞的主要特征是具有被核膜包围起来的完整的细胞核。由真核细胞构成的生物称为真核生物。真核细胞在亚显微水平可分为三个基本结构体系。

1. 生物膜体系 是以脂质和蛋白质构成的生物膜为基础形成的一系列膜性结构或细胞器，包括细胞膜、内质网、线粒体、高尔基复合体、溶酶体和核膜等。这些膜性结构或细胞器均含有其特殊的酶系或蛋白质，在细胞内各自独立地执行其功能。如细胞膜的主要功能是进行物质交换、信息传递、细胞识别及代谢调节；核膜把细胞分成细胞质和细胞核两部分，不仅有利于遗传物质的稳定和表达，而且在维持细胞核与细胞质之间的物质交换方面起重要作用；线粒体是细胞的能量转化器，提供细胞生命活动所需要的能量；内质网是细胞内蛋白质和脂肪等大分子合成的场所；高尔基复合体是合成物质加工、包装和分选的细胞器；溶酶体则是细胞内的消化器官，能消化分解各种生物大分子。

2. 遗传信息表达系统 真核细胞的遗传信息表达系统是由 DNA－蛋白质和 RNA－蛋白质复合物构成的，执行遗传信息储存、复制、转录和翻译的结构体系。储存遗传信息的 DNA 与蛋白质结合，组装成纤维状的染色质，遗传信息的复制与转录都在染色质上进行。遗传信息的翻译是在核糖体中进行的。核糖体是由 RNA 和蛋白质构成的颗粒状结构，RNA 占核糖体的 60%，蛋白质占 40%，由大、小两个亚基构成。

3. 细胞骨架系统 是由一系列纤维状蛋白构成的网状结构系统。细胞骨架主要由微管、微丝和中间纤维构成。其功能是维持细胞的形态和结构，参与细胞运动、细胞内物质运输、细胞分裂及信息传递等生命活动。

（三）原核细胞与真核细胞的比较

原核细胞与真核细胞在结构和功能上存在很大差异，其比较见表 1－1。

表 1－1 原核细胞与真核细胞的比较

特征	原核细胞	真核细胞
细胞结构		
核膜	无	有
内膜系统及线粒体	无	有
核仁	无	有
细胞骨架	仅有细胞骨架结合蛋白	有
核糖体	有，70S	有，80S

续表

特征	原核细胞	真核细胞
基因结构		
DNA 量（信息量）	少	多
DNA 分子结构	环状	线状
染色质或染色体	DNA 仅 1 条，不与组蛋白结合	有 2 条以上 DNA，并与组蛋白结合形成染色体
基因结构特点	无内含子，DNA 重复序列少	含有内含子和大量的 DNA 重复序列
转录与翻译	同时在细胞质内进行	核内转录，胞质内翻译
细胞分裂	无丝分裂	有丝分裂、减数分裂、无丝分裂

二、细胞的基本功能

1. 细胞是代谢与功能的基本单位 细胞的生命活动受到机体严格、精密的调控。但基于细胞是相对独立的结构单位，每个细胞都有一套完整的结构和功能体系，有相对隔离于外界的界膜和由此形成的特异胞内微环境，因此，细胞又有一定的代谢和功能独立性，表现为一个相对独立、高度有序且严格自控的代谢与功能体系。

2. 细胞是生物体生长与发育的基础 生长是指有机体及其组织、器官体积和质量的增大，侧重于量的变化，通过细胞增殖和细胞生长而实现；发育是指机体从单细胞受精卵到成体所经历的一系列有序的发展变化过程，是有机体的构造和功能从简单到复杂直至成熟的过程，侧重于质的变化，通过细胞增殖、细胞生长、细胞分化和细胞凋亡而实现。因此，细胞是生物体生长和发育的基础。

3. 细胞是遗传的基本单位 细胞具有遗传的全能性。不论高等生物还是低等生物的细胞，动物细胞还是植物细胞，它们的细胞核都含有全套的遗传信息。20 世纪 60 年代初期，用非洲爪蟾所做的核移植实验首次证明了终末分化细胞的细胞核具有全能性。后来从不同动物成体细胞取出细胞核并移植到去核卵细胞中的动物克隆实验进一步证明，每一种细胞都具有遗传的全能性。因此可以认为，细胞是遗传的基本单位。

三、遗传的细胞基础

1. 遗传与变异是以细胞的生命活动为基础的 遗传物质储存在细胞核中，所谓的遗传规律就是遗传物质在细胞中传递和表达的规律。在有性生殖的生物中，世代相传的性状是两性生殖细胞结合后发育表达的结果，是由遗传物质来控制的。

2. 染色体是遗传物质的载体 染色质和染色体是同一物质在细胞周期不同时期的不同表现，二者都是由 DNA、组蛋白、非组蛋白和少量 RNA 等组成的核蛋白复合物。染色质存在于细胞分裂间期，染色体存在于细胞分裂期。通过细胞分裂，遗传信息随染色体的传递而遗传，从母细胞传给子细胞，从父母传给子女，构成了亲代和子代之间遗传物质连续的桥梁。

3. 减数分裂是遗传规律的细胞学基础 减数分裂是有性生殖的生物体在生殖细胞或配子（gamete）形成时所发生的一种特殊的有丝分裂过程，由两次连续的细胞分裂来完成。减数分裂中，同源染色体分离、非同源染色体自由组合是分离定律和自由组合定律的细胞学基础；减数分裂中，同一条染色体上的基因相伴随一起传递给子细胞和同源染色体在联会时遗传物质的交换，是连锁与互换定律的细胞学基础。减数分裂异常是导致染色体病的重要原因之一。因此，减数分裂对于遗传物质的稳定传递、生物多样性的形成具有决定性意义。

四、遗传的分子基础

基因是具有遗传效应的 DNA 片段，是遗传物质的结构和功能的基本单位，蕴藏在基因中的遗传信息可通过生殖细胞由亲代传向子代。基因通过控制细胞中蛋白质（包括酶）的合成，完成生命繁衍及细胞分裂、增殖、分化和凋亡等过程。生物的生老病死等一切生命现象都与基因有关。

1. 基因的概念 基因（gene）是指位于染色体上编码一个特定功能产物（蛋白质或 RNA）的一段核苷酸序列。基因的化学本质是 DNA（RNA 病毒除外）。在细胞中，基因是含有编码序列和非编码序列的 DNA 序列。

2. 基因的分类 根据基因在细胞内分布的部位，可将人类基因分为核基因和线粒体基因。绝大部分的人类基因都属于核基因，核基因主要存在于细胞核内染色质的 DNA 上，线粒体基因存在于细胞质中线粒体的环状 DNA 上。基因根据功能的不同，分为两类。①结构基因：是指能决定某种多肽链（蛋白质或酶）分子结构的基因。它们可以编码多肽链中的氨基酸，决定氨基酸的种类和排序。②调节基因：是指某些可以调节控制结构基因表达的基因。调节基因的突变可以影响一个或多个结构基因的功能，或引起一个或多个蛋白质（或酶）量的改变。

3. 基因的功能 基因的功能包括三个方面。①储存遗传信息：基因上的碱基序列就代表遗传信息，所以，储存遗传信息是基因的基本功能。②自我复制：基因的复制是随着 DNA 的复制而进行的，通过复制使遗传信息的量成倍增加，再通过细胞分裂将其平分给两个子细胞。③基因表达：是指将储存在基因中的遗传信息通过转录和翻译转变成蛋白质或酶，进而决定生物体的性状。

五、遗传的基本规律

1. 分离定律 是指一对基因在杂合状态下互不干扰，保持相互独立，在生殖细胞形成时，彼此分离，分别进入不同的配子。

2. 自由组合定律 生物在形成成熟生殖细胞时，成对的基因彼此分离，不成对的基因自由组合，以均等的机会进入同一生殖细胞。

3. 连锁与互换定律 生物在形成生殖细胞时：①位于同一条染色体上的基因连锁在一起随同该染色体一起传递的规律，称基因的连锁定律；②同源染色体上的等位基因之间可以发生交换，使原来连锁的关系发生改变，形成新的基因连锁关系，称基因的互换定律。

素质提升

植物杂交实验

从 1856 年起的 8 年中，孟德尔一直在修道院的花园里种植豌豆，研究了 28000 株植物，获得了大量数据。在科学界普遍关注达尔文的进化论，人们为进化论而争论不休时，孟德尔并未随波逐流，而是静静地守着他的小菜园，种着他的豌豆，利用自己获得的数据，先提出一个假说，然后用实验来证实或否证，从而开启遗传学大门。经过 8 年执着的实验研究，他提出了遗传学三大定律中的两大定律：分离定律和独立分配规律，并于 1865 年发表了《植物杂交实验》。孟德尔在科学探索上具有坚韧的意志，经过 8 年持之以恒的探索，终于取得了丰硕的成果。同时，孟德尔揭示遗传规律的过程还告诉我们：任何一项科学研究成果的取得，不仅要有严谨求实的科学态度和正确的研究方法，还要有坚韧的意志和锲而不舍的探索精神。

第二节 细胞生物学和医学遗传学在医学中的地位

一、细胞生物学和医学遗传学的主要内容及任务

（一）细胞生物学和医学遗传学研究的主要内容

细胞生物学和医学遗传学研究的内容与现代医学中的许多问题有着密切的联系，如肿瘤与转移、疾病状态下细胞的分子机制、遗传性疾病、疾病与基因的关系、基因诊断技术、细胞移植、细胞免疫及细胞工程等，主要涉及以下几个方面。

1. 染色体以及基因表达的研究 如染色体畸变可导致染色体病，曾发现一例核型为46，XY，t（4；9）（q21；p11）的男士，导致其妻子自然流产5次。核基因突变引起如苯丙酮尿症等6000多种单基因遗传病。

2. 生物膜与细胞器的研究 如肝细胞膜上LDL受体缺乏可导致家族性高胆固醇血症；细胞膜上的离子通道结构和功能异常可导致离子通道病，主要累及神经、肌肉、肝、肾等系统和器官，如癫痫、偏头痛、周期性瘫痪、阿尔茨海默病和帕金森病等；离子通道可以通过影响细胞的容积、控制细胞的膜电位水平、参与细胞骨架的形成和细胞-细胞间反应等，参与肿瘤细胞的增殖、分化和转移。细胞内囊泡运输障碍可导致许多重大疾病的发生，如白化病、精神分裂症、神经退行性疾病、糖尿病、肿瘤与免疫缺陷等。

3. 细胞骨架体系的研究 如微丝不仅构成细胞的支架，而且参与细胞运动、细胞分裂、肌肉收缩、受精作用以及细胞内的物质运输和信号转导。肌球蛋白基因的不同突变可引起扩张性心肌病与家族性肥大性心肌病的发生，而肌钙蛋白亚基可作为心肌梗死诊断标志物。

4. 细胞增殖及其调控 胚胎发育时期，细胞增殖异常可导致先天畸形，如并腿畸胎序列症表现为双下肢融合为一，生殖器、膀胱、直肠缺如等。体细胞增殖异常可导致肿瘤的发生。

5. 细胞分化及其调控 细胞分化是一个同源细胞通过分裂逐渐产生结构和功能上的稳定性差异细胞的过程。胚胎期是最重要的细胞分化期。如动物的卵细胞偶尔可以未经排卵就被激活，在卵巢中进行异位发育，这时细胞的增殖和分化失控，已分化的毛发、牙、骨、腺上皮等和未分化的干细胞杂乱聚集成无组织的肿块，称畸胎瘤。肿瘤是各种致瘤因子长期作用引起的机体某部组织过度增生和异常分化而形成的新生物。

6. 细胞的衰老与凋亡 端粒酶与衰老细胞的凋亡、个体衰老及肿瘤发生密切相关。发育和衰老的细胞和分子机制研究揭示，一些与疾病有关的物质，如阿尔茨海默病中的淀粉样前体蛋白在衰老中起一定作用。

7. 细胞信号转导 信号转导蛋白的量或结构发生改变，可导致信号转导的反应过强或过弱，并由此引起细胞功能和代谢的改变，导致疾病的发生。如乙型肝炎、2型糖尿病、肿瘤等疾病和心肌肥大、心肌缺血、休克等。

8. 基因诊断 是利用分子生物学的技术，检测体内DNA或RNA结构或表达水平的变化，从而对疾病做出诊断的方法，又称分子诊断。基因诊断的材料包括DNA、RNA和蛋白质，具有针对性强、特异性高、灵敏度高、适应性强等特点。

9. 遗传与疾病 由遗传物质（染色体或DNA）改变所引起的疾病称为遗传病。遗传病一般是指生殖细胞或受精卵的遗传物质（基因或染色体）改变所引起的一类疾病，也可由体细胞内遗传物质的结

构和功能的改变引起。

（1）遗传病的特征　除上述的遗传物质的改变为主要发病因素外，遗传病还有以下几个主要特点。①遗传性：遗传病有明显的家族史，在世代中呈垂直遗传，每一代均有患者。但这一特征并非在所有的病例中都能见到，如有的隐性遗传病呈隔代遗传或散发现象；有些遗传病特别是染色体异常者，由于不育或活不到生育年龄，家系中仅出现个别患者；有些遗传病呈缺乏家族史的基因突变型，以致观察不到垂直遗传的特征。②先天性和终身性：绝大多数遗传病表现为先天性和终身性，如白化病婴儿刚出生时就表现有“白化”症状；但某些后天性疾病，如亨廷顿（Huntington）舞蹈病往往在 35 岁以后才发病，却是一种常染色体显性遗传病。虽然大多数遗传病在婴儿出生时就显示出症状或缺陷，但先天性疾病不都是遗传病，如妊娠早期孕妇感染风疹病毒，可使婴儿出生时患先天性白内障。③家族聚集性：遗传病患者在亲代和子代中往往以一定的数目比例出现，如多指症常表现为亲代与子代间代代相传。尽管大多数的遗传病表现有家族性，但家族性疾病并非都是遗传病。如饮食中缺乏维生素 A 可使一家多个成员患夜盲症。而且，有许多遗传病并无家族史，而是散发的。

（2）遗传病的分类　按照遗传物质的突变方式及传递规律，可将遗传病分为以下 5 类。①单基因遗传病（monogenic disease）：由于单个基因突变所引起的疾病称为单基因遗传病。根据致病基因所在染色体和等位基因显隐性关系的不同，单基因遗传病又可分为常染色体显性遗传病、常染色体隐性遗传病、X 连锁显性遗传病和 X 连锁隐性遗传病等。②染色体病（chromosomal disease）：由于染色体数目或结构异常所引起的疾病称为染色体病。由于涉及许多基因的改变，染色体病常表现为复杂的综合征。如唐氏综合征等。③多基因遗传病（polygenic disease）：由 2 对以上微效基因和环境因素共同作用所致的一类疾病称为多基因遗传病。一些先天畸形及常见病，如唇腭裂、高血压、糖尿病等属多基因遗传病。④线粒体遗传病（mitochondrial genetic disorder）：由于线粒体内 DNA 突变所致的疾病称为线粒体遗传病，以母系遗传（malemal inheritance）为特征。该类疾病通常影响神经和肌肉的能量产生，如 Leber 遗传性视神经病、线粒体心肌病等。⑤体细胞遗传病（somatic genetic disease）：特定体细胞中的 DNA 异常积累所致的一类疾病称为体细胞遗传病，如恶性肿瘤、白血病和一些先天畸形等。

（3）遗传与环境在疾病发生中的作用　人类的一切正常或异常的性状（或疾病）综合起来看，都是遗传与环境共同作用的结果。根据遗传和环境因素在不同疾病发生中作用的不同，可将疾病分为 4 类。①完全由遗传因素决定发病：这类疾病的发生目前尚看不到环境因素的作用，如单基因遗传病中的白化病、血友病 A 以及一些染色体病等。②基本上由遗传因素决定发病：这类疾病的发生基本上由遗传因素决定，但还需要环境中有一定诱因才发病，例如葡糖 - 6 - 磷酸脱氢酶缺乏症除有遗传缺陷外，食用蚕豆或服用氧化性药物伯氨喹等以后才诱发溶血性贫血。③遗传因素和环境因素对发病都有作用：如在唇裂、腭裂、高血压、冠状动脉粥样硬化性心脏病（简称冠心病）等不同的疾病中，遗传因素和环境因素对发病的作用大小是不同的。④发病完全取决于环境因素：这类疾病的发生与遗传无关，如创伤、烧伤等。有人认为，这类疾病损伤的修复与个体的遗传类型有关。感染性疾病虽然是由环境因素引起，但其中有些具有家族和种族的易感性差异，如白喉和脊髓灰质炎的易感基因已在人类染色体上定位。正如 1980 年诺贝尔奖获得者 Berg 所说：“几乎所有的疾病都与遗传有关”。

（二）细胞生物学和医学遗传学研究的主要任务

细胞生物学和医学遗传学所面临的主要任务是探索疾病发生的细胞和分子机制、疾病的诊断与治疗等。细胞生物学和医学遗传学的研究成果已广泛应用于疾病的诊断、治疗和预防，推动了现代医学的蓬勃发展。

1. 疾病发生的机制　人体各种疾病是细胞病变的综合反应，都有相应的分子细胞基础。细胞病变则是细胞在致病因素的作用下，组成细胞的若干分子相互作用的结果。外在的物理的、化学的或生物的致病因素和内在的遗传致病因素，都可能通过某种途径影响细胞内分子存在的时空性及其所形成的网络系统，而导致细胞发生分子水平上的变化，并进一步导致细胞和分子基础上的亚细胞及细胞水平的病变。绝大多数疾病的发病机制尚不清楚，目前还不能提出针对性的干预措施，相应地就不会有特效的临床治疗药物，因此，在细胞和分子水平深入研究疾病的发病机制对揭示疾病本质、探讨有效的预防和治疗方法具有重要意义。而在细胞生物学水平对这种机制的解释不会是单一分子、单一结构、单一通路、单一疾病的方式，而是多层次知识的系统组合。

2. 疾病的诊断　除了针对可能为感染性疾病的必要的病原学检查外，对大多数疾病而言，疾病所带来的异常特征，即患者在个体和器官水平、细胞水平、生化水平或分子水平的变化都可能是疾病诊断的依据。个体水平的变化往往是细胞和组织器官已发生严重的，甚至是不可恢复的变化时才出现的，仅依靠这些特征进行诊断，往往会错过疾病的最佳治疗期，甚至无助于疾病的治疗。而细胞或分子水平的变化往往是在疾病的早期，因此可以通过细胞或分子水平的变化对疾病进行早期诊断，有利于疾病的早期治疗和预防。

3. 疾病的治疗和预防　疾病的治疗有赖于对疾病发生机制的深入了解，只有这样，才能研制出具有针对性的药物，以获得最佳的治疗效果，并最大限度地减少毒副作用。在疾病的治疗方面，细胞治疗的时代已经到来。细胞治疗可分为体细胞治疗、干细胞治疗和基因治疗等。干细胞治疗可以用于治疗多种难治性疾病、多发病和常见病，如阿尔茨海默病、帕金森病、糖尿病、多发性硬化症、关节炎等。基因治疗是建立在细胞分子生物学基础上的，使特定的细胞携带特定的基因转入特定的患者细胞，再回输至患者体内，弥补患者细胞基因表达上的缺陷，从而达到治疗目的。

细胞生物学和医学遗传学处于探索和解决生命科学领域中所有重大问题的时代。21 世纪的医学也将全面走向分子医学的时代，疾病的诊断和防治都有赖于疾病细胞分子机制的最终揭示。

二、细胞生物学和医学遗传学在现代医学教育中的地位

回顾医学发展史，我们可以清晰地看到，医学的发展和生物学的发展是相互依赖的。现代医学所取得的重大成就，其直接根源往往来自细胞生物与医学遗传学上对某个问题认识的深化，重大医学前沿课题的研究，如肿瘤的发生与发展、思维与记忆的奥秘、生殖与胚胎发育、器官移植、新药研制与开发等都离不开细胞生物学和医学遗传学的研究。就目前来看，细胞生物与医学遗传学已成为医学科学的重要基础，而且也是医学科学水平发展的理论支持和技术平台。

随着新理论、新方法、新技术的引入，人们对疾病的认识不断深化，细胞异常和遗传物质改变引起的疾病对人类的危害已变得愈来愈明显，细胞生物学和医学遗传学已渗透到临床医学、预防医学等学科的各个领域。

细胞生物学和医学遗传学是医学院校临床医学专业及相关医学专业学生重要的基础课程之一。它既是临床医学的基础，也与基础医学的其他学科，特别是与人体胚胎学、生理学、生物化学、病理学、病理生理学、免疫学、药理学和分子生物学等课程的关系非常密切。对医学生来说，学好医学细胞生物学和医学遗传学，掌握其基本理论、基本知识相关的基本技能，不仅可为进一步学好其他基础医学课程和临床各学科课程奠定基础，而且有助于培养学生的科研思维习惯和科学素养，有利于学生在今后的临床工作中不断发现问题、研究问题和解决问题。

目标检测

答案解析

思考题

1. 遗传病的特征有哪些？遗传病如何分类？
2. 细胞、遗传、环境与疾病的关系是怎样的？

书网融合……

本章小结

第二章　细胞膜与疾病

PPT

学习目标

1. 通过本章学习，重点把握细胞膜的化学组成、生物学特性和功能；细胞膜的几种分子模型；细胞膜与疾病的关系。

2. 学会生物膜模型的建立方法，培养根据实验现象进行分析推理的能力。

情境导入

情景描述　19 世纪末（1895 年），欧文顿用 500 多种化学物质对植物细胞的通透性进行过上万次的实验，发现细胞膜对不同物质的通透性不一样，凡是可以溶于脂质的物质，比不能溶于脂质的物质更容易通过细胞膜进入细胞。1925 年，戈特和格伦德尔用有机溶剂抽提人红细胞膜的膜脂成分，并测定了膜脂单层分子在水面的铺展面积，发现它为红细胞表面积的两倍。1959 年，罗伯特森在电镜下看到了细胞膜清晰的暗－亮－暗的三层结构，他结合其他科学家的工作，大胆地提出了生物膜的模型：所有的生物膜都由蛋白质－脂质－蛋白质三层结构构成，电镜下看到的中间的亮层是脂质分子，两边的暗层是蛋白质分子。他把生物膜描述为静态的统一结构。

讨论　1. 根据“相似相溶原理”，可推测出细胞膜含有什么物质？

2. 为什么磷脂在空气－水界面上铺展成单分子层？

第一节　细胞膜的结构与功能

细胞膜（cell membrane）又称为细胞质膜（plasma membrane），是包围在细胞最外层，由脂质、蛋白质和糖类组成的生物膜。细胞膜将细胞中的生命物质与外界环境分隔开，维持细胞特有的内环境。

真核细胞内部还存在由膜围绕构建的各种细胞器，如内质网、高尔基复合体、溶酶体、线粒体等。这些膜与细胞膜在化学组成、分子结构和功能活动方面具有很多共性，目前把细胞膜和细胞内的膜系统总称为生物膜（biomembrane）。

细胞膜不仅在结构上作为细胞的界膜，为细胞的生命活动提供稳定的内环境，还行使着物质转运、信号传递、细胞识别等多种复杂功能，与生命科学中的许多基本问题，如细胞的增殖、分化及细胞的识别黏附、代谢、能量转换等密切相关，是细胞之间、细胞与细胞外环境之间相互交流的重要通道。

一、细胞膜的化学组成 微课

细胞膜主要由脂质、蛋白质和糖类组成，脂质排列成双分子层，构成膜的基本结构。此外，细胞膜还含有少量水、无机盐与金属离子等。

（一）膜脂

细胞膜上的脂质称为膜脂（membrane lipid），是生物膜的基本组成成分。膜脂主要包括磷脂、胆固醇和糖脂三种基本类型。它们的化学结构、在生物膜上的含量以及生物学功能各不相同。生物膜上还有少量的糖脂。

1. 磷脂 构成膜脂的基本成分。大多数膜脂分子都含有磷脂酰碱基，即磷脂。磷脂可分为甘油磷脂和鞘磷脂两类。

甘油磷脂主要包括磷脂酰胆碱（phosphatidylcholine，PC，即卵磷脂）、磷脂酰乙醇胺（hosphatidylethanolamine，PE，即脑磷脂）、磷脂酰丝氨酸（phosphatidylserine，PS）和磷脂酰肌醇（phosphatidylinositol，PI）等，主要在内质网中合成。PI位于细胞膜的内层，含量很少，但在细胞信号转导中起重要作用。

鞘磷脂均为鞘氨醇的衍生物，主要在高尔基复合体中合成。它具有一条烃链，另一条链是鞘氨醇的氨基共价结合的长链脂肪酸（图2－1）。鞘磷脂是细胞膜上唯一不以甘油为骨架的磷脂，在膜中含量较少，但在神经元细胞膜中含量较多。它以鞘氨醇代替甘油，长链的不饱和脂肪酸结合在鞘氨醇的氨基上；分子末端的一个羟基与胆碱磷酸（phosphocholine）结合，另一个游离羟基可与相邻磷脂分子的极性头部、水分子或膜蛋白形成氢键。

组成生物膜的磷脂分子的主要特征是：①具有一个极性亲水的头部和两个非极性疏水的尾部（脂肪酸链），故称双亲性分子或兼性分子；②磷脂分子中的脂肪酸链长短不一，多数由14～24个碳原子组成，均为偶数个；③脂肪酸链的饱和度不同，常常同时含有饱和脂肪酸（如软脂酸）和不饱和脂肪酸（如油酸），不饱和脂肪酸含有顺式双键，顺式双键处形成一个约30°的弯曲。

2. 胆固醇 胆固醇及其类似物统称为固醇。胆固醇是细胞膜中另一类重要的脂质，分子较小，散布在磷脂分子之间。与磷脂不同的是，其分子的特殊结构和疏水性太强，自身不能形成脂双层；只能插入磷脂分子之间，形成脂双层，参与生物膜的形成。动物细胞膜中胆固醇含量较高，有的膜内胆固醇与磷脂之比可达1∶1。胆固醇也是双亲性分子：极性头部为羟基，靠近相邻磷脂分子的极性头部；中间为固醇环结构，连接一条短的疏水性烃链尾部。疏水的固醇环扁平、富有刚性，固定在磷脂分子邻近头部的烃链上，对磷脂的脂肪酸链尾部的运动具有干扰作用，疏水的烃链尾部埋在脂双层的中央（图2－1）。胆固醇在脂双层间倾向于均匀分布，对调节膜的流动性、加强膜的稳定性具有重要作用。

胆固醇的合成是在动物细胞的胞质和内质网中完成的，但动物体内的胆固醇多数来自食物。它在调节膜的流动性、增加膜的稳定性以及降低水溶性物质的通透性等方面起重要作用。缺乏胆固醇可能导致细胞分裂的抑制。植物细胞和真菌细胞中都有各自的固醇化合物，如植物中的豆固醇和真菌中的麦角固醇。植物细胞膜中的固醇含量高达膜脂总量的30%～50%，多数细菌质膜不含有胆固醇成分，但某些细菌的膜脂含有甘油酯等中性脂质。

胆固醇除了作为生物膜的主要结构成分外，还是很多重要的生物活性分子的前体化合物，如固醇类激素、维生素D和胆酸等。

3. 糖脂 也是两性分子，它的极性头部直接共价结合到鞘氨醇上的一个糖分子或寡糖链上。糖脂由脂质和寡糖构成，普遍存在于原核和真核细胞的质膜上，占膜脂总量的5%以下，在神经细胞质膜上糖脂含量较高，占5%～10%。动物细胞膜的糖脂几乎都是鞘氨醇的衍生物，结构似鞘磷脂，称鞘糖脂，特点是糖取代了磷脂酰胆碱作为极性头部，可由1～15个或更多个糖基组成，两条烃链为疏水的尾部（图2－1）。

目前已发现40余种糖脂，不同的细胞所含糖脂的种类不同，如神经细胞含有神经节苷脂，人红细胞表面含有ABO血型糖脂等。主要区别在于其极性头部不同：最简单的糖脂是脑苷类，极性头部仅有一个半乳糖或葡萄糖残基；比较复杂的糖脂是神经节苷脂，其极性头部除含有半乳糖和葡萄糖外，还含有数目不等的唾液酸。

所有细胞中，糖脂均位于细胞膜的非胞质面，糖基暴露于细胞表面，作为细胞表面受体，与细胞识别、黏附及信号转导有关。

膜脂作为生物膜的基本结构成分，其组成的分子类型对生物膜的结构和功能有很大影响。实际上，细胞质膜和其他生物膜都具有各自特异的膜脂和膜蛋白成分。不同种类的细胞，同一细胞中不同类型的生物膜，甚至同一细胞的质膜的不同部位，其膜的成分也可能有明显的差别。如高尔基复合体的鞘磷脂含量为内质网膜的6倍；小肠上皮细胞腔面质膜的鞘磷脂含量是质膜其他部位含量的2倍，显然有助于增加腔面质膜的稳定性。

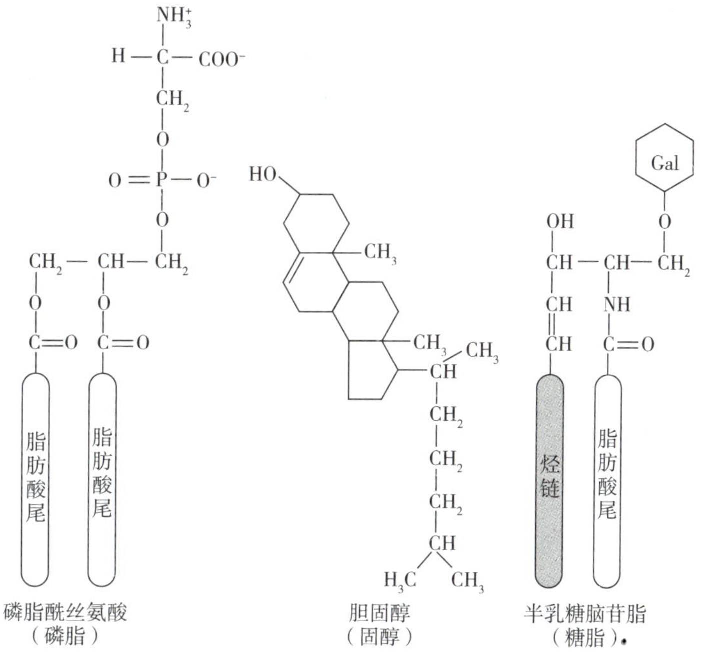

图2-1　磷脂、固醇和糖脂的结构

（二）膜蛋白

膜蛋白是生物膜的另一重要组分，种类繁多，约占细胞总蛋白量的25%，占细胞膜的40%～50%。膜蛋白种类不同，功能各异。在不同细胞中，膜蛋白的含量及类型有很大差异。例如线粒体内膜中膜蛋白质含量约占75%，而神经细胞的髓鞘中，其含量不到25%。一般的细胞膜中，蛋白质含量介于两者之间，约占50%。虽然脂双层是组成细胞膜的基本结构，但膜蛋白是细胞膜功能的主要承担者，各种生物膜的特征及其生物学功能主要由膜蛋白（membrane protein）决定。由于脂类分子比蛋白质分子小，膜脂分子的数量要比膜蛋白分子多，蛋白质分子与脂类分子的数量之比约为1∶50。

根据膜蛋白与脂双层结合的方式不同，膜蛋白可分为3种类型：膜外在蛋白（extrinsic protein）、膜内在蛋白（intrinsic protein）和脂锚定蛋白（lipid anchored protein）（图2-2）。

1. 膜内在蛋白　又称穿膜蛋白或镶嵌蛋白，占膜蛋白总量的70%～80%，为双亲性分子，分为单次穿膜、多次穿膜和多亚基穿膜三种类型。单次穿膜蛋白的肽链只穿过脂双层一次，穿膜区一般含有20～30个疏水性氨基酸残基，以α螺旋（α-helix）构象穿越脂双层的疏水区；亲水的胞外区和胞质区则由极性氨基酸残基构成，它们暴露在膜的一侧或两侧，可与水溶性的物质（如激素）相互作用。一般肽链的N端位于细胞膜外侧。多次穿膜蛋白含有多个由疏水性氨基酸残基组成的穿膜序列（可多达14个），通过多个α螺旋构象穿过脂双层。大多数穿膜蛋白的穿膜域都是α螺旋构象，也有的穿膜蛋白以β折叠片层（β-pleated sheet）构象穿膜。β折叠片层多次穿过细胞膜，并围成筒状结构，称β桶（β barrel），主要存在于线粒体外膜、叶绿体和一些细菌的细胞膜中。

膜内在蛋白与膜结合比较紧密，只有用去垢剂处理使膜崩解后才可分离出来。据估计，人类基因中有 1/4 ~1/3 编码的蛋白质为膜内在蛋白。

2. 膜外在蛋白 又称膜周边蛋白（peripheral protein），占膜蛋白总量的 20% ~30%，分布在膜的内外表面。一些膜外在蛋白通过非共价键附着在脂质分子头部极性区或穿膜蛋白亲水区一侧，间接与膜结合（图 2 -2）；一些膜外在蛋白位于膜的胞质一侧，通过暴露于蛋白质表面的 α 螺旋的疏水面与脂双层的胞质面单层相互作用而与膜结合。膜外在蛋白为水溶性蛋白质，与膜的结合较弱，使用一些温和的方法，如改变溶液的离子浓度、pH 或提高温度即可将它们从膜上分离下来，而不破坏膜的基本结构。如多种以磷脂为底物的水溶性酶类，就是通过其分子中的特殊部位结合到生物膜表面。磷脂酶以较高的亲和力结合到膜界面的磷脂头部极性基团上，以降解衰老或损伤的生物膜，它也是多种蛇毒的活性成分。

3. 脂锚定蛋白 又称脂连接蛋白，位于膜的内、外两侧，形似周边蛋白，但与其不同的是，脂锚定蛋白通过以共价相连的脂分子（脂肪酸或糖脂）插入膜的脂质双分子层，而锚定在细胞膜上，其水溶性的蛋白质部分位于脂双层外。

脂锚定蛋白可分为三种类型。①脂肪酸结合到膜蛋白 N 端的甘氨酸残基上，如与肿瘤发生相关的酪氨酸蛋白激酶的突变体 v - Src。②由 15 或 20 个碳链长的烃链结合到膜蛋白 C 端的半胱氨酸残基上，有时还有另外一条烃链或脂肪酸链结合到近 C 端的其他半胱氨酸残基上，这种双重锚定有助于蛋白质更牢固地与膜脂结合。③通过糖脂锚定在细胞质膜上，如磷脂酶 C 和大分子的蛋白聚糖。在不同的细胞中，这类糖脂的结构有很大的不同，但都含有磷脂酰肌醇（PI）基团，因而称磷脂酰肌醇糖脂（glycosyl phosphatidyl inositol，GPI）锚定方式，简称 GPI 锚定方式。与磷脂分子相似，同磷脂酰肌醇结合的 2 个脂肪酸链插入质膜。肌醇同时与长度不等的寡糖链相结合，最后，末端寡糖的磷酸乙醇胺与蛋白质共价相连，从而有效地将蛋白质结合到质膜上。GPI 脂锚定膜蛋白均匀分布在质膜外侧。

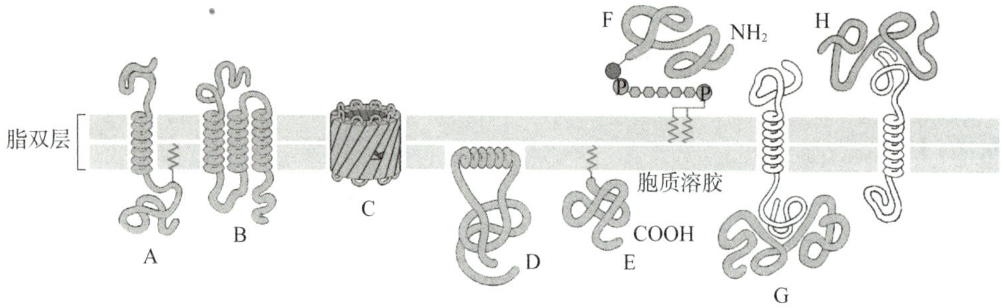

图 2 -2 膜蛋白在膜中的几种结合方式

（三）膜糖类

细胞膜含有一定量的糖类，在真核细胞中占细胞总重量的 2% ~10%。细胞膜含有的糖类称为膜糖类，大多数膜糖以低聚糖的形式与膜脂或膜蛋白共价结合而形成糖脂或糖蛋白。细胞膜的膜糖类位于膜的外表面，而内膜系统的膜糖则位于膜的内表面。

大多数真核细胞表面有富含糖类的周缘区，称细胞外被（cell coat）或糖萼（glycocalyx），细胞外被中的糖类主要包括与糖蛋白和糖脂相连的低聚糖侧链，同时也包括被分泌出来又吸附于细胞表面的糖蛋白和蛋白聚糖的多糖侧链。糖脂及糖蛋白中低聚糖侧链的功能大多还不清楚，但寡糖链的复杂性及其所处的位置提示，它们参与细胞间及细胞与周围环境之间的相互作用，如参与细胞的识别、黏附、迁移等功能活动。

从功能的角度来讲，膜糖往往成为细胞表面的标志。如人类的 ABO 血型系统中，红细胞 A/B 抗原的区别就在于糖链中的一个糖基不同，从而造成抗原决定簇结构的根本差别。膜糖类结构还帮助保护细胞表面不受机械和化学损伤，并与细胞之间的黏着、细胞识别有关，是细胞表面重要的信息识别分子。

炎症反应也涉及膜糖类，例如在细菌感染早期阶段，中性粒细胞表面糖类被感染部位的血管内皮细胞上的凝集素所识别，中性粒细胞黏附于血管壁上，然后穿过血管内皮迁移到感染组织部位，帮助消灭细菌。

二、细胞膜的生物学特性

细胞膜的分子结构决定了细胞膜具有两个显著的特性，即膜的流动性和膜的不对称性。

（一）膜的流动性

膜的流动性（fluidity）是细胞膜的基本特性之一，也是细胞生长增殖等生命活动的必需条件。膜是一个动态的结构，其流动性主要是指膜脂的流动性和膜蛋白的流动性。

1. 膜脂的流动性 主要指脂分子的侧向运动，它在很大程度上由脂分子本身的性质决定，一般来说，脂肪酸链越短，不饱和程度越高，膜脂的流动性越大。温度对膜脂的运动有明显的影响，各种膜脂都具有其不同的相变温度（phase transition temperature），鞘磷脂的相变温度一般高于磷脂。在生物膜中，膜脂的相变温度是由组成生物膜的各种脂分子的相变温度决定的。一般情况下，鞘磷脂或卵磷脂形成的脂双层膜的流动性小一些，而磷脂酰乙醇胺、磷脂酰肌醇和磷脂酰丝氨酸等形成的脂双层膜的流动性大一些。

膜脂的流动性是生长细胞完成包括生长、增殖在内的多种生理功能所必需的，在细菌和动物细胞中常常通过增加不饱和脂肪酸的含量来调节膜脂的相变温度，以维持膜脂的流动性。

（1）脂双层为液晶态二维流体 作为生物膜的主体，脂双层的组分既有固体分子排列的有序性，又有液体的流动性。在生理条件下，膜大多呈液晶态。在温度下降到一定程度（<25℃）时，脂双层可以从流动的液晶态转变为晶态；当温度上升至某一点时，又可以溶解为液晶态。这一临界温度称为膜的相变温度。由于温度变化导致膜状态的改变称为“相变”。在相变温度以上，膜处于流动的液晶态，保证了各种膜处于运动状态，协同完成生物膜的各种功能活动。

（2）膜脂分子的运动方式 在高于相变温度时，膜脂分子具有以下几种运动方式（图 2-3）。①侧向扩散：是指在脂双层的单分子层内，脂分子沿膜平面侧向与相邻分子快速交换位置，每秒约 10 次。侧向扩散运动是膜脂分子主要的运动方式。②翻转运动：是指膜脂分子从脂双层的一个单层翻转至另一单层的运动。一般情况下很少发生。内质网膜上有一种翻转酶（flippase），它能促使某些新合成的磷脂分子从脂双层的胞质面翻转到非胞质面。这些酶在维持膜脂的不对称分布中起作用。③旋转运动：是指膜脂分子围绕与膜平面相垂直的轴进行的自旋运动。④弯曲运动：膜脂分子的烃链是有韧性和可弯曲的，分子的尾部端弯曲、摆动幅度大，而靠近极性头部则弯曲、摆动幅度小。

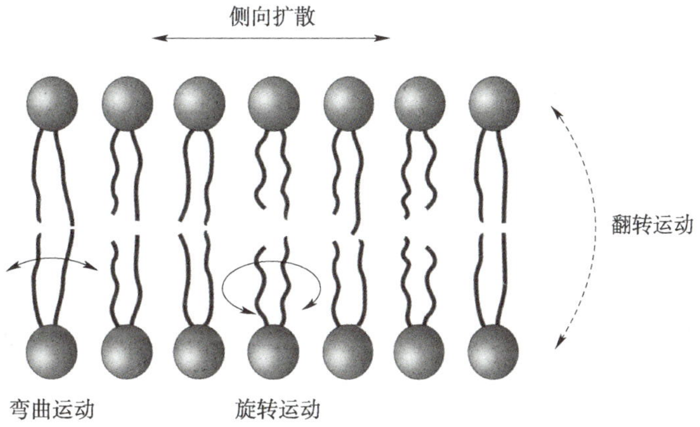

图 2-3 膜脂分子的几种运动方式

在动物细胞中，胆固醇对膜的流动性也起着重要的双重调节作用。胆固醇分子既有与磷脂疏水的尾部相结合而使其更为有序、相互作用增强及限制其运动的作用，也有将磷脂分子隔开而使其更易流动的功能。其最终效应取决于胆固醇在膜脂中的相对含量以及上述两种作用的综合效果。通常，胆固醇是起到防止膜脂由液相变为固相以保证膜脂处于流动状态的作用。在细胞膜脂双层内、外两侧的膜脂中，细胞外侧膜脂的胆固醇含量往往高于内侧，因此，内侧膜脂的流动性更弱。

脂分子的运动不仅与脂分子的类型有关，也与脂分子同膜蛋白及膜两侧的生物大分子之间的相互作用以及温度等环境因素有关。因此，在某一特定的细胞中所检测到的某类脂分子的运动速率，可能与人工膜脂的数据有较大的差别。

2. 膜蛋白的流动性 一系列实验证明了膜蛋白的流动性，荧光抗体免疫标记实验就是其中一个典型的例子。用抗鼠细胞质膜蛋白的荧光抗体（显绿色荧光）和抗人细胞质膜蛋白的荧光抗体（显红色荧光）分别标记小鼠和人细胞表面的蛋白质，然后用灭活的仙台病毒介导两种细胞融合。10 分钟后，不同颜色的荧光在融合细胞表面开始扩散，40 分钟后已分辨不出融合细胞表面绿色荧光或红色荧光区域。如加上不同的滤光片，则分别显示红色荧光或绿色荧光均匀地分布在融合细胞表面。这一实验清楚地显示了与抗体结合的膜蛋白在质膜上的运动。

膜蛋白也有发生分子运动的特性，其主要运动方式是侧向扩散和旋转运动。膜蛋白的这两种分子运动方式与膜脂分子相似，但移动速度较慢。①侧向扩散：实验证明，膜蛋白在膜脂中可以自由漂浮以及在膜表面扩散。1970 年，霍普金斯大学的 Larry Frye 和 Michael Edidin 用细胞融合及间接免疫荧光法证明，膜抗原（即膜蛋白）在脂双层二维平面上可以自由扩散。②旋转运动：膜蛋白能围绕与膜平面相垂直的轴进行旋转运动，但旋转扩散的速度相较于侧向扩散更为缓慢。不同膜蛋白的旋转速率也有很大差异，这与其分子结构及所处微环境的不同有关。

膜的流动性具有十分重要的生理意义，如物质运输、细胞识别、信号转导等功能同样与膜的流动性有密切关系。生物膜各种功能的完成是在膜的流动状态下进行的，若膜的流动性降低，细胞膜固化、黏度增大到一定程度时，穿膜运输中断，膜内的酶丧失活性，代谢终止，最终导致细胞死亡。

（二）膜的不对称性

膜的不对称性（membrane asymmetry）是指细胞膜中各种成分的分布是不均匀的，包含以下内容：同一种膜脂在脂双层中的分布不同；同一种膜蛋白在脂双层中的分布有特定的方向或拓扑学特征；糖蛋白和糖脂的糖基部分均位于细胞膜的外侧。

1. 膜脂的不对称性 是指同一种膜脂分子在膜的脂双层中呈不均匀分布。多数磷脂存在于脂双层的内、外两侧，但某一侧往往含量较高，并非均匀分布。例如，在人红细胞膜中，绝大部分的鞘磷脂和磷脂酰胆碱位于脂双层的外层中，而在内层中，磷脂酰乙醇胺、磷脂酰丝氨酸和磷脂酰肌醇的含量较多。这些磷脂虽然在脂双层中都有分布，但在含量比例上存在较大差异。胆固醇在生物膜内、外两侧的分布一般较为均匀。细胞膜中糖脂的分布表现出完全不对称性，其糖侧链都在质膜或其他内膜的外表面上，因此，糖脂仅存在于质膜的外小叶及内膜的外表面上。膜脂组分不对称性分布的生物学意义尚不完全明确，它可以为特定蛋白质提供结合位点，也可能与膜蛋白的不对称分布有关。

2. 膜蛋白的不对称性 所有的膜蛋白，无论是外在膜蛋白还是内在膜蛋白，在质膜上都呈不对称分布。与膜脂不同，膜蛋白的不对称性是指每种膜蛋白分子在质膜上都具有明显的方向性。如细胞表面的受体、膜上载体蛋白等，都是按照一定的方向传递信号和转运物质。用冰冻蚀刻技术可以清楚地看到细胞膜内、外两层膜蛋白颗粒的分布是不对称的。

各种生物膜的特征及其生物学功能主要由膜蛋白来决定。膜蛋白的不对称性是在它们合成时就已确定。膜蛋白的不对称性是生物膜在时间和空间上有序完成各种复杂生理功能的保证。

3. 膜糖的不对称性 膜糖类的分布具有显著的不对称性。细胞膜糖脂、糖蛋白的寡糖侧链只分布于细胞膜外表面（非胞质面），而在内膜系统，寡糖侧链都分布于膜腔的内侧面（非胞质面）。

三、细胞膜的分子结构模型

组成细胞膜的化学物质主要为脂类、蛋白质和糖类。那么，这些物质是如何有机地排列组合成细胞膜的呢？随着对膜的研究和认识不断深入，人们已经建立了各种不同的膜的分子结构模型，现介绍以下几种主要的膜结构模型。

1. 单位膜模型 于1959年由Robertson在1935年James和Davson提出的“片层结构模型”的基础上修正并提出。Robertson在电镜下观察到，所有生物膜均呈“两暗一明”的三层式结构，表现为内、外两层电子密度高的暗线，中间夹一条电子密度低的明线，暗线厚约2nm，明线厚约3.5nm，膜的总厚度约为7.5nm，这种“两暗一明”的结构被称为单位膜。因此，他们在片层结构模型的基础上提出了“单位膜模型”（unit membrane model）。这一模型认为，磷脂双分子层构成膜的主体，其亲水端头部向外，与附着的蛋白质分子构成暗线，磷脂分子的疏水尾部构成明线。单位膜模型提出了各种生物膜在形态结构上的共同特点，即把膜的分子结构同膜的电镜图像联系起来，能对膜的某些属性做出解释。然而，这个模型把膜看作一种静态的单一结构，无法说明膜的动态变化和各种重要的生理功能。

2. 流动镶嵌模型 于1972年由美国的Singer和Nicolson在单位膜的基础上提出。这一模型认为，流动的脂质双分子层构成膜的连续主体，蛋白质分子以不同形式与脂质双分子层结合，有的嵌在脂双层分子中，有的则附着在脂质双分子层表面。这是一种动态的、不对称的具有流动性的结构。流动镶嵌模型强调了膜的流动性和不对称性，较好地解释了生物膜的功能特点，是目前被普遍接受的膜结构模型（图2-4）。

流动镶嵌模型可以解释膜中发生的许多现象，但也有不足之处，如具有流动性的质膜如何维持膜的稳定性和完整性，嵌入膜中的蛋白质对脂质分子的流动性有何影响等。

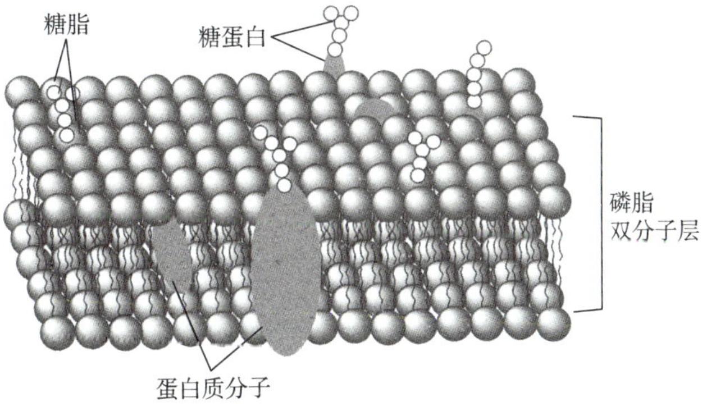

图2-4 流动镶嵌模型

3. 晶格镶嵌模型 随着实验技术的改进和人们对膜认识的不断深入，1975年，Wallach提出晶格镶嵌模型。该模型认为，细胞膜之所以具有“流动性”，是由于脂质处于无序（液态）和有序（晶态）的动态相变之中，膜蛋白对脂质分子的活动具有限制作用，二者形成膜中的晶态（晶格）部分，其间是具有流动性的脂质。因此，脂质的流动性是局部的，并非整个脂质双层都在进行流动。该模型较为合理地解释了细胞膜既具有流动性又具有相对的完整性和稳定性的原因。

4. 脂筏模型 1988年，Simon提出了脂筏模型。该模型认为，以甘油磷脂为主体的生物膜上，内部存在富含胆固醇、鞘磷脂和有特定种类蛋白质的微区，由于鞘磷脂的脂肪酸尾比较长，这一区域比膜的其他部分厚，更有秩序且较少流动，称脂筏；其周围则是富含不饱和磷脂的流动性较高的液态区（图2-5）。

用非离子去垢剂可以将富含鞘磷脂和胆固醇的脂筏从细胞膜上分离出来。脂筏最初可能在高尔基复合体上形成，最终转移到细胞膜上。目前已发现几种不同类型的脂筏，它们在细胞信号转导、物质跨膜运输及 HIV 等病原微生物侵染细胞的过程中起重要作用。脂筏模型深化了人们对膜结构和功能的认识。

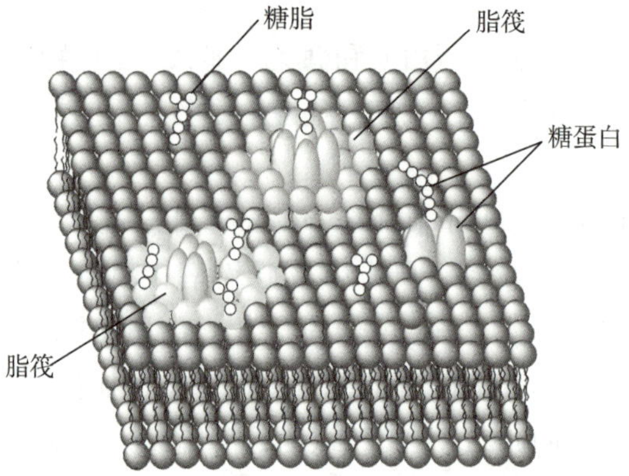

图 2－5　脂筏模型

素质提升

细胞膜结构的发现之旅

19 世纪末 Overton 发现，凡是可以溶于脂质的物质，比不能溶于脂质的物质更容易通过细胞膜进入细胞，于是他提出：膜是由脂质组成的。1925 年，Gorter 和 Grendel 用丙酮从人的红细胞中提取脂质，在空气－水界面上铺展成单分子层，测得单分子层的面积恰为红细胞表面积的 2 倍。由此他们大胆猜测，细胞膜中的脂质分子应排列为连续的两层。1959 年，生物学家 Robertson 通过电子显微镜观察到了真实的细胞形态，基本与前人提出的双层结构一致。像这样的结构，生物学上称之为单位膜。20 世纪 50 年代之后，科学家又提出了更多更精确的细胞膜模型，其中最广为接受的一种是 Singer 和 Nicolson 在 1972 发表的流动镶嵌模型。他们发现细胞膜并不是固定不动的，随着细胞外环境的变化，尤其是温度的变化，构成细胞膜的物质会在水平方向上不断运动。1988 年，Simon 提出的脂筏模型对流动镶嵌模型做了进一步补充，他发现在细胞膜的表面存在由糖脂、胆固醇和蛋白质等构成的类似木筏的结构，它们可以将具有特定功能的蛋白质运送到细胞膜的特定位置上。对于细胞膜的真实结构，未来我们还会有什么新的发现呢？

我们生活的世界，正在被科技剧烈地改变着，人类正面临着前所未有的挑战。不积跬步，无以至千里，科学研究更是如此，只有对科学世界始终保持热爱、怀揣热情，对未知抱着积极探索的态度，我们才能探寻到真相，体验到科学的迷人之处。

四、细胞膜的功能

细胞膜使细胞与外界环境分隔，细胞与细胞周围环境之间发生的一切联系和反应，都必须通过细胞膜来完成。其主要功能概括如下。①物质屏障和渗透作用：为细胞的生命活动提供相对稳定的内环境。②物质转运：选择性的物质运输，包括代谢底物的输入与代谢产物的排出，并伴随着能量物质的传递。③细胞识别：提供细胞识别位点，并完成细胞内外信息跨膜传导。病毒等病原微生物识别和侵染特异的宿主细胞的受体也存在于质膜上。④细胞连接：介导细胞与细胞、细胞与细胞外基质之间的连接。⑤组织和定位：为多种酶提供结合位点，使酶促反应高效而有序地进行。⑥其他：参与形成具有不同功能的细胞表面特化结构。很多膜蛋白还可以作为疾病治疗的药物靶标。

第二节　细胞膜异常与相关疾病

膜结构的任何成分改变和功能异常，都将导致细胞发生一定的病理变化乃至机体的功能紊乱。

一、膜转运系统异常与疾病

（一）受体病

受体病是指受体的性质或数目发生变化，导致人体内的一些生物活性物质不能产生应有的作用而引起的疾病。作为受体的膜蛋白异常所导致的疾病称为膜受体病。

1. 睾丸女性化　是一种由雄激素受体突变导致的先天性遗传性受体病。编码人类雄激素受体的基因定位于Xq11～22，由3个功能域组成：可变的N端转录激活区，高度保守的DNA结合区，中度保守的C端配体结合区。睾酮进入细胞后，经过5α－还原酶的作用转化成双氢睾酮与受体结合。受体与双氢睾酮结合后，进入细胞核，和雄激素反应元件相结合，调节雄激素的靶基因。患者染色体核型为正常男性核型（46，XY），睾丸功能正常，附睾和输精管缺如，无精子发生。外生殖器为正常女性型，2/3的患者无子宫和输卵管，乳房发育，女性体态，原发性闭经，智力正常。

2. 受体数目改变疾病　例如，患原发性高血压时，血管、心脏及脑内的受体数目均有变化。以同位素标记的化合物进行研究，发现自发性高血压大白鼠的血管中β受体数目明显减少，心肌β受体减少一半，脑内α受体增加。这些变化可能是引起高血压的重要原因。

（二）离子通道病

编码离子通道亚单位的基因发生突变或表达异常或者体内出现针对通道的病理性内源性物质时，通道的功能出现不同程度的削弱或增强，从而导致机体整体生理功能的紊乱，出现某些先天性和后天获得性疾病，统称离子通道病。

1. 发作性共济失调Ⅰ型　又称肌颤搐综合征，是定位于12p14上的K^+通道基因*KCNA1*突变而导致的常染色体显性遗传病。患者小脑篮状细胞突触及神经肌肉接头附近轴突上的KCNA1 K^+通道表达减少，功能下降，引起共济失调发作及发作间期肌强直或肌纤维颤搐。通常在少儿期起病，随年龄增长而逐渐减轻。运动、劳累、激素水平的变化、惊吓和姿势改变可诱导发作。发作期主要表现为共济失调、平衡障碍等。

2. 周期性瘫痪　也称周期性麻痹，是指以反复发作性的骨骼肌弛缓性瘫痪为主要表现的一组肌病。该病按发作时血清钾含量分为低钾型、正钾型和高钾型，按病因可分为原发性和继发性。原发性系指发病机制尚不明了和具有遗传性者，继发性则是继发于其他疾病引起的血钾改变而导致的病。周期性瘫痪通常是指前者。低钾型是最为常见的类型，以20～40岁多见，男性多于女性。国内多为散发，少数有家族遗传史，欧美以遗传性或家族性多见，散发性仅占20%，故称家族性周期性瘫痪。此病为常染色体显性遗传，是一种L型骨骼肌钙通道（二氢吡啶受体）疾病，二氢吡啶受体基因定位于1q31～q32，其突变可引起L型钙通道功能异常，导致肌细胞膜内外离子分布和膜电位的改变，使肌纤维失去兴奋性而引起骨骼肌瘫痪。大多在夜间睡眠或清晨睡醒时发病。

3. 偏瘫型偏头痛　是目前唯一明确的单基因遗传偏头痛，致病基因定位于19p13（与脑部表达的电压门控P/Q钙通道基因的错义突变有关）、1q21和1q31上，分为散发性和家族遗传性两类。家族性偏瘫型偏头痛属伴有先兆的偏头痛类型，为常染色体显性遗传。主要临床表现为在头痛发作之前、同时或之后出现偏瘫。

4. 先天性肌强直 是一种骨骼肌离子通道病，是定位于7q32部位编码氯离子通道的*CLCN1*基因突变所致的一种遗传性肌病。该病分为常染色体显性（AD）遗传和常染色体隐性（AR）遗传两型。患者常表现出全身性肌强直、肌肉假肥大、肌肉僵硬、动作笨拙和启动困难。

（三）分子病

分子病是指由于遗传性基因突变或获得性基因突变引起蛋白质分子结构或合成量的异常而导致机体功能障碍的一类疾病。

1. 甲状腺激素不敏感综合征 为常染色体显性遗传病，致病基因定位于3号染色体的短臂上，大都在儿童和青少年发病。临床表现为血清游离 T_4 和游离 T_3 持续升高，大多数是甲状腺激素受体基因核苷酸发生变化或者缺失，使甲状腺激素受体的氨基酸顺序发生改变，导致受体结构和功能的变化，对甲状腺激素发生抵抗或不敏感。

2. 慢性肉芽肿病 为一种少见的原发性吞噬细胞功能缺陷的X连锁隐性遗传病，是见于儿童的一种致死性白细胞功能遗传性缺陷。临床表现以反复发生严重感染以及在反复感染的部位形成色素沉着性肉芽肿为特征。正常粒细胞吞噬细菌，脱颗粒产生过氧化氢（产生过氧化氢是杀菌的重要机制），并在吞噬细菌后释放新生态氧，使碘、氯化合物氧化为游离的碘和氯，形成完整的过氧化氢-过氧化物酶-碘离子杀菌系统。本病由于缺乏还原型烟酰胺腺嘌呤二核苷酸磷酸（NADPH）氧化酶，不能产生过氧化氢，以至于对不能产生过氧化氢的细菌（如金黄色葡萄球菌、白假丝酵母菌、克雷伯菌、E组大肠埃希菌、黏质沙雷菌等）的杀菌功能明显减弱。

（四）载体蛋白异常与疾病

1. 胱氨酸尿症（cystinuria） 是一种遗传性肾小管膜转运异常疾病。病因是近端肾小管上皮细胞上的参与转运胱氨酸及二氨基氨基酸（赖氨酸、精氨酸和鸟氨酸）的载体蛋白（rBAT和BATl）先天性缺陷，出现肾小管对原尿中这4种氨基酸重吸收障碍，导致患者因这些氨基酸不能通过肾小管回收，而尿中水平增高，血液中则低于正常值。当患者尿的pH下降时，不溶于水的胱氨酸结晶析出，形成尿路结石而引起肾功能损伤。突变基因为编码这两种蛋白的*SLC3A1*和*SLC7A9*基因。

2. 肾性糖尿病（renal diabetes） 是由于肾小管上皮细胞葡萄糖载体蛋白功能缺陷致使葡萄糖的重吸收障碍而引起尿糖的异常性疾病。正常情况下血浆葡萄糖可由肾小管滤出后，经近端肾小管 Na^+ 驱动葡萄糖载体蛋白重吸收，正常人再吸收的极量为250～335mg/min，当这种重吸收功能降低时，就会出现肾性糖尿，也属于遗传性疾病。

二、细胞膜组分异常与疾病

（一）肿瘤细胞膜组分的异常

肿瘤细胞膜结构和组分的异常，特别是膜糖蛋白及糖脂结构和功能的变化，与肿瘤的生长、转移和免疫等密切相关。

1. 糖脂的改变 细胞膜上糖脂的含量相对较低，但在调节膜受体功能、细胞间黏着和识别、细胞生长与分化等方面有重要的生理作用。膜糖脂的改变以鞘糖脂最为重要，特别是带唾液酸的神经节苷脂的改变。例如在结肠癌、胃癌、胰腺癌和淋巴瘤细胞中都发现了鞘糖脂组分的改变和肿瘤细胞自身特有的新糖脂的合成，并且这些改变可以出现在癌前病变中。糖脂的改变主要是糖链的缩短和糖基的缺失，可能是由于单一或复合糖基转移酶受抑制，活性下降导致糖链形成受阻。此外，许多癌细胞能够合成自己独特的新糖脂或使正常处于隐匿状态的糖脂暴露，变得更加易于接受外源性配体。

2. 膜糖蛋白的改变

（1）膜蛋白的减少或丢失　如正常细胞合成并分泌到细胞表面的纤维连接蛋白，在细胞与细胞外基质黏着和细胞接触抑制中起重要作用，而在各类肿瘤细胞表面，这种蛋白都显著减少甚至完全消失，这种改变使肿瘤细胞易于从原来部位脱落转移。

（2）膜糖蛋白糖链的变化　糖链上含唾液酸和岩藻糖分支的多肽或膜蛋白均明显增加，这是肿瘤细胞表面具有较高负电荷的原因，此乃恶性肿瘤细胞质膜最多见的变化。在转移癌中，唾液酸的含量尤其增多，细胞表面唾液酸的增加与肿瘤细胞快速增殖和易于扩散有关。肿瘤细胞存在大量唾液酸，还可以掩盖肿瘤相关移植抗原（tumor associated transplantion antigen，TATA），使机体免疫活性细胞不能识别和攻击肿瘤细胞，即免疫逃避现象。

（3）酶蛋白的变化　如肿瘤细胞表面的蛋白水解酶增多，糖苷脂活性增高，使细胞膜对蛋白质和糖的传递能力增强，从而为细胞的分裂和增殖提供更充足的物质基础。纤溶蛋白酶原的活化物也增多，导致有关的纤维溶解，利于肿瘤细胞的浸润生长及向远端转移。

（二）肿瘤细胞膜表面特性的异常

癌变后的细胞膜会出现很多功能特性的异常变化，这些变化反映在肿瘤的恶性行为上则表现为不受控制的增长、侵袭和转移。

1. 接触抑制降低或消失　接触抑制（contact inhibition）是指正常细胞在离体培养条件下，细胞生长到一定的密度时彼此相互接触，细胞便停止增殖。肿瘤细胞外被的糖链缺失或肿瘤细胞表面蛋白水解酶活性增强，可使细胞膜表面的糖蛋白水解，使带有糖链的多肽片段脱落，以至糖链不能接触延伸，细胞不易黏着，接触抑制也消失。肿瘤细胞的显著特征是丧失接触抑制和密度依赖性生长调节，导致细胞增殖失控。

2. 细胞膜黏着作用降低或消失　正常哺乳动物的组织细胞彼此间有很强的黏着力，肿瘤细胞失去细胞间的黏着作用，因而容易从原发部位脱离而发生侵袭和转移。造成肿瘤细胞黏着作用降低的原因可能与以下现象有关。①恶性肿瘤细胞膜表面呈较高的负电荷性。②膜组成的有关成分发生变化，如纤维连接蛋白丢失。纤维连接蛋白（FN）是细胞膜高分子量糖蛋白，在各种恶性转化细胞表面含量降低。FN 对蛋白酶很敏感，肿瘤细胞的蛋白水解作用加强是 FN 丢失的主要原因。③锚定连接减少，降低了细胞的黏附性。

3. 抗原性改变　主要表现为原有抗原的消失或异型抗原的产生。例如携带 ABO 抗原的红细胞、血管内皮、鳞状上皮和柱状上皮等组织发生肿瘤后，不仅原有的 ABO 抗原消失，而且有可能出现异型抗原，如 O 型或 B 型胃癌患者在胃肿瘤细胞表面可能还出现 A 型抗原，这可能与某些糖基转移酶活性的改变有关。

由于新陈代谢与化学组成都和正常细胞不同，肿瘤细胞表面会出现新的抗原物质。有些恶性肿瘤组织细胞的抗原组成与胎儿时期相似，如原发性肝癌患者血清中出现的甲种胎儿球蛋白（甲胎蛋白，AFP）。AFP 是原发性肝癌的高特异性和高灵敏度的肿瘤标志物，其特异性免疫测定是肝癌最有诊断价值的指标。癌胚抗原（carcinoembryonic antigen，CEA），是结肠癌的标志物（在 60% ~90% 的患者升高），在胰腺癌、胃癌、肺癌和乳腺癌中也有较高表达。此外，肿瘤细胞会出现最具特征的新抗原——肿瘤相关移植抗原（TATA）。

4. 与外源凝集素发生凝集反应　凝集素（lectin）是指一种从各种植物、无脊椎动物和高等动物中提纯的糖蛋白或结合糖的蛋白，能凝集红细胞，故名凝集素。凝集素受体为特异性的单糖或寡糖。人类的凝集素受体多位于细胞膜或细胞器膜上。植物凝集素使肿瘤细胞发生凝集，而相应的正常细胞在同样条件下则不凝集。

目标检测

答案解析

一、单项选择题

1. 膜脂中最多的是（　）

A. 磷脂　　B. 糖脂　　C. 胆固醇

D. 鞘磷脂　　E. 卵磷脂

2. 膜脂不具有的分子运动是（　）

A. 侧向扩散　　B. 跳跃运动　　C. 翻转运动

D. 旋转运动　　E. 弯曲运动

3. 生物膜是指（　）

A. 单位膜和质膜　　B. 细胞膜和质膜　　C. 细胞膜和内膜系统

D. 单位膜和细胞膜　　E. 细胞质膜

4. 在生理常温下，脂质双分子层的状态是（　）

A. 液态　　B. 晶态　　C. 固态

D. 液晶态　　E. 半固态

5. 目前被广泛接受的生物膜分子结构模型是

A. 片层结构模型　　B. 流动镶嵌模型　　C. 晶格镶嵌模型

D. 板块镶嵌模型　　E. 单位膜模型

二、思考题

1. 简述细胞膜的生理作用。
2. 生物膜的基本结构特征是什么？与它的生理功能有什么联系？
3. 简述细胞膜的基本特性。

书网融合……

本章小结　　微课　　题库

第三章　细胞基质与疾病

PPT

学习目标

1. 通过本章学习，重点把握细胞质基质的功能；蛋白质的生物合成过程；物质代谢过程；相关分子病及遗传性酶病。

2. 学会根据分子病与遗传性酶病的临床表现，分析其发病机制与遗传特点。

情境导入

情景描述　患儿，男，3 岁。出生时正常，出生后 3 个月开始，头发逐渐变黄，尿液有鼠尿臭味，1 岁左右出现智力滞后，发育迟缓。检查结果：头发淡黄色，皮肤白嫩，面容呆滞，四肢肌张力低。尿液三氯化铁试验为强阳性，血苯丙氨酸浓度为 1230μmol/L。

讨论　1. 该患者可能患什么疾病？

2. 该病是如何发生的？

第一节　细胞质基质及其功能

一、细胞质基质的基本组成

细胞质基质是指细胞的胞质中，去除细胞器后的半透明胶体，占据着细胞膜内、细胞核外的细胞内空间。细胞质基质的主要成分包括约占总体积 70% 的水、无机盐、脂类、糖类、蛋白质、氨基酸等物质。细胞质基质中，多数水分子与蛋白质等大分子紧密结合，以结合水形式存在；游离态自由水则形成特定的溶剂通道。基质中，蛋白质占 20% ~30%，细胞质基质主要含有催化各种代谢反应的酶，以及维持细胞特定形态和运输胞内物质的细胞质骨架。

细胞质基质中合成的蛋白质多数被转运到细胞核和各类细胞器中，参与细胞各种代谢反应的物质转运、能量流动、信息交流等过程。很多重要的中间代谢反应也发生在细胞质基质中。研究发现，细胞质基质中的大多数蛋白质，包括可溶性蛋白，是以结合态形式存在的，它们与生物膜或细胞质骨架结合，以完成多种复杂的生物学功能。细胞质基质中的无机离子将细胞内的 pH 值维持在 7.0 ~7.4。

二、细胞质基质的功能

细胞质基质是细胞的重要组分和基本结构，是保持细胞结构高度有序、保障细胞功能高效运行的基础。细胞质基质作为一个高效有序的结构体系，必须在特定条件下发挥作用，细胞质基质所担负的功能不是单一的，其作用往往与细胞质骨架、生物膜等的功能有关。

（一）与细胞质骨架有关的功能

细胞质骨架主要指存在于细胞质中的微管、微丝和中间丝。细胞质骨架是细胞骨架的一部分，不仅有维持细胞形态、组织细胞运动和运输胞内物质等功能，还是细胞质基质结构体系的组织者，为细胞质基质其他成分和细胞器提供锚定位点。细胞质骨架具有巨大表面积，这使得水分子运动受限，达到维持细胞特定形态的目的。同时，细胞质骨架上存在着细胞质基质中其他物质和细胞器的特定位点，蛋白质等生物大分子选择性结合骨架蛋白分子，从而形成特定的三维区域，使细胞代谢活动在细胞质基质中高效有序地进行。

（二）与生物膜有关的功能

一方面，细胞质基质被细胞内各种膜包被的细胞器分割成许多区室，蛋白质等大分子结合在各种生物膜的二维平面上，促使反应过程顺利高效地进行；另一方面，生物膜上的多种膜转运蛋白通过跨膜转运，调节细胞质基质的 pH 值，并为细胞进行正常生理活动提供稳态条件。

（三）进行各种生化代谢活动

细胞质基质丰富的化学组成、数千种酶和特定的离子环境，为中间代谢提供了适宜的物质原料和反应条件。糖酵解、磷酸戊糖途径、糖原合成、某些生物大分子的分解等诸多代谢反应，均在细胞质基质中进行。与代谢反应有关的多酶体系有机结合在一起，定位在细胞质基质的特定位点，催化从产物到底物的一系列反应，前一个反应的产物即为下一个反应的底物。各个代谢途径之间以类似方式相互关联，保障了基质中复杂代谢反应在时间和空间上的高效有序。

（四）与蛋白质有关的功能

1. 蛋白质的合成、分选与靶向运输　细胞质基质中，附着在内质网上的核糖体是细胞内多数蛋白质合成的起始场所，经过核糖体的翻译后，合成新生肽链，转入内质网腔内加工，最终通过高尔基复合体再加工和包装，分泌到胞外。

2. 蛋白质的修饰　新生肽链需要经过修饰，才能转变为有活性的蛋白质。大部分的修饰都是由蛋白质侧链特异位点结合细胞质基质中特定的酶引起的：酶分子和辅酶或辅基的共价结合；为防止被酶水解的蛋白质 N 端发生的甲基化；被用于调节多种细胞内蛋白质活性的磷酸化和去磷酸化等。

3. 降解变性或折叠错误的蛋白质　细胞质基质中的蛋白质处于不断降解、清除和更新的动态平衡中。错误、变性及非正常修饰的蛋白质也会在细胞质基质中被迅速降解清除。

4. 重新折叠变性或折叠错误的蛋白质　细胞质基质中有一类热休克蛋白（heat shock proteins，HSPs），是细胞受到外界刺激而迅速合成的一种高度保守的蛋白质，可以充当分子伴侣，特异性地与变性或错误折叠的蛋白质聚集成多聚物，利用 ATP 水解释放的能量，解开高级结构，再协助折叠形成正确的蛋白质构象，发挥其正常的生理功能。

第二节　蛋白质合成与分子病

一、蛋白质的生物合成

蛋白质的生物合成是细胞最为复杂的活动之一。生物体内，蛋白质是以 mRNA 为模板，在核糖体、tRNA、酶及一系列因子的参与下，以活化的氨基酸为原料合成的。

（一）蛋白质合成体系

1. mRNA　是蛋白质生物合成的模板。mRNA 分子中每三个相邻的核苷酸形成三联体，在蛋白质合成时，成为遗传密码（genetic codon）或密码子（codon），mRNA 以三联体遗传密码的方式，决定了蛋白质分子中氨基酸的排列顺序和基本结构。

遗传密码具有以下特点。

（1）连续性 指两个相邻的密码子之间没有任何特殊的符号加以分隔，翻译时必须从5′端的起始密码AUG开始，一个密码子接着一个密码子“阅读”下去，直到终止密码子为止。

（2）简并性 一种氨基酸具有2个或2个以上密码子的现象，称遗传密码的简并性（degeneracy）。遗传密码的简并性主要表现在密码子的前2个碱基相同，第3个碱基不同，即密码子的专一性主要由前2个碱基决定，第3个碱基的突变不会造成翻译时氨基酸序列的改变。

（3）方向性 mRNA中密码子的排列有一定的方向性。起始密码子位于mRNA链的5′端，终止密码子位于3′端，翻译时从起始密码子开始，沿5′→3′方向进行，直至终止密码子。

（4）通用性 从最简单的病毒、细菌到人类都使用同一套遗传密码表，即遗传密码的通用性。

（5）摆动性 密码子的翻译通过与tRNA的反密码子的配对而实现。但这种配对有时并不完全遵守碱基配对原则，这一现象称为遗传密码的摆动性（wobble）。

2. rRNA与核糖体 核糖体是多肽链合成的场所，是蛋白质生物合成的“装配机”。参加蛋白质生物合成的各种成分，最终均需结合于核糖体上，氨基酸再以按特定的顺序聚合成多肽链。

核糖体由大、小两个亚基组成。原核生物核糖体为70S，包括30S小亚基和50S大亚基两部分（图3－1）；小亚基由16S rRNA和21种蛋白质构成，大亚基由5S rRNA、23S rRNA和36种蛋白质构成。核糖体分为两类，一类附着于粗面内质网，参与清蛋白、胰岛素等分泌性蛋白质的合成；另一类游离于细胞质，参与细胞内固有蛋白质的合成。

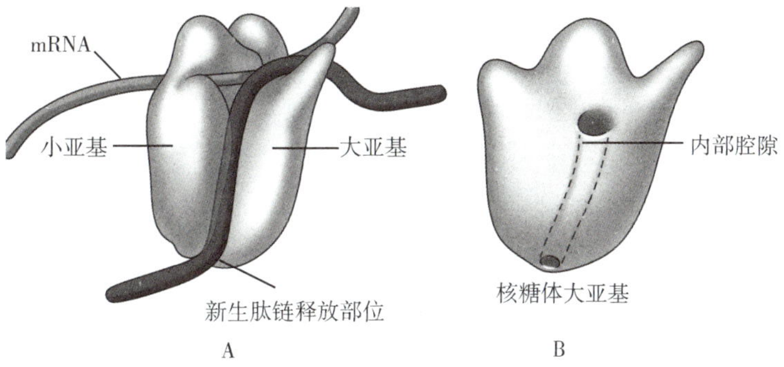

图3－1 核糖体模式图

3. tRNA 胞质中的氨基酸需要经tRNA搬运到核糖体上才能合成多肽链，因此，tRNA起着“搬运工”的作用。tRNA与mRNA的结合部位是tRNA的反密码子。tRNA的反密码子能与mRNA中相应的密码子配对结合，于是tRNA所携带的氨基酸就准确地在核糖体上与mRNA上相应的密码子配对。一种tRNA所携带的一种氨基酸可结合在几种同义密码子上，但每一种tRNA只能特异地转运某一种氨基酸。

（二）蛋白质的合成过程

蛋白质的合成过程主要包括：肽链的起始、延伸、终止。

1. 肽链的起始 涉及mRNA、tRNA和核糖体小亚基的相互作用和装配。在起始因子IF的促进下，mRNA与核糖体30S小亚基结合，IF1与30S亚基A位点结合，起始tRNA（$tRNA_i^{met}$）进入核糖体P位点，通过反密码子与mRNA的AUG识别，释放IF3。50S大亚基与起始复合体结合，形成70S核糖体mRNA起始复合体，GTP被水解，IF1和IF2从复合物上脱落。

2. 肽链延伸 ①进位：$tRNA_i^{met}$占据P位点，第二个氨酰－tRNA进入A位点，氨酰－tRNA必须与GTP的延伸因子EF－Tu形成复合物，才能有效地结合A位点。②成肽：当核糖体的P位点与A位点都存在tRNA时，在肽酰转移酶的作用下，A位点的氨酰－tRNA氨基酸的氨基与P位点的氨酰－tRNA氨基酸的羧基形成肽键。③移位：核糖体沿mRNA的5′→3′方向滑动一个密码的距离，携带二肽的tRNA

从 A 位点滑动到 P 位点，卸载的 tRNA 从 P 位点移到 E 位点。此时，核糖体的 A 位留空，与下一个密码相对应的氨基酰 - tRNA 即可再进入，重复以上循环过程，使多肽链不断延长（图 3 - 2）。

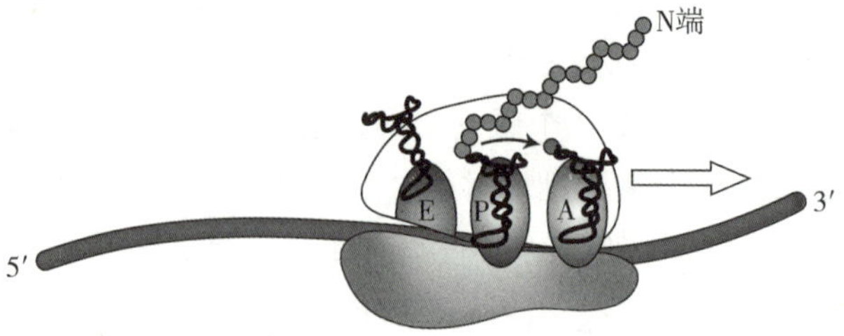

图 3 - 2　肽链的延长阶段

3. 肽链终止　核糖体沿 mRNA 链滑动，不断使多肽链延长，直到终止信号进入 A 位点，由于没有与之匹配的反密码子，氨基酰 - tRNA 不能结合核糖体，蛋白质合成终止，tRNA、释放因子脱落，核蛋白体解离为大、小亚基（图 3 - 3）。

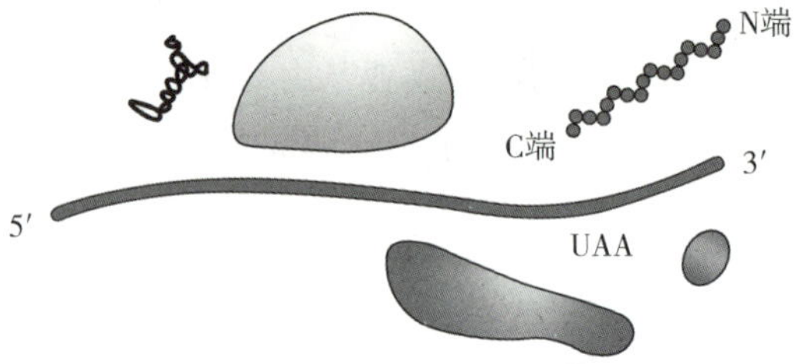

图 3 - 3　肽链的终止过程

二、分子病 微课

分子病（molecular disease）是由于蛋白质、核酸和酶等生物大分子结构发生变化所引起的一类疾病。这些生物大分子都是具有“遗传信息”的分子，因而分子病必然都是遗传病，从目前研究的情况来看，病种可达几万多种，十分繁杂，主要包括血红蛋白病、血浆蛋白病、膜转运蛋白病、结构蛋白缺陷病等。

（一）血红蛋白病

血红蛋白（hemoglobin，Hb）是人体红细胞中具有重要生理功能的蛋白质。血红蛋白分子结构异常引起的疾病称为血红蛋白病（hemoglobinopathy），包括异常血红蛋白和地中海贫血两大类。①异常血红蛋白：表现为血红蛋白分子的珠蛋白肽链结构异常，如果发生在重要功能部位的氨基酸被替代，将影响血红蛋白的溶解度、稳定性等生物学功能。②地中海贫血：特征是珠蛋白肽链合成速率的降低，造成 α 链和 β 链数量的不平衡，临床上表现为溶血性贫血。不管是异常血红蛋白还是地中海贫血，都是蛋白质功能异常所导致的。全世界至少有 1.5 亿人携带血红蛋白病基因，他们主要分布于非洲、地中海地区和东南亚人群中，我国南方为高发区。

（二）血浆蛋白病

血浆蛋白病是血浆蛋白缺陷或缺乏所引起的疾病。其中，血友病较为常见。血友病（hemophilia）是一类遗传性凝血功能障碍的出血性疾病，包括血友病 A（hemophilia A）和血友病 B（hemophilia B）等。

血友病 A 在男性发生率较高（1/5000），约占血友病总数的 85%。该病在临床上主要表现为反复自发性或轻微损伤后出血不止和出血引起的压迫症状和并发症；一般多为缓慢持续性出血，大出血罕见。

出血部位广泛，体表和体内任何部分均可出血，可累积皮肤、黏膜、肌肉或器官等，关节多次出血可导致关节变形，颅内出血可导致死亡。目前，血友病A的预防主要是产前诊断，减少患儿出生。输入凝血因子Ⅷ进行替代是目前本病的主要治疗方法。但长期的凝血因子Ⅷ替代治疗可使机体产生同种异体抗体而影响治疗效果。

血友病B的临床症状与血友病A基本相同，占血友病类疾病总数的15%～20%。目前可以对血友病B进行基因诊断、产前基因诊断及种植前诊断。

（三）结构蛋白缺陷病

构成细胞的基本结构和骨架的蛋白的遗传性缺陷可导致一类结构蛋白缺陷病。这类分子病包括肌营养不良症、胶原蛋白病等。

1. 肌营养不良症 较常见的有Duchenne型和Becker型肌营养不良症。群体发病率高达1/3500男性活婴。进行性肌萎缩和肌无力伴小腿腓肠肌假性肥大是其典型的临床特征，主要累及青少年男性。本病起病年龄为3～5岁，初始症状表现为爬楼梯困难，特殊的爬起站立姿势，一般在12岁以前丧失站立和行走的能力，最后因心肌和呼吸肌无力于20岁前死于心力衰竭或呼吸衰竭。

2. 胶原蛋白病 胶原蛋白（collagen）占人体蛋白质总量的20%以上，是人体中含量最丰富的蛋白，是由三条相同或不同的α肽链组成的三聚体螺旋，目前已发现组织中的胶原类型有10多种，分别具有不同的化学及免疫学特性，是不同结构基因的产物。Ⅰ、Ⅱ、Ⅲ型胶原合称为间质胶原（interstitial collagen）。Ⅰ型胶原分布很广，主要存在于皮肤、肌腱和韧带中，具有很强的抗压能力；Ⅱ型胶原的分布局限于透明软骨、椎骨髓核及玻璃体中，具有较强的抗压能力；Ⅲ型胶原广泛分布于伸展性较大的组织，如结缔组织、血管壁及胎盘等。胶原蛋白病主要是由于基因转录、翻译后各种修饰酶的缺陷引起，常见有成骨不全（osteogenesis imperfecta，OI），主要包括4种类型。Ⅰ型成骨不全最为常见，临床表现为蓝巩膜，丧失听力，轻中度骨脆性增加，有10%的患者出生时伴有骨折、肢体畸形。Ⅱ型成骨不全是一种致死性疾病，临床表现为婴儿颅骨畸形柔软，在宫内可发生四肢、肋骨多发性骨折。一般为死胎，少数能活过新生儿期，于1岁内死于心肺并发症。

（四）膜转运蛋白病

由于膜转运蛋白的遗传缺陷导致的疾病称为膜转运蛋白病。如胱氨酸尿症及先天性葡萄糖、半乳糖吸收不良症等。

1. 胱氨酸尿症（cystinuria） 患者的肾小管及小肠黏膜上皮细胞的膜转运蛋白缺陷，使肾小管对胱氨酸、赖氨酸、精氨酸和鸟氨酸的重吸收障碍。患者血浆中这四种氨基酸的含量偏低，而尿液中的含量增高，导致尿路结石发生，引起尿路感染和绞痛等症状。

2. 先天性葡萄糖、半乳糖吸收不良症（congenital glucose－galactose malabsorption） 患者小肠上皮细胞转运葡萄糖、半乳糖的膜载体蛋白异常，致使葡萄糖和半乳糖吸收障碍，患者肠道内渗透压改变而使肠液增加，患者出现水样腹泻，腹泻的发生及其程度与糖的进食时间与量有关，进食24小时后即可出现腹泻。婴儿喂食含葡萄糖和半乳糖的食物后，随着腹泻加重，继而出现脱水、营养不良等症状，但随着年龄增加，患者对葡萄糖和半乳糖的耐受性会增加。

第三节 物质代谢与遗传性酶病

一、物质代谢

物质代谢是生命现象的基本特征，是生命活动的物质基础，人体物质代谢是由许多连续的和相关的代谢途径所组成，而代谢途径实质上是一系列的酶促反应。

（一）物质代谢的调节

在正常情况下，物质代谢处在既相互联系又相对独立的动态平衡中，而维持这种平衡的重要环节就是酶活性的调节。机体通过各种调控方式，改变酶的催化活性，用以适应不断变化的内外环境和生命活动的需要。

1. 酶与代谢物在细胞内的区域化分布 酶在细胞内是分隔着分布的，这个特性决定了细胞内不同部位进行着不同的代谢，如：糖酵解酶系和糖原合成、分解酶系存在于胞液中；三羧酸循环酶系和脂肪酸β-氧化酶系定位于线粒体；核酸合成的酶系则绝大部分集中在细胞核内。这样的酶的隔离分布为代谢调节创造了有利条件，使某些调节因素可以专一地影响某一细胞组分中的酶的活性，而不影响其他组分中的酶的活性，从而保证了整体反应的有序性。

2. 酶原的激活使酶在合适的环境中被激活并发挥催化作用 有些酶在细胞内合成或初分泌时，或在其发挥催化作用前没有催化活性，这种无活性的酶的前身物质称为酶原（zymogen）。酶原是体内某些酶暂不表现催化活性的一种特殊存在形式。在一定条件下，酶原经某种因素作用后，分子结构发生改变，暴露或形成活性中心，转变成具有活性的酶，这一过程称为酶原的激活。

3. 代谢物通过对代谢过程中关键酶、别构酶的抑制与激活以及化学修饰等，对酶活性进行调节 酶活性的调节主要是对代谢途径中关键酶的调节，代谢速度的改变并不是由于代谢途径中全部酶活性的改变，而常常只取决于某些甚至某一个关键酶活性的变化。此酶通常是整条通路中催化最慢一个反应的酶，称限速酶。它的活性改变不但可以影响整个酶体系催化反应的总速度，甚至还可以改变代谢反应的方向。调节限速酶活性的方式有别构调节和化学修饰调节。

4. 酶的含量受酶合成的诱导与阻遏作用的调节 细胞内酶含量决定了代谢速率，一方面通过调控基因来控制酶的合成，这种调节较为迟缓，作用持久；另一方面通过改变酶的降解速度来调控酶的活性，升高或降低酶的浓度。酶的含量通常会受到酶的底物或产物以及激素、药物等的调节。

（二）物质代谢概况

1. 糖代谢 主要是指葡萄糖在体内的一系列复杂的化学反应。在不同组织细胞、不同条件下，糖代谢的途径也有所不同。在供氧充足时，葡萄糖进行有氧氧化，彻底氧化成 CO_2 和 H_2O，并释放大量能量；在缺氧时，则进行糖酵解，生成乳酸，释放少量能量。此外，葡萄糖也可通过磷酸戊糖途径生成5-磷酸核糖，作为核苷酸合成的原料。葡萄糖也可经合成代谢聚合成糖原，储存于肌肉组织和肝脏中。有些非糖物质（如乳酸、甘油、丙酮酸和某些氨基酸等）还可经糖异生途径转变成葡萄糖和糖原。糖代谢如图3-4所示。

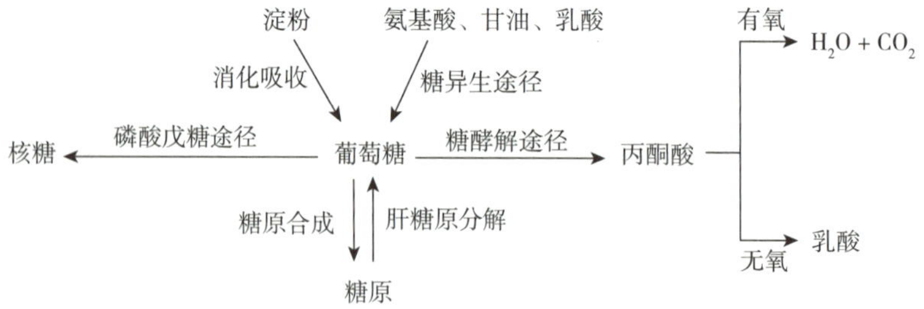

图3-4 糖代谢途径

2. 蛋白质代谢 蛋白质的主要生理功能是维持组织细胞的生长、更新和修复，参与机体各种生理活动，氧化供能。食物蛋白质的互补可提高蛋白质的营养价值。

氨基酸的一般代谢：主要是氨基酸的脱氨基作用。氨基酸脱氨基作用的方式有：L-谷氨酸氧化脱氨基作用、转氨基作用、联合脱氨基作用和嘌呤核苷酸循环。主要的酶有 L－谷氨酸脱氢酶和转氨酶，主要的脱氨基方式是联合脱氨基作用。

氨基酸脱去 α－氨基生成 α－酮酸，α－酮酸可以转变为糖和脂类物质，氧化供能，再合成氨基酸。氨的代谢主要包括氨的来源、运输和去路。氨的来源有：氨基酸脱氨基作用和胺的分解代谢、肠道吸收、肾中产生和其他含氮物质分解。氨的去路主要是合成尿素，合成部位是肝细胞的线粒体和胞质，合成途径是鸟氨酸循环（图 3－5）。

3. 脂类代谢　脂类分为脂肪和类脂两大类。脂肪分解时先在脂肪酶的作用下水解，又称脂肪动员。脂肪水解后释放甘油与脂肪酸，一方面，脂肪酸在肝脏及肌肉等组织中代谢，先在胞质中活化后，进入线粒体进行反复的 β－氧化降解成乙酰 CoA，最后通过三羧酸循环彻底氧化分解，是空腹时人体的主要能源；另一方面，脂肪酸在肝脏氧化分解生成的乙酰 CoA 还能在肝脏特有酶系的催化下生成酮体，包括乙酰乙酸、β－羟丁酸和丙酮（图 3－6）。这些成分要通过血液循环运往肝外组织进行氧化分解，为肝外组织提供能量，而肝脏本身不能利用酮体成分。机体在饥饿、高脂低糖膳食及糖尿病时，由于体内脂肪动员增强，导致酮体生成过多而出现酮血症、酮尿症及酮症酸中毒。脂肪的合成主要在肝脏和脂肪组织，原料是脂肪酸和 α－磷酸甘油，前者以乙酰 CoA 为原料合成，后者主要来自糖代谢。类脂包括磷脂、糖脂、胆固醇及胆固醇酯。

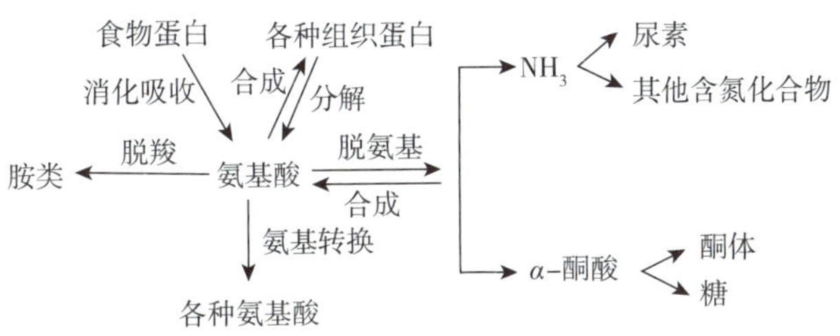

图 3－5　氨基酸代谢途径

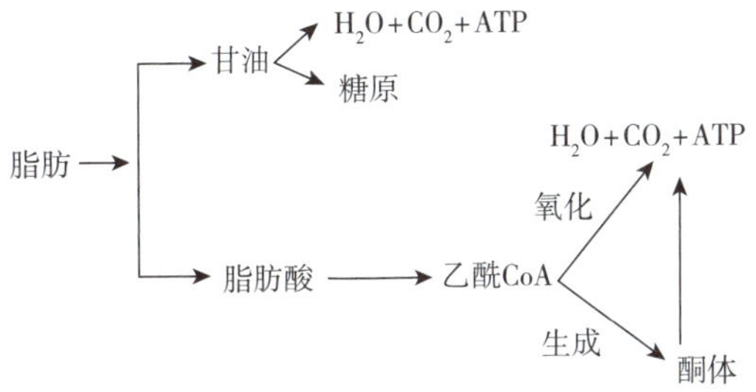

图 3－6　脂肪代谢途径

二、遗传性酶病

遗传性酶病是指由于遗传上的原因（通常是基因突变）导致酶蛋白缺陷而引起机体代谢紊乱所发生的疾病。根据酶缺陷对机体代谢影响的不同，将先天性代谢缺陷分为糖代谢缺陷、氨基酸代谢缺陷、脂类代谢缺陷、核酸代谢缺陷等。

（一）糖代谢病

糖代谢病是指由于参与糖代谢的酶的遗传性缺陷，使体内的糖代谢异常而产生的糖代谢缺陷病。如糖酵解缺陷引起的半乳糖血症和糖原贮积症等。

1. 半乳糖血症（galactosemia）　是由于缺乏半乳糖代谢所需酶而引起的一种疾病，主要表现为患儿对乳糖不耐受，婴儿哺乳后呕吐、腹泻，继而出现白内障、肝硬化、黄疸、腹水、智力发育不全等。

乳类制品所含乳糖经消化道乳糖酶分解产生葡萄糖和半乳糖。半乳糖先后经半乳糖激酶和半乳糖－1－磷酸尿苷酰转移酶（GPUT）催化，生成半乳糖－1－磷酸和葡糖－1－磷酸，进一步代谢供组织利用。半乳糖－1－磷酸在脑组织累积可引起智力障碍；在肝脏累积可引起肝肿大，肝功能损伤；在肾和肠组织累积可致肾功能损害，引起蛋白尿和氨基酸尿。半乳糖在醛糖还原酶的作用下生成半乳糖醇，可改变晶状体渗透压，水分进入晶状体，影响晶状体代谢而致白内障。血中半乳糖升高会抑制糖原分解成葡萄糖，出现低血糖。

2. 糖原贮积症（glycogen storage disease，GSD 或 glycogenosis）　是一组罕见的遗传代谢病。该病

是由于糖原分解和合成代谢所需要的酶缺陷，导致糖原在体内贮积而发病。目前发现的糖原贮积症有多种类型，以Ⅰ型为最常见。Ⅰ型糖原贮积症：由于葡糖-6-磷酸酶缺陷，使肝、肾及肠黏膜等组织中糖原蓄积，患者易出现低血糖，并有肝、肾肿大等症状，严重时会发生酸中毒。Ⅱ型糖原贮积症（庞贝氏症 Pompe disease）：由于溶酶体内 α-14-葡糖苷酶的缺乏，使糖原处理障碍，造成溶酶体内糖原堆积，病变累及心肌及全身肌肉。该病一般在儿童期即发病，患者可因心肌无力、心脏扩大，死于心力衰竭。

（二）氨基酸代谢遗传病

氨基酸代谢遗传病是指由于参与氨基酸代谢的酶的遗传性缺陷，引起体内的氨基酸代谢异常而产生的氨基酸代谢缺陷病。主要的氨基酸代谢缺陷病包括苯丙酮尿症、尿黑酸尿症和白化病等。

1. 典型苯丙酮尿症（phenylketonuria，PKU） 因患者尿中排泄大量的苯丙酮酸而得名。典型PKU患者由于肝脏内苯丙氨酸羟化酶（PAH）缺乏，导致苯丙氨酸在肝脏中代谢紊乱，转变为苯丙酮酸和苯乳酸并在体内累积，并导致血液和尿液中苯丙氨酸及其衍生物排出增多，同时，多巴胺、5-羟色胺、γ-氨基丁酸等重要神经递质缺乏，引起智力低下，出现神经精神症状。该病在临床上表现为精神发育迟缓，皮肤、毛发和虹膜色素减少，癫痫，湿疹，尿液和汗液有特殊的鼠尿臭味。患儿在出生后若不及早得到低苯丙氨酸饮食治疗，便出现不可逆的大脑损害和严重的智力发育障碍。

2. 非典型苯丙酮尿症（phenylketonuria） 由于四氢生物蝶呤（BH_4）缺乏所引起。BH_4 是苯丙氨酸羟化生成酪氨酸所必需的辅助因子，当其合成或循环利用过程中所需要的酶缺乏时，BH_4 合成减少，苯丙氨酸不能羟化生成酪氨酸，同时造成多巴胺、5-羟色胺等重要神经递质缺乏，加重神经系统的功能损害，引起非典型苯丙酮尿症。临床表现为智力低下、肌张力异常、惊厥、发育迟缓等。

3. 尿黑酸尿症（alkaptonuria） 患者的尿液含有尿黑酸，曝光后可变为黑色的物质，这种病症在婴儿期就可表现出来。患者到成年时，由于尿黑酸大量沉积于结缔组织，引起褐黄病，在皮肤、面颊、耳郭、巩膜等处出现色素沉着。尿黑酸沉积于关节引起褐黄病性关节炎，严重者并发心脏病。

素质提升

先天性代谢缺陷的由来

1902年，英国著名的内科医生Archibald Edward Garrod仔细观察了尿黑酸尿症，并发现这种病具有家族聚集现象。例如在某些病例中，常有两个或多个同胞患病但其父母正常。Garrod为此请教了当时的生物学家William Bateson，他们在共同调查分析了家族患病史后一致认为，尿黑酸尿症是孟德尔隐性遗传的结果。从此，尿黑酸尿症就作为人类隐性遗传的首例而载入史册。Garrod关于尿黑酸尿症的推测于1958年由LaDu等予以证实。后来，Garrod还研究了白化病、胱氨酸尿症和戊糖尿症等类似疾病，并由此提出了“先天性代谢缺陷”的概念。正是由于明察秋毫的观察力、科学的思维和严谨的作风，Garrod成为人类生化遗传学的创始人，远远地走在了时代的前面。

（三）脂类代谢遗传病

脂类代谢遗传病是指脂类代谢过程中特异性酶的缺乏所引起的遗传疾病，主要包括神经鞘脂贮积症、黏脂贮积症等。

Tay-Sachs病（Tay-Sachs Disease）又称为家族性黑蒙性痴呆病，以进行性神经变性为特征。该病多在婴儿时期发病，患者2~3岁死亡。在正常生理条件下，氨基己糖苷酶（hexosaminidase A，HEXA）

催化 GM2 神经节苷脂分解成 GM3 神经节苷脂和 *N* - 乙酰氨基半乳糖。当 HEXA 缺乏时，GM2 神经节苷脂分解受障，在脑组织和内脏器官的溶酶体中贮积、沉淀，引起家族性黑蒙性痴呆病。临床表现为生长发育迟缓；对声、光敏感，触觉敏感，逐渐出现激惹现象，随后出现瘫痪、痉挛、惊厥、痴呆和失明。

答案解析

目标检测

一、单项选择题

1. 氨基酰 - tRNA 合成酶的特点是（　）
   A. 能专一识别氨基酸，但对 tRNA 无专一性
   B. 既能专一识别氨基酸，又能专一识别 tRNA
   C. 在细胞中只有 20 种
   D. 催化氨基酸与 tRNA 以氢键连接
   E. 主要存在于线粒体中
2. 能识别 mRNA 中密码子 5′ - GCA - 3′的反密码子为（　）
   A. 3′ - UCC - 5′　　B. 5′ - CCU - 3′　　C. 3′ - CGT - 5′
   D. 5′ - UGC - 3′　　E. 5′ - TCC - 3′
3. 苯丙酮尿症患者体内异常增高的物质是（　）
   A. 苯丙氨酸羟化酶　　B. 半乳糖激酶　　C. 酪氨酸酶
   D. 苯丙酮酸　　E. 精氨酸酶
4. 糖原贮积症Ⅰ型是患者体内缺少（　）
   A. 半乳糖 - 1 - 磷酸尿苷转移酶　　B. 葡糖 - 6 - 磷酸酶
   C. 葡糖 - 6 - 磷酸脱氢酶　　D. 苯丙氨酸羟化酶
   E. 酪氨酸酶

二、思考题

1. 简述细胞质基质的功能。
2. 简述遗传密码的特点。
3. 什么是遗传性酶病？请举例说明。

书网融合……

本章小结　　微课　　题库

第四章　内膜系统和囊泡运输与疾病

PPT

学习目标

1. 通过本章学习，重点把握内膜系统的定义；内质网、高尔基复合体、溶酶体、过氧化物酶体的化学组成、形态结构与功能；内膜系统之间在结构、功能及来源上的相互关系；囊泡的类型及囊泡运输在细胞内物质转运中的作用。

2. 学会在临床实践中应用细胞生物学知识解释疾病发生的机制，培养学生的科学思维习惯。

情境导入

情景描述　患者，男，40 岁。因“活动后呼吸气短、呼吸困难，并有咳嗽、咳痰、干咳的现象，常伴有胸部疼痛感”入院。医生通过询问得知，患者为建筑工人，经常进行混凝土搅拌，接触粉尘的概率较高。胸片检查提示：肺部有结节状高密度阴影、纤维索条影。初步诊断为矽肺病。

讨论　1. 矽肺病的形成原因是什么？如何预防？

2. 还有哪些疾病与细胞器的病变有关？

内膜系统（endomembrane system）是指细胞质中在结构、功能上相互联系的膜性细胞器的总称，主要包括内质网、高尔基复合体、溶酶体、过氧化物酶体等细胞器。真核细胞内膜系统是细胞进化过程中膜性结构高度分化的产物，它使得细胞内部结构不断完善、形成明显的区域化效应，细胞内的生理、生化反应变得相对独立又相互联系。内膜系统的出现，有效地增加了细胞内膜的表面积，极大地提高了细胞的代谢水平和功能效应。

第一节　内质网的结构、功能及疾病

1945 年，美国生物学家 Keith Roberts Porter 与其同事 Albert Claude、Ernest Fullam 首次借助电子显微镜在培养的小鼠成纤维细胞中清晰地观察到细胞质内部有网状结构，并将之命名为内质网（endoplasmic reticulum，ER）。

一、内质网的形态结构与类型

（一）内质网的形态结构

内质网是由单层膜所形成的小管、小泡、扁平囊结构，它们互相分支、彼此联通形成一个连续的膜性三维管网系统（图 4－1）。内质网在整体结构上可与高尔基复合体、溶酶体等内膜系统的其他组分移行转换。内质网向外扩展，可达细胞质外侧质膜下的边缘区域；向内延伸，则经常与细胞核外膜直接连通在一起。

（二）内质网的类型

根据表面有无核糖体附着，将内质网分为滑面内质网（smooth endoplasmic reticulum，SER）和粗面内质网（rough endoplasmic reticulum，RER）两大类。

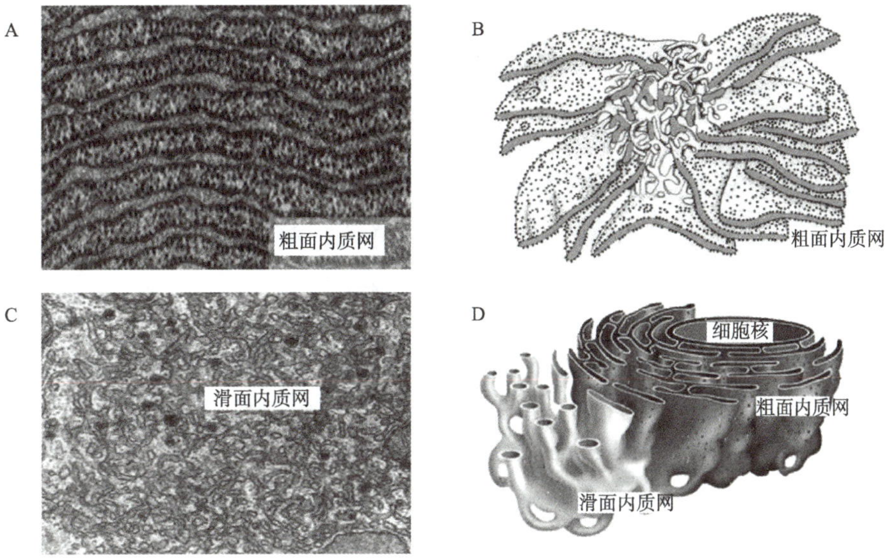

图 4－1　内质网的膜性三维管网系统

1. 粗面内质网　主要形态特征为膜表面有核糖体附着，大多为整齐排列的扁平囊。粗面内质网主要与外输性蛋白及多种膜蛋白的合成有关。因此，在分泌肽类激素或蛋白质的细胞中，粗面内质网相对发达，如胰腺细胞；在未分化或低分化的细胞中，粗面内质网相对不发达，如胚胎细胞、肿瘤细胞。粗面内质网不仅是核糖体的支架，也是核糖体合成的分泌蛋白的运输通道，除此之外，它还能对核糖体合成的多肽链进行一定的加工修饰。

2. 滑面内质网　膜表面无核糖体附着，在电镜下呈现为光滑的小管、小泡样网状结构，与粗面内质网、高尔基复合体等相连。滑面内质网是一种多功能的细胞器，在不同细胞、同一细胞的不同阶段或不同生理时期，其形态结构及功能均差异较大，如肾上腺皮质细胞中的内质网与类固醇激素的功能有关；平滑肌与横纹肌的细胞中只有滑面内质网，并特化为肌质网；肝细胞中的滑面内质网与解毒功能有关。

二、内质网膜的化学组成

内质网膜的化学组成与细胞膜基本一致，主要由脂类和蛋白质组成，只是各成分在组成比例及种类上有所不同。

（一）内质网膜中的脂类

ER 单位膜中的脂类较细胞膜的少，约占 1/3，主要为磷脂，还包括中性脂、缩醛脂和神经节苷脂等，其中，磷脂酰胆碱含量最多，鞘磷脂最少。

（二）内质网膜中的蛋白质

ER 单位膜中的蛋白质较细胞膜的多，约占 2/3，包括 30 多种膜结构蛋白和 30 多种酶蛋白。这些蛋白的分布具有异质性，如核糖体结合糖蛋白只分布在 RER，P450 酶系只分布在 SER。

1. 结构蛋白　内质网膜的结构蛋白在膜上呈不对称分布，其中存在于内质网腔中的网质蛋白最为常见，此类蛋白质多肽链的 C 末端均含有赖氨酸－天冬氨酸－谷氨酸－亮氨酸（Lys－Asp－Glu－Leu，KDEL）或组氨酸－天冬氨酸－谷氨酸－亮氨酸（His－Asp－Glu－Leu，HDEL）的四氨基酸序列驻留信号。目前已知的网质蛋白主要包括以下几大类型：①免疫球蛋白重链结合蛋白，具有协助蛋白质正确折叠、阻止蛋白质不可逆变性的作用；②葡萄糖调节蛋白 94，是内质网标志性的分子伴侣，被蛋白质激活后，参与新生肽链的折叠与转运；③钙网蛋白，参与钙平衡调节、抗原呈递、细胞凋亡等生命活动；④钙连蛋白，是一种钙依赖性的伴侣蛋白，具有促进新生肽链的折叠、阻止蛋白质凝集与泛素化的作用。

2. 酶蛋白 内质网膜含有大量的酶系，主要包括以下几大类：①与糖代谢相关的酶系，如内质网的标志酶——葡糖-6-磷酸酶；②与细胞解毒功能有关的氧化反应电子传递酶系，如细胞色素P450、细胞色素b_5等；③与脂类代谢有关的酶系，如脂肪酸CoA连接酶、磷脂醛磷酸酶等；④参与蛋白质加工转运的多种酶类，如蛋白质二硫键异构酶。

三、内质网的生理功能

内质网几乎存在于所有的动物细胞和绝大多数的植物细胞中，其分布状态和数量与细胞的生理功能密切关联。

（一）粗面内质网的功能

粗面内质网的功能主要是支撑蛋白质的合成，参与蛋白质的加工修饰、分选与转运等，被喻为细胞内蛋白质初产品的“运输车间”。

1. 支撑蛋白质的合成 核糖体是蛋白质初产品的“生产车间”，粗面内质网的表面附着大量核糖体，为外输性蛋白质的合成提供附着的支架。合成的蛋白质可直接进入内质网腔进行初加工。粗面内质网上合成的蛋白质主要有：①分泌性蛋白，如抗体、消化酶、肽类激素等；②膜整合蛋白，如膜抗体抗原等；③细胞器中的驻留蛋白。

关于核糖体合成的多肽如何进入粗面内质网，存在多种假说，公认的是1975年德裔美国籍生物学家Günter Blobel和David Sabatini提出的信号肽假说（signal peptide hypothesi）。该假说认为，核糖体与内质网的结合、肽链穿越内质网膜的过程均需要信号肽的指导作用，还需要细胞质中信号识别颗粒（signal recognition particle，SRP）的介导，以及内质网膜上的信号识别颗粒受体（SRP-receptor，SRP-R）和被称为转运体的易位蛋白的协助。信号肽是一段由18～30个氨基酸组成的疏水序列，存在于所有分泌蛋白肽链的N末端；信号识别颗粒是由6个多肽亚单位和1个小分子RNA构成的复合物；SRP-R是内质网上的一种膜整合蛋白；转运体是内质网上的一种亲水的蛋白通道。信号肽在核糖体与内质网的结合、肽链穿越内质网膜的过程主要包括5个步骤：①SRP通过识别信号肽与核糖体结合，形成核糖体-SRP复合物；②SRP通过特异性识别内质网膜上的SRP-R，将核糖体锚定于内质网；③新合成的多肽链进入内质网腔；④信号肽被位于内质网腔面的信号肽酶切除；⑤肽链全部落入内质网腔，核糖体从内质网膜解离。

2. 参与蛋白质的折叠及装配 核糖体合成的多肽链进入内质网腔后，需进一步折叠与装配。此过程需要内质网腔中的驻留蛋白参与，如免疫球蛋白重链结合蛋白、钙网蛋白、钙连蛋白等。这类驻留蛋白能特异性识别新生肽链或部分折叠的多肽链并与之结合，参与多肽链的转运、折叠与转配，但自身却不参与最终产物的形成，因而被称为“分子伴侣”。分子伴侣的C末端具有一个氨基酸序列为KDEL或HDEL的驻留信号肽，能识别错误折叠与折叠未完成的多肽链，并将其滞留在内质网腔中，同时还可以促使它们重新折叠、装配与转运。

3. 参与蛋白质的糖基化 蛋白质的糖基化是指在糖基转移酶的作用下，单糖或寡糖链与蛋白质上的氨基酸残基通过糖苷键形成糖蛋白的过程。发生在粗面内质网的糖基化主要是寡糖与蛋白质天冬酰胺（Asn）残基侧链上的氨基基团结合，称*N*-连接糖基化，其识别序列为天冬酰胺-X-丝氨酸（Asn-X-Ser）或天冬酰胺-X-苏氨酸（Asn-X-Thr），其中，X代表除脯氨酸（Pro）之外的其他任何氨基酸。

4. 参与蛋白质的胞内运输　内质网内的各类外输性蛋白质被内质网膜包裹形式膜性小泡，并以“出芽”的形式转运出内质网。蛋白质在内质网内的转运途径主要有两条：一是核糖体合成的各类多肽进入内质网腔进行折叠、转配与糖基化后，形成蛋白质初产物，并以转运小泡的形式进入高尔基复合体进行进一步的加工修饰，这是最普遍的蛋白分泌途径；另一条途径是分泌蛋白以小泡形式脱离内质网后，直接形成浓缩泡，发育成酶原颗粒后排出细胞。

（二）滑面内质网的功能

滑面内质网是细胞内脂类物质合成的重要场所。不同细胞类型中的滑面内质网，因其化学组成上的差异及所含酶种类的不同，常常表现出不同的功能。

1. 参与脂类的合成与运输　除线粒体特有的两种磷脂（心磷脂和胆固醇）外，几乎细胞内所有的膜脂均在内质网内合成，催化脂类合成的相关酶类定位于内质网膜。内质网合成的脂类物质，一部分直接嵌入内质网膜脂双层；另一部分以出芽小泡的形式转运至高尔基复合体、溶酶体和细胞膜，或在磷脂交换蛋白载体（phospholipid exchange proteins，PEP）的作用下进入细胞质基质，通过自由扩散，再进入线粒体和过氧化物酶体膜。

2. 参与糖原代谢　肝细胞中，滑面内质网常与糖原相伴存在。当糖原丰富时，滑面内质网被遮盖，不易被分辨；当动物处于饥饿状态时，糖原含量减少，滑面内质网清晰可见。已有实验证明，糖原在细胞质基质中降解产生葡糖－6－磷酸，肝细胞的滑面内质网膜上有葡糖－6－磷酸酶，可催化葡糖－6－磷酸去磷酸化生成葡萄糖和磷酸，葡萄糖经由内质网进入血液。

3. 参与解毒作用　肝细胞的解毒作用主要由细胞内的滑面内质网负责完成。肝细胞的滑面内质网含有大量氧化及电子传递酶系，如 NADH－细胞色素 b_5 还原酶、NADH－细胞色素 c 还原酶、细胞色素 P450 等，它们可催化多种化合物的氧化或羟化，破坏或钝化毒物和药物的毒性、增强化合物的极性，促进其排泄。实验发现，实验动物服用大量苯巴比妥，肝细胞内滑面内质网增生，与细胞解毒作用相关的酶含量明显增加。

4. 参与肌肉的收缩　肌细胞中，滑面内质网以肌质网的形式存在，肌质网中的 Ca^{2+}－ATP 酶可调节细胞中 Ca^{2+} 的浓度。肌细胞中的滑面内质网通过释放和摄取 Ca^{2+} 来参与肌肉的收缩。当肌肉收缩时，肌质网释放 Ca^{2+} 于肌纤维之间；当肌肉松弛时，肌质网上的 Ca^{2+}－ATP 酶将 Ca^{2+} 泵回肌质网。

四、内质网的病理变化与疾病

内质网是相对比较敏感的细胞器，各种理化生因素，如缺氧、射线、化学毒物、病毒等，均可引起内质网肿胀、脱颗粒和物质累积等病理变化。

1. 内质网肿胀、脱颗粒　内质网肿胀是一种水样化变性，主要是由于水分子和钠离子渗透入内质网形成小囊泡，小囊泡再相互融合形成大囊泡，随着水分的逐步聚集，可使内质网肿胀破裂。内质网肿胀是粗面内质网最为常见的病理变化。在低氧、病毒性肝炎等的影响下，肝脏细胞中的内质网腔会逐步扩大并形成空泡，进而导致核糖体从内质网膜上脱落，即内质网脱颗粒。

2. 内质网肥大　某些特殊的细胞因受到细菌或病毒感染等因素的影响，其内质网变得肥大。例如，当 B 淋巴细胞受到病原物质的刺激时，细胞内的内质网逐步肥大并促进其转变为浆细胞，进而导致细胞免疫球蛋白的合成及分泌增加；当巨噬细胞受外界因素刺激而引起内质网肥大时，则导致细胞溶解酶的合成及分泌增加；而细胞在药物的作用下，内质网往往会出现代偿性肥大，促进细胞对药物的解毒与代谢作用。

3. 包涵物的形成与累积　在药物中毒、肿瘤所致代谢障碍的情况下，可观察到内质网中出现一些有形或无形的包涵物。在一些因基因突变导致的遗传病中，由于内质网合成、加工的蛋白质分子结构异常，可观察到蛋白质、脂类和糖原物质在内质网累积。例如：α1－抗胰蛋白酶缺乏症患者，其血清中缺乏 α1－抗胰蛋白酶，但其肝细胞的内质网中却贮留着 α1－抗胰蛋白酶。

4. 肿瘤细胞中内质网呈多样性变化 在不同的癌细胞中，内质网的形态结构与功能呈现出多样性改变，其中，孔环片层是肿瘤细胞中内质网结构最普遍的改变。侵袭力低的癌细胞中内质网较少，葡糖－6－磷酸酶活性下降，分泌蛋白、尿激酶合成相对增多；侵袭力高的癌细胞中内质网相对发达，各类分泌蛋白、驻留蛋白、代谢酶等物质的合成显著提高。

第二节　高尔基复合体的结构、功能及疾病

1898 年，意大利医生 Camillo Golgi 用镀银法首次在猫头鹰脊髓神经细胞内观察到一种网状结构，故称之为内网器（internal reticular apparatus），后来的学者为了纪念 Camillo Golgi，就将其命名为高尔基复合体（golgi complex）。

一、高尔基复合体的形态结构

高尔基复合体是由单层膜的小囊泡（small vesicle）、扁平囊泡（flat vesicle）、大囊泡（large vesicle）组成的极性细胞器（图 4－2），位于细胞膜与内质网之间，呈弓形或半球形。凸出的一面对着内质网侧，称形成面或顺面；凹陷的一面对着细胞膜，称成熟面或正面。

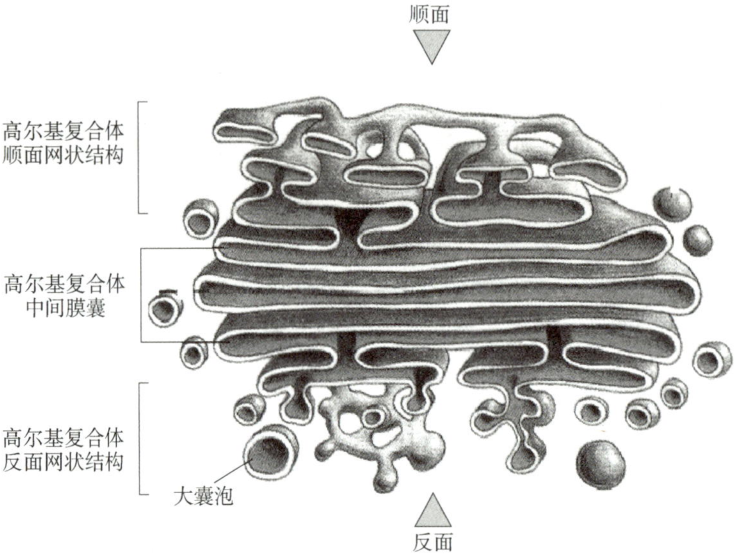

图 4－2　高尔基复合体结构模式图

1. 小囊泡 由邻近高尔基复合体的内质网以芽生方式形成，散布于扁平膜囊周围，多集中在顺面附近，直径一般为 40～80 nm，与形成面连接构成连续分支的顺面状结构，锇酸反应为该结构的标志性化学反应。其重要生理功能是：一方面完成蛋白质从内质网向高尔基复合体的转运，另一方面使高尔基复合体的扁平囊泡的膜结构及其内容物得到更新与补充。

2. 扁平囊泡 指扁平的、厚度为 5～15 nm 的囊性结构，周边多呈泡状，3～8 个扁平囊呈弓形整齐排列叠层，扁平囊泡之间通过一些盘曲管道相连，构成高尔基复合体的主体结构，因而也称高尔基复合体堆。烟酰胺腺嘌呤二核苷酸磷酸酶（NADP 酶）是该结构的标志酶。扁平囊泡的主要功能是执行糖基化修饰、糖脂的形成以及多糖的合成等。

3. 大囊泡 由扁平囊末端或分泌面局部膨胀断离所形成，由于这种大囊泡含有分泌物质和溶酶体酶，故也称分泌泡。大囊泡主要分布于成熟面附近，直径一般为100～500nm，与成熟面相互连接构成反面网状结构。焦硫酸胺素酶（TPP酶）和胞嘧啶单核苷酸酶（CMP酶）的细胞化学反应能显示该结构。该结构的主要生理功能是对蛋白质进行分选与修饰，分选后的蛋白质由分泌泡逐渐移向细胞表面，与细胞膜融合，而后破裂，内含物随之排出。

二、高尔基复合体的化学组成

高尔基复合体膜的化学组成与内质网膜、细胞膜的成分类似，约含60%的蛋白质和40%的脂类。高尔基复合体的膜脂中，磷脂酰胆碱的含量介于内质网膜与细胞膜之间，中性脂类主要包括甘油三酯、胆固醇、胆固醇酯等。高尔基复合体与内质网的内容物具有一些相同的蛋白质成分，其涵盖的酶主要包括糖基转移酶、氧化还原酶、磷酸酶、蛋白激酶、转移酶、磷脂酶等。一般认为糖基转移酶是高尔基复合体的特征性酶，它能将寡糖转移到蛋白质分子上而生成糖蛋白。

三、高尔基复合体的生理功能

高尔基复合体的主要功能是将内质网转运过来的蛋白质进行进一步的加工、分选、包装等，被喻为细胞内蛋白质的“加工车间”。加工后的蛋白以膜泡的形式转运至细胞内特定部位或细胞外。此外，高尔基复合体还参与细胞内糖类物质的合成，在细胞生命活动中发挥重要作用。其主要生理功能如下。

（一）参与蛋白质及脂类的加工修饰

1. 蛋白质的修饰与加工 来自粗面内质网的各类蛋白质需进入高尔基复合体进行加工与修饰，才能形成具有特定功能的蛋白质。

（1）蛋白质的糖基化 糖基化是高尔基复合体对蛋白质进行加工修饰的重要方式。包括两种形式：一是*N*－连接糖基化，由2分子*N*－乙酰葡糖胺、9分子甘露糖和3分子葡萄糖构成的寡糖，共价结合到多肽链中天冬酰胺（Asn）残基侧链氨基（—NH—）的N原子上，由此形成的糖蛋白称为*N*－连接糖蛋白；二是*O*－连接糖基化，寡糖与多肽链中酪氨酸（Tyr）、丝氨酸（Ser）和苏氨酸（Thr）残基侧链羟基（—OH—）的O原子相结合，由此形成的糖蛋白称为*O*－连接糖蛋白。*N*－连接糖基化发生于粗面内质网，完成于高尔基复合体；*O*－连接糖基化主要或全部发生在高尔基复合体。*N*－糖基化的蛋白质进入高尔基复合体后，仍需进行进一步的加工修饰，如寡糖残基的甘露糖被切除并补充上其他糖残基，如半乳糖、*N*－乙酰葡糖胺等。

（2）蛋白质的水解与加工 许多分泌性蛋白如肽类激素、神经肽和水解酶等，最初合成时均为无活性的前体，需在高尔基复合体中进行水解加工，才能转变为成熟形式或活性形式。如粗面内质网上合成的胰岛素原，由86个氨基酸组成，含A、B两条肽链和起连接作用的C肽。胰岛素原转运至高尔基复合体后，在酶的作用下C肽被水解切除，剩余的A、B两条肽链以二硫键相连形成有活性的胰岛素。此外，溶酶体酸性水解酶的磷酸化修饰、蛋白聚糖类的硫酸化修饰等均发生或完成于高尔基复合体。

2. 对脂类的修饰与加工 高尔基复合体除了对蛋白质进行糖基化修饰外，也参与某些糖脂分子的糖基化，特别是糖链末端含有半乳糖和蛋白聚糖的糖脂如脑苷脂、神经节苷脂等，其糖基化所需的糖基转移酶和磺基转移酶均分布在高尔基复合体中。糖脂主要是神经鞘磷脂和糖链，为细胞膜的组成成分，其糖链的添加主要是在高尔基复合体中完成。

（二）参与蛋白质的分选与运输

从内质网转运至高尔基复合体的蛋白质是多种多样的，经高尔基复合体加工修饰后，仍需经严格分选，才能被准确无误地运输至细胞的各个部位，以保障细胞生命活动的正常运行。大量研究证明，高尔基复合体中被运输的蛋白质存在分选信号，它们与靶细胞膜或靶细胞器上的特异性受体结合，实现蛋白质的分选。高尔基复合体顺面网状结构和反面网状结构是完成分选的主要部位，分别负责不同蛋白质的分选。如回流至内质网的驻留蛋白，其分选发生在高尔基复合体顺面网状结构，它是一种分子伴侣，含有 KDEL 分选信号，当它将内质网合成的蛋白质初产物运输至高尔基复合体后，由于顺面网状结构中存在与 KDEL 分选信号特异性结合的受体，蛋白质初产物与之结合后形成运输小泡，将驻留蛋白运送回内质网。

（三）参与溶酶体的形成

高尔基复合体反面出芽形成的含酸性水解酶的分泌泡与内体（细胞内吞形成的囊泡结构）结合，则形成初级溶酶体。此溶酶体中的各种酸性水解酶都为糖蛋白，甘露糖-6-磷酸（M-6-P）则是这些酶的分选信号。溶酶体酶在粗面内质网内合成后，进行初步的糖基化后进入高尔基复合体顺面网状结构，其糖链中的甘露糖被磷酸化为 M-6-P。高尔基复合体反面网状结构中具有识别 M-6-P 的受体，能特异性识别 M-6-P 并与之结合，引导溶酶体酶聚集形成有被小泡，再以出芽的形式离开高尔基复合体进入细胞质，与 pH 为 6.0 的细胞内体结合，各种水解酶在酸性环境下被水解分离，去磷酸化形成初级溶酶体。被释放的 M-6-P 受体则被运输返回至高尔基复合体反面网状结构。

（四）参与膜的转化

细胞膜与细胞内细胞器膜（内膜）之间的膜相结构转移、转换和重组，称膜流。高尔基复合体的膜在化学组成上介于内质网膜与细胞膜之间，顺面网状结构的膜与内质网膜接近，反面网状结构的膜与细胞膜接近。来自粗面内质网的运输小泡转运至高尔基复合体顺面时，可迅速与之融合；高尔基复合体反面出芽的运输小泡可与细胞膜或溶酶体膜融合；细胞膜胞吞或胞饮形成的运输小泡也能融入高尔基复合体囊膜；高尔基复合体逆向转运至内质网的运输小泡也可与内质网融合。高尔基复合体在上述过程中发挥着承上启下的作用，这种膜流活动不仅在运输过程中发挥重要作用，也使得细胞内膜性细胞器的膜成分得到补充与更新。

四、高尔基复合体的病理变化与疾病

高尔基复合体是一种动态变化的细胞器，其形态结构、数量与分布在不同类型的细胞及病理状态下均会发生变化。

1. 高尔基复合体肥大 常见于分泌功能亢进或代偿性功能亢进的细胞，常伴有高尔基复合体数量增加或囊泡体积扩增等结构性肥大。如在大鼠实验性肾上腺皮质再生过程中，在垂体前叶分泌促肾上腺皮质激素的细胞中，高尔基复合体显著增大；而在细胞再生过程完成后，随着促肾上腺皮质激素水平下降，细胞内的高尔基复合体结构又恢复至正常大小。

2. 高尔基复合体萎缩 高尔基复合体萎缩、破坏和消失，常见于因乙醇等毒性物质作用引起的脂肪肝及肝细胞损伤，其细胞内脂蛋白合成及分泌功能障碍，可观察到肝细胞高尔基复合体中脂蛋白颗粒减少甚至消失，而高尔基复合体形态萎缩、结构破坏。

3. 高尔基复合体在不同分化状态的癌细胞中形态各异 在有些快速生长、低分化的癌细胞中，高尔基复合体不发达、数量较少、形态不完整，有的仅为聚集、分布于细胞核周围的一些分泌小泡，如人胃低分化腺癌细胞；在高分化的癌细胞中，高尔基复合体则相对较发达，具有典型的结构形态，如人肝癌细胞。

第三节　溶酶体的结构、功能及疾病

1949 年，比利时科学家 De Duve 对破碎细胞的匀浆进行分级离心，分离出介于线粒体和过氧化物酶

体（也称微体）之间的颗粒，它具有高浓度的酸性磷酸酶和其他水解酶，1955 年经电子显微镜证明并确认它是细胞的一种新成分，并将其命名为溶酶体（lysosome）。

一、溶酶体的形态结构和化学组成

（一）溶酶体的形态结构

溶酶体是由单层膜包裹多种酸性水解酶的囊泡状结构，电镜下呈球形或卵圆形，数量不等、大小不一，直径一般为 0.2～0.8μm，最小的为 0.05μm，最大的可达数微米。溶酶体内含物的电子密度较高，故染色较深，易与其他囊泡状细胞器区分。

（二）溶酶体的化学组成

1. 溶酶体中的酶　溶酶体含 60 多种水解酶，主要有蛋白酶、脂肪酶、核酸酶、糖胺酶、磷酸酶等，能降解蛋白质、脂肪、氨基酸、衰老细胞器及失活细胞等多种底物，并为新的生物大分子提供原料。不同溶酶体含有的水解酶种类不完全相同，但几乎所有的溶酶体均含酸性磷酸酶，因此它被认为是溶酶体的标志酶。

2. 溶酶体的膜　在形态结构上与其他膜结构相似，比细胞膜薄，厚度约 6nm，在生化组成上具有较大差异：①溶酶体中的各种酶需在酸性环境下才具备水解活性，其最适 pH 值为 3.5～5.5，因此溶酶体膜上嵌有一种特殊的转运蛋白——质子泵，即 H^+-ATP 酶，质子泵可利用 ATP 水解时释放的能量将 H^+ 泵入溶酶体，形成和维持溶酶体内的酸性环境；②溶酶体膜上有多种载脂蛋白，可及时将水解产物转运出去供细胞再利用或排出细胞；③溶酶体膜上有两种高度糖基化的膜整合蛋白 IgpA 和 IgpB，其寡糖链突向溶酶体内侧，保护溶酶体免受水解酶的消化。

二、溶酶体的类型

溶酶体的形成过程既有内质网和高尔基复合体参与，也与细胞吞噬、吞饮过程密切关联。根据溶酶体的形成过程及功能状态的不同，可将溶酶体分为初级溶酶体（primary lysosome）、次级溶酶体（secondary lysosome）和残余小体（residual corpuscle）三种基本类型（图 4－3）。

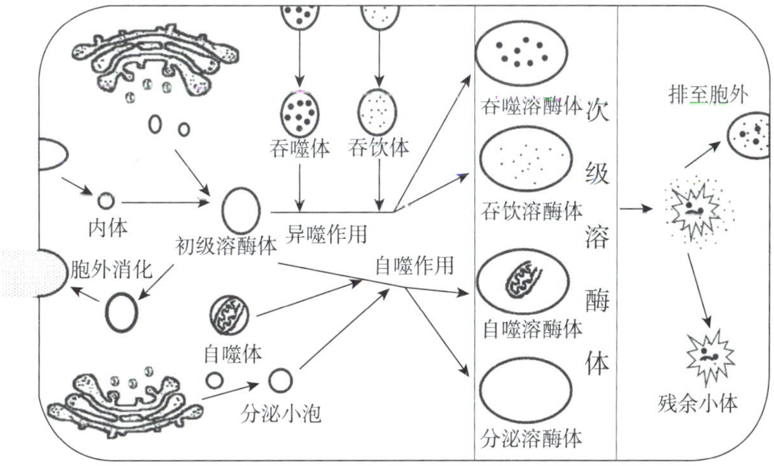

图 4－3　不同类型溶酶体的形成示意图

（一）初级溶酶体

初级溶酶体是高尔基复合体分离出的酸性水解酶的分泌泡与内体结合的产物，一般为不含明显颗粒状物质的透明状球体，仅含水解酶，体积较小。

（二）次级溶酶体

次级溶酶体是初级溶酶体与细胞内或细胞外的吞噬吞饮体相互融合形成的结构。根据水解底物的来源及性质的不同，可将次级溶酶体分为异噬性溶酶体和自噬性溶酶体。

1. 异噬性溶酶体 ①吞噬溶酶体：胞外内吞的内含物为颗粒样物质，称吞噬体，它与初级溶酶体相互融合形成吞噬溶酶体。②吞饮溶酶体：胞外内吞的内含物为液体样物质，称吞饮体，它与初级溶酶体相互融合形成吞饮溶酶体。

2. 自噬性溶酶体 ①自噬溶酶体：细胞内含颗粒物质的自噬体与初级溶酶体相互融合形成自噬溶酶体。②分泌溶酶体：由高尔基复合体分离的分泌小泡与初级溶酶体相互融合形成分泌溶酶体。

（三）残余小体

当次级溶酶体功能达到末期时，由于水解酶活性下降或消失，一些不能被溶酶体水解和消化的物质被残留在溶酶体内，成为残余小体。根据其内的残留物质，可将残余小体分为脂褐质、含铁小体、多泡体和髓样结构等。

三、溶酶体的生理功能

溶酶体内包含多种水解酶，其主要功能是进行细胞内或细胞外的消化作用，被喻为细胞的“消化器官”。

（一）参与细胞内、外物质的消化作用 微课

1. 异噬作用 溶酶体对由胞外进入胞内的大分子物质进行消化，分解为小分子物质，扩散到细胞质中，对细胞起营养作用。

2. 自噬作用 溶酶体通过自噬作用形成自噬体，消化细胞内衰老、残损的细胞器，分解为小分子物质，并释放到细胞质中被细胞重新利用。

（二）参与激素的合成

某些激素（如甲状腺激素）的合成需要溶酶体的参与。甲状腺滤泡上皮细胞合成的甲状腺激素储存在滤泡的胶质中，当机体需要甲状腺激素时，甲状腺滤泡通过胞饮作用，将胶质吸收到滤泡内形成大脂滴，在溶酶体的作用下，碘化甲状腺球蛋白被水解酶分解形成大量四碘甲状腺原氨酸（T_4，即甲状腺素）和少量三碘甲状腺原氨酸（T_3），T_4 和 T_3 释放入血，随血液运到全身而发挥作用。

（三）在生物个体发生、发展过程中起重要作用

在一定条件下，溶酶体膜破裂，其内的水解酶释放到细胞质中，从而使整个细胞被酶水解、消化甚至死亡，这一过程称为细胞的自溶作用。如无尾两栖类的变态发育过程中，蝌蚪尾巴的消失就是细胞自溶作用的结果；动物精子的顶体是特化的溶酶体，当精子与卵子结合时，精子顶体则释放其中的水解酶，水解卵细胞外的保护层而进入细胞内；哺乳动物子宫内膜的周期性萎缩等过程均有溶酶体的参与。

四、溶酶体的病理变化与疾病

许多疾病的发生与溶酶体相关，其发病机制各有所不同。

（一）溶酶体与遗传性疾病

基因突变可导致相关酶蛋白的合成异常，如缺乏某种溶酶体酶，导致相应的反应底物不能被分解代谢，累积于溶酶体内，导致溶酶体累积病。如Ⅱ型糖原贮积病是最早被发现的常染色体隐性遗传的遗传性疾病，患者由于基因缺陷，不能合成 α－葡糖苷酶，致使糖原在肝脏与肌肉细胞内无法被分解，大量

地累积于溶酶体，造成代谢障碍。此病多发于婴儿，临床表现为肌无力、心脏增大、心力衰竭等，患者大多在2周岁内死亡。

（二）溶酶体与矽肺病

矽肺病是工业上一种常见的职业病，其形成原因主要是患者肺细胞内的溶酶体破裂。当人肺部吸入空气中的二氧化硅颗粒后，会被巨噬细胞吞噬形成吞噬体，再与细胞内初级溶酶体融合，二氧化硅在此形成矽酸分子，而矽酸分子可与溶酶体膜发生反应而破坏溶酶体膜的稳定性，进而引发溶酶体膜破裂，大量水解酶和矽酸流入细胞质内而引起巨噬细胞死亡，释放出来的二氧化硅再次被其他巨噬细胞吞噬，并反复上述过程，造成大量巨噬细胞死亡，进而诱导成纤维细胞的增生并分泌大量胶原物质，沉积于肺部细胞表面，导致肺泡的弹性降低，肺功能受损。

（三）溶酶体与类风湿关节炎

人类对类风湿关节炎的发病机制尚未明确，由于此病表现出的关节骨膜组织的炎症变化及关节软骨细胞的腐蚀，被认为是细胞内溶酶体的局部释放所致。其原因可能是某种或某几种类风湿因子，如抗IgG被巨噬细胞、中性粒细胞等吞噬，进而引发溶酶体水解酶外溢；而胶原酶等酶则可腐蚀关节局部组织；硫酸软骨素则促进激肽的合成而参与炎症反应。

第四节　过氧化物酶体的结构、功能及疾病

1954年，瑞典科学家J. Rhodin在鼠肾小管上皮细胞中发现一种卵圆形的小体，直径约0.5μm，因体积小而称为微体。直至20世纪70年代，研究发现该结构普遍存在于高等动物和人体细胞内，常见于哺乳动物的肝细胞和肾细胞，内含多种氧化酶和与过氧化氢代谢有关的酶类，因而将其命名为过氧化物酶体（peroxisome）。

一、过氧化物酶体的形态结构

过氧化物酶体是由单层膜包裹的球形或卵圆形的小体（图4-4），直径为0.2~1.5μm，通常为0.5μm。典型的过氧化物酶体中电子密度较高，呈规则的尿酸氧化酶晶格结构，称类核体。哺乳动物的肝细胞和肾细胞中可观察到典型的过氧化物酶体。

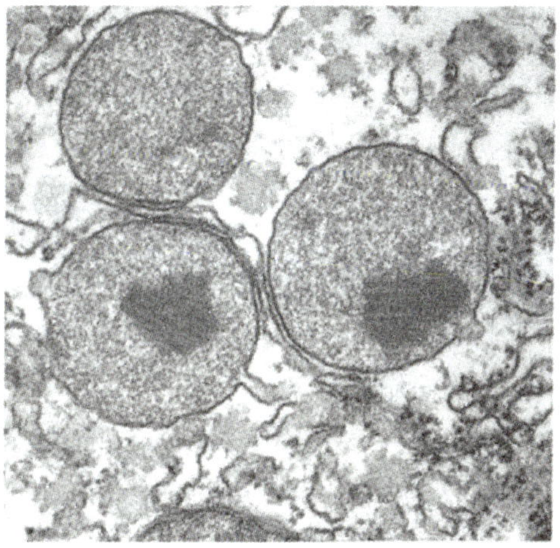

图4-4　过氧化物酶体电镜图

二、过氧化物酶体的化学组成

过氧化物酶体膜的主要化学成分是脂类和蛋白质，膜脂的主要成分是磷脂酰胆碱和磷脂酰乙醇胺，蛋白质包括多种结构蛋白和酶蛋白。过氧化物酶体膜的通透性较高，不仅允许蔗糖、乳酸等小分子通过，在一定条件下，某些大分子物质也可穿膜转运。

过氧化物酶体在不同生物体或不同类型的细胞中，其形态、数量及所含酶的种类均不同，是一种异质性细胞器。科学研究发现，过氧化物酶体中的酶有40余种，如尿酸氧化酶、D-氨基酸氧化酶、过氧化物酶等。几乎所有的过氧化物酶体均含过氧化物酶，该种酶被视为过氧化物酶体的标志酶。

三、过氧化物酶体的生理功能

（一）清除毒性物质，保护细胞

过氧化物酶体中的氧化酶能氧化多种底物，底物在氧化过程中产生过氧化氢（H_2O_2），而过氧化氢酶可以将 H_2O_2 还原成水。在这串反应中，第一步是氧化酶作用于底物，产生对细胞有毒害作用的 H_2O_2；第二步是过氧化氢酶分解 H_2O_2，并为甲醇、乙醇、亚硝酸盐或甲酸等小分子提供供氢体。过量饮酒造成的酒精中毒，约一半是通过过氧化物酶体的氧化分解来解毒。因此，过氧化物酶体在肝、肾细胞中的主要功能是防止产生过量的 H_2O_2，以免引起细胞中毒而保护细胞。

（二）调节氧张力

过氧化物酶体的氧化能力会随着细胞内氧浓度增高而增强，当细胞内出现高浓度氧时，可通过过氧化物酶体的强氧化作用得以调节，使细胞免受高浓度氧的损害。

（三）参与脂肪酸分解

过氧化物酶体参与脂肪酸等生物大分子的代谢分解，生成乙酰辅酶，进入细胞质用于生物合成，或直接为细胞提供热能。

四、过氧化物酶体的病理变化与疾病

（一）遗传性无过氧化氢酶血症

无过氧化氢酶血症是一种极为罕见的常染色体隐性遗传病。许多基因序列的变化可导致无过氧化氢酶血症。患者因细胞内过氧化氢酶缺乏而抗感染能力下降，常表现为多发性感染、口腔溃疡及坏疽性口炎等症状。世界上第一例“无过氧化氢酶血症”是由日本耳鼻喉科医生高原滋夫发现的，所以此症也称为“高原氏病”。

（二）脑肝肾综合征

脑肝肾综合征于1964年首先由 Bowen、Lee 和 Zellweger 报道，故又称 Zellweger 综合征，是一种非常罕见的常染色体隐性遗传病。患者肝、肾细胞中缺乏过氧化物酶体和过氧化氢酶，临床表现为肝肾功能障碍、重度骨骼肌张力减退、大脑发育迟缓等症状。

（三）其他

在某些疾病过程中，过氧化物酶体可表现出数量、体积、形态等多方面的异常。患有甲状腺功能亢进、慢性酒精中毒、慢性低氧血症等疾病时，患者肝细胞中过氧化物酶体数量增加。而在甲状腺功能低下、脂肪肝或高脂血症等情况下，肝细胞中的过氧化物酶体数量则减少、老化或发育不全。在感染病毒、细菌、寄生虫等病原体时，也常见过氧化物酶体数目、大小、酶含量的变化。在缺血性组织损伤中，过氧化物酶体内会形成片状、小管状的结晶包含物。

第五节　囊泡运输及疾病

囊泡运输是真核细胞特有的一种细胞物质内外转运形式，指大分子物质及颗粒性物质不能穿过细胞膜，以一种特殊方式进行跨细胞膜转运，即大分子物质进出细胞的转运过程都由膜包裹、形成囊泡、与膜融合或断裂来完成。

一、囊泡的类型

囊泡是内膜系统重要的功能结构组分，是细胞内物质定向运输的主要载体与功能形式。与内质网、高尔基复合体、溶酶体及过氧化物酶体等膜性细胞器有所不同，囊泡不是一种相对稳定的固有结构。囊泡种类多样，有 10 种以上，每种囊泡表面均有特殊的标志，以保障转运的物质被运输至特定的部位。目前了解比较多的有三种：网格蛋白有被囊泡（clathrin – coated vesicles）、COP 1（coatmer protein 1，COP 1）有被囊泡和 COP 2 有被囊泡。

（一）网格蛋白有被囊泡

网格蛋白有被囊泡可由高尔基复合体产生，也可由细胞膜受体介导的细胞内吞作用而形成。前者主要介导蛋白质等物质从高尔基复合体向溶酶体、胞内体或质膜外转运；后者主要负责将外来物质转运至细胞质或者从胞内体转运至溶酶体。

网格蛋白有被囊泡一般直径为 50～100nm，此类囊泡有两大特点：①囊泡的外被是由网络蛋白纤维构成的网架结构；②网络蛋白结构外框与囊膜之间的间隙填充大量的衔接蛋白。

网格蛋白有被囊泡的发生是一个复杂的过程，涉及许多因素的参与和作用。在囊泡的形成过程中，除网格蛋白和衔接蛋白外，发动蛋白也发挥重要作用。发动蛋白是一种可结合并水解 GTP 的特殊蛋白质，在膜囊芽生形成时与 GTP 结合，在膜囊的颈部聚合形成环状；随后，发动蛋白环缢缩，直至断离形成囊泡。一旦囊泡芽生形成，便会立即脱去网格蛋白外被而转化为无被转运小泡，介导物质转运。

（二）COP 1 有被囊泡

COP 1 有被囊泡来源于高尔基复合体，属于非网格蛋白有被囊泡。主要有两大功能：一是负责内质网逃逸蛋白的捕捉、回收转运；二是逆向运输高尔基复合体膜内蛋白。也有研究表明，COP 1 有被囊泡也可行使从内质网到高尔基复合体的顺向转移。

COP 1 外被蛋白覆盖于囊泡表面，是一种由多个亚基组成的多聚体，包括 α、β、γ、δ、ε、ζ 等几种蛋白亚基。其中，α 蛋白（也称 ARF 蛋白）作为一种 GTP 结合蛋白，可调节控制外被蛋白复合物的聚合、装配及膜泡的转运。研究表明，GTP 是 COP 1 蛋白发生聚合和解离的必要条件。

COP 1 有被囊泡的形成包括三大步骤：①细胞质中的非活化状态 ARF 蛋白与 GDP 解离，再与 GTP 结合形成 GTP – ARF 复合体；②GTP – ARF 复合体靶向结合高尔基复合体膜上的 ARF 受体；③COP 1 蛋白亚基聚合，与 ARF 和高尔基复合体囊膜表面其他相关蛋白结合，诱导转运囊泡芽生。

（三）COP 2 有被囊泡

COP 2 有被囊泡来源于粗面内质网，也属于非网格蛋白有被囊泡，主要负责从内质网向高尔基复合体转运物质。

COP 2 外被蛋白由 5 种亚基组成。其中，Sar1 蛋白属于一种小的 GTP 结合蛋白，通过与 GTP 或 GDP 结合，调节囊泡外被的装配与去装配。当 Sar1 蛋白亚基与 GDP 结合时，处于非活性状态；与 GTP 结合时，Sar1 蛋白就会被激活，并与内质网膜相结合，同时引发其他蛋白亚基组分在内质网膜上聚合、装配、出芽，随机断离形成 COP 2 有被囊泡。

二、囊泡运输的功能及特点

囊泡运输（vemicular trangoont）是囊泡从一种细胞器膜或细胞膜上以出芽的方式脱离后，定向地与另一种细胞器或细胞膜融合的过程。不同类型和来源的囊泡承载着不同物质的定向转运。

（一）囊泡运输是细胞膜及内膜系统结构转换和代谢更新的桥梁

细胞膜和内质网是囊泡运输的主要起源地，高尔基复合体是囊泡运输的物质加工及集散中心。细胞膜来源的囊泡运输，以胞内体、吞噬体或吞饮体的形式与溶酶体融合；细胞内合成的各种外输性蛋白及颗粒物质，从内质网以囊泡的形式运输至高尔基复合体，再以囊泡的形式直接或经溶酶体后到达细胞膜，最终以胞吐的形式排出细胞。这种不断产生、形成，存在于细胞膜和内膜系统结构之间的囊泡运输，介导和承载着细胞内物质的双向运输，不仅是细胞内、外物质交换和信号传递的重要形式，也是细胞内物质定向运输的基本途径。

（二）囊泡运输是一个高度有序、定向转运和精准卸载的物质运输过程

囊泡运输并非物质的简单输送，转运囊泡在与靶标细胞器膜或细胞膜结合之前，需经过多重蛋白识别与结合、装配与去装配的复杂调控过程，具有高度特异性。如进入内质网的外输性蛋白质，需要经过修饰、加工和质量检查，才能以囊泡的形式被转运到高尔基复合体。从内质网逃逸外流的不合格的外输性蛋白质，在进入高尔基复合体后会被甄别、捕捉，并由 COP 1 有被囊泡遣回内质网。

（三）特异性识别是囊泡物质定向转运和准确卸载的保证

所有转运囊泡以及细胞器膜上都具有特异性的 *N*－乙酰基马来酰亚胺敏感因子结合蛋白受体（soluble attachment protein receptor，SNAREs），它们之间高度特异的相互识别和相互作用，使得转运囊泡可在靶膜上锚定停靠，是保证囊泡物质定向运输和准确卸载的基本分子机制之一。另有研究发现，GTP 结合蛋白家族（Rab 蛋白家族）也参与囊泡的转运识别、锚定融合调节。

三、囊泡运输相关疾病

囊泡运输是内膜系统结构间相互联系、相互作用的桥梁，在囊泡运输过程中的任何一个环节出现故障，都会导致蛋白质的堆积，进而引发疾病。

（一）2 型糖尿病

胰岛 B 细胞分泌的胰岛素受囊泡运输系统的严格调控。而 2 型糖尿病的发生与胰岛素的囊泡运输过程息息相关。研究发现，胰岛素囊泡运输的第三步，即靶位点膜结构与囊泡的融合发生障碍时，则会发生 2 型糖尿病。

（二）阿尔茨海默病

阿尔茨海默病是一种中枢神经系统退行性疾病。相关研究发现，人脑神经元之间的相关蛋白质如微管马达蛋白的轴突运输是通过囊泡运输完成的，当这些囊泡运输障碍时，会导致相关蛋白质无法到达轴突末梢，影响轴突末梢神经与细胞的信息交流，使得突触功能失调，细胞间的通讯中断，最终导致人的认知功能障碍，从而引发阿尔茨海默病。

素质提升

健忘的疾病可医治，但爱国的精神须心存且坚定

阿尔茨海默病，又称老年痴呆症，典型症状是记忆障碍、容易健忘。疾病可通过医疗手段予以改善和治疗，但科学家是否心存爱国与乐于奉献的精神是不能通过医学诊治的。郑国锠是我国著名的细胞生物学家、中国科学院资深院士、中国细胞生物学主要奠基人之一，被喻为中国“细胞生物学之父”。中华人民共和国成立初期，百废待兴，正是需要人才的时候，在美国攻读博士学位的郑国锠始终坚定学成报国的信念，留学的每一天，他都梦想着回到祖国。在从教生涯中，他一直教导学生做学问要先学做人，提出“为学先为人；业精于勤，勤能补拙；行成于思，思可创新。”不管走到哪里，都要心系国家、报效祖国。

答案解析

目标检测

单项选择题

1. 下列结构中，被称为细胞内蛋白质的“运输车间”的是（ ）
   A. 滑面内质网　B. 高尔基复合体　C. 粗面内质网
   D. 过氧化物酶体　E. 核糖体
2. 下列关于粗面内质网与滑面内质网的说法中，错误的是（ ）
   A. 粗面内质网表面附着有核糖体，而滑面内质网没有
   B. 粗面内质网参与蛋白质的合成和细胞的解毒作用
   C. 分泌胰蛋白酶的胰腺细胞中，粗面内质网非常发达
   D. 平滑肌与横纹肌的细胞中只有滑面内质网
   E. 滑面内质网参与脂类物质的合成及运输
3. 内质网的标志酶是（ ）
   A. NADP 酶　B. 葡糖-6-磷酸酶　C. 过氧化物酶
   D. 糖基转移酶　E. 过氧化氢酶
4. 高尔基复合体被喻为蛋白质的“加工车间”，其生理学功能不包括（ ）
   A. 参与蛋白质及脂类的加工修饰
   B. 参与蛋白质的分选与运输
   C. 参与糖原的代谢
   D. 参与膜的转化
   E. 参与溶酶体的形成
5. 蛋白质的糖基化修饰包括 N-连接糖基化和 O-连接糖基化，后者主要发生在（ ）
   A. 粗面内质网　B. 滑面内质网　C. 高尔基复合体
   D. 溶酶体　E. 过氧化物酶体
6. 高尔基复合体的主体结构部分是（ ）
   A. 小囊泡　B. 扁平囊泡　C. 大囊泡
   D. 小泡　E. 小管
7. 细胞内的“消化器官”是（ ）
   A. 内质网　B. 高尔基复合体　C. 溶酶体
   D. 过氧化物酶体　E. 核糖体
8. 下列不属于次级溶酶体的是（ ）
   A. 吞噬溶酶体　B. 吞饮溶酶体　C. 分泌溶酶体
   D. 自噬溶酶体　E. 初级溶酶体
9. 下列疾病中，其发生与溶酶体密切关联的是（ ）
   A. 2 型糖原贮积病　B. 肿瘤　C. 高原氏病
   D. 2 型糖尿病　E. 阿尔茨海默病

10. 过氧化物酶体的标志酶是（　）
A. 尿酸氧化酶　B. D－氨基酸氧化酶　C. 过氧化物酶
D. TPP 酶　E. 过氧化氢酶

书网融合……

本章小结　微课　题库

第五章　细胞骨架与疾病

PPT

学习目标

1. 通过本章学习，重点把握细胞骨架的概念；微管、微丝和中间纤维的化学组成、结构及功能。

2. 学会分析肿瘤相关疾病和某些神经系统疾病与细胞骨架异常的关系，并根据细胞骨架的关系指导用药，开展防病治理。

情境导入

情景描述　患者，男，50 岁。腰部酸软无力 1 年，进行性双下肢无力 6 个月。初为腰部酸软、无力，挺直腰板需手扶大腿缓慢直立，约 6 个月前逐渐出现双下肢无力，蹲起困难。约 1 个月前出现四肢肌肉明显肉跳，萎缩明显，病程中无发热，无皮疹，无肌肉痛，无呼吸困难。血尿便常规、肿瘤常规、生化、ESR、甲功、DIC、自身抗体谱、ANCA 均正常。CSF 生化：微量蛋白 0.74g/L↑，GM 抗体、Hu－Ro－Ri 抗体（－）。针极肌电图示：双侧胫骨前肌可见病理性自发电位，时限延长，右侧胸锁乳突肌、双侧胫前肌多相电位增多，腹直肌、双侧胫骨前肌、股四头肌运动单位数目偏少，提示：双下肢神经源性损害（双侧胫骨前肌、腓肠肌），运动纤维轴受累为主。

讨论　1. 该患者可能患什么疾病？

2. 渐冻症是什么原因导致的？

细胞骨架（cytoskeleton）是指真核细胞内由蛋白质成分组成的一个复合的纤维网络状系统，包括微管（microtubule）、微丝（microfilament）和中间纤维（intermediate filament）（图 5－1）。细胞骨架在形态结构上具有弥散性、整体性和动态性等特点，对于细胞维持固有形态、物质运输、细胞分裂与运动等都起着重要的作用。

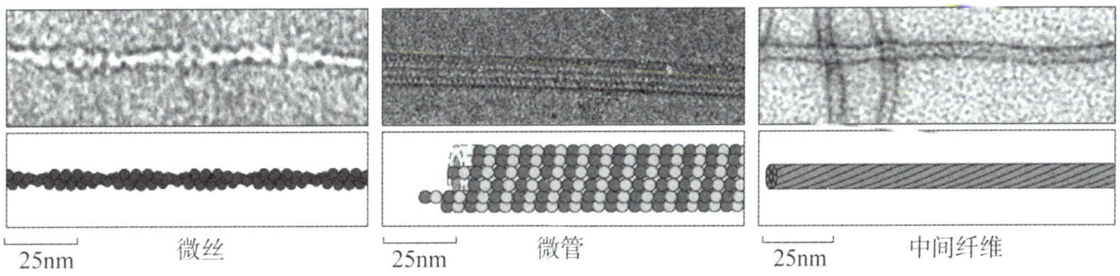

图 5－1　三类细胞骨架结构模式图

第一节　微管及相关疾病

微管呈中空的圆柱状结构，在不同的细胞中具有相似的形态。微管是一种动态的结构，能很快组装和去组装，以适应细胞质经常变化的状况。

一、微管的结构和分布

大多数微管壁由 13 条原纤维（protofilament）包围而成，长短不一。微管的外径为 25nm，内径为 15nm，主要由微管蛋白（tubulin）和微管结合蛋白组成。

细胞中微管的存在形式有 3 种：单管（singlet）、二联管（doublet）和三联管（triplet）（图 5－2）。细胞中大部分微管都是单管，由 13 条原纤维组成，是胞质微管的主要形式；二联管由 A 管和 B 管组成，其中 A 管与单管结构相同，B 管有 10 条原纤维，与 A 管共用 3 条原纤维；三联管由 A、B、C 三管组成，其中 A、B 两管与二联管结构相同，C 管由 10 条原纤维组成，与 A、B 管共用 3 条原纤维。（图 5－2）。

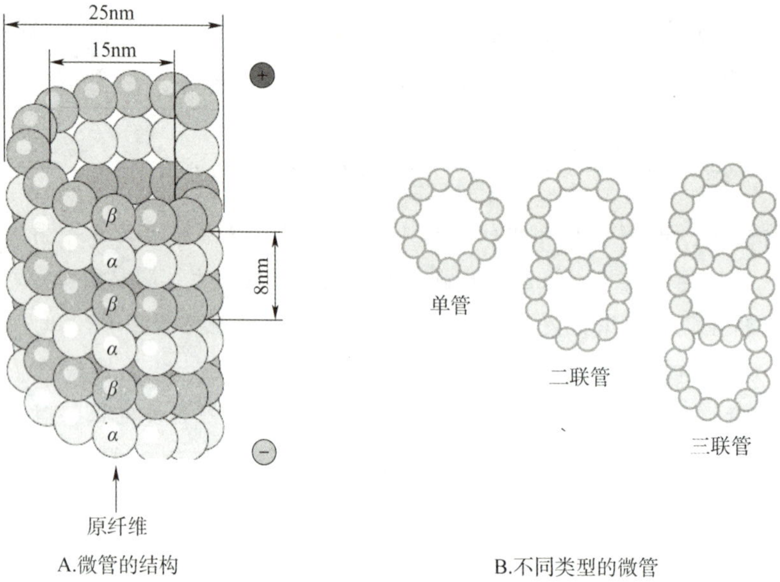

图 5－2　微管结构模式图

二、微管的化学组成

（一）微管蛋白

微管蛋白占微管总蛋白的 80%～95%。细胞质中的微管蛋白是由 α－微管蛋白和 β－微管蛋白以异二聚体（heterodimer）的形式存在。它们的氨基酸组成和排列顺序不同，它们相间排列成 1 条长链，即为原纤维。

微管蛋白家族中的另一成员 γ－微管蛋白，广泛存在于真核细胞中，它定位于微管组织中心（microtubule organizing center，MTOC），是微管执行功能所必不可少的，对细胞微管数量、长度的减少和细胞分裂起重要作用。

（二）微管结合蛋白

微管结合蛋白（microtubule－associated protein，MAP）是微管结构和功能的必需成分，在活细胞中起稳定微管结构和促进微管聚合的作用；另一类为微管聚合蛋白（Tau 蛋白），其功能是增加微管装配的起始点和提高起始装配速度。微管结合蛋白由两个区域组成：一个是碱性的微管结合区域，该结构域可与微管结合，可明显加速微管的成核作用；另一个是酸性的突出区域，以横桥的方式与其他骨架纤维相连接，突出区域的长度决定微管在成束时的间距大小。

三、微管的功能

（一）细胞内网状支架

微管在细胞内部结构组织中起维持细胞形态的作用，能给细胞提供机械支持力，微管围绕细胞核向外呈放射状分布，维持细胞的形态。在神经细胞发育阶段，微管帮助轴突生长，并指导轴突进入周围的神经组织，对神经细胞之间建立联系至关重要；在成熟的神经细胞的轴突和树突中，微管束延长轴排列起支撑作用，也是物质运输轨道。

（二）微管参与细胞运动

微管在细胞中可以组成一些特殊的细胞结构，如中心粒（centriole）、纤毛和鞭毛等。它们主要和细胞的运动功能有关，如中心粒是一种由微管构成的动态结构，其作用是在细胞分裂中牵引染色体向分裂极移动。纤毛和鞭毛是细胞表面特化而凸起的结构，能使细胞具有运动能力。

（三）参与细胞内物质运输

微管为细胞内物质运输提供运输通道。由于胞质微管的负端锚定在中心体，向着微管负端的转运可以看作内向转运，即朝着细胞核运输；而向微管正端的运输则为外向运输，即向着细胞外周运输。与微管结合，在运输中发挥作用的是马达蛋白。马达蛋白是指介导细胞内物质沿细胞骨架运输的蛋白，可以归属于三大家族：动力蛋白（dynein）家族、驱动蛋白（kinesin）家族和肌球蛋白（myosin）家族。

四、微管与疾病

微管主要由微管蛋白组成，在细胞中起重要的细胞骨架作用。在神经系统中，微管系统的稳定性也是维持胞体和突起间营养转运的基础。已证实，微管蛋白与帕金森病、阿尔茨海默病等神经退行性疾病的关键蛋白密切相关。Tau 蛋白异常聚积导致的轴突转运障碍不仅影响神经元的形态，而且影响其功能。当细胞受到不良刺激时，会发生微管相关物质的不良代谢，导致微管系统产生结构的紊乱和功能的障碍，胞内物质异常堆积，并通过一系列目前尚待阐明的调控机制使细胞发生凋亡逃逸，从而进入退行性变性。目前，神经退行性疾病的临床治疗也多以替代法治疗为主，尚无特效药物。此外，先天性精子不动症由于精子没有活力造成不育，原因在于其精子轴索缺少动力蛋白臂，使精子缺乏运动能力；这种患者同时还患有呼吸道疾病，主要是由于鞭毛和纤毛缺少动力蛋白臂，纤毛不能运动，影响清除异物颗粒的能力。

第二节　微丝及相关疾病

微丝是一种由蛋白纤维组成的实心纤维，直径为 5～8nm。它普遍存在于真核细胞中。微丝也是一种可变的结构，可以排列成束、成网，也可以分散存在于细胞质中。微丝主要由肌动蛋白（actin）构成，所以又常被称作肌动蛋白丝（actin filament），在细胞运动和形态维持中发挥极其重要的作用。

一、微丝的分子组成

肌动蛋白是微丝的主要成分，分子量为 43000，由 375 个氨基酸组成单链多肽。肌动蛋白在非肌细胞中占总蛋白的 1%～5%，而在肌细胞中更高达 10%。细胞中肌动蛋白有两种存在形式：一种是球形单体，称 G－肌动蛋白；另一种是由 G－肌动蛋白聚合成的纤维状多聚体，称 F－肌动蛋白。每个 G－肌动蛋白由 2 个亚基组成，呈现“哑铃”形，具有阳离子（Mg^{2+}和 K^+或 Na^+）、ATP（或 ADP）和肌球蛋白的结合位点。每个肌动蛋白分子都有固定的极性，在 Mg^{2+} 等阳离子的诱导下，它们能“首尾相接”形成螺旋状的肌动蛋白丝（图 5－3）。因此，肌动蛋白丝也具有极性。

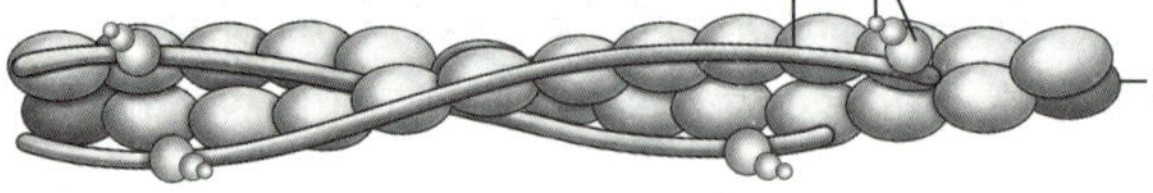

图 5－3　肌动蛋白丝的分子结构

二、微丝的功能

（一）维持细胞的形态

微丝参与细胞形态的维持，可增强细胞膜的机械强度。微丝还参与构成细胞膜的特化结构，如微绒毛和应力纤维。

（二）参与细胞分裂

动物细胞有丝分裂末期，在即将分离的两个子细胞之间，肌动蛋白微丝与肌球蛋白－Ⅱ组装形成瞬时性收缩束以维持特殊的功能，然后解体。最突出的是有丝分裂的动物细胞胞膜下皮层由微丝与肌球蛋白－Ⅱ形成的腰带状束，称收缩环（contractile ring）。随着收缩环的收缩，两个子细胞开始胞质分裂。

（三）参与肌肉收缩

肌细胞的收缩是实现有机体的一切机械运动和各脏器生理功能的重要途径。在肌肉细胞中，微丝成束状排列，通过与三种微丝结合蛋白相互作用，产生相对滑动，从而引起肌肉的收缩。这三种微丝结合蛋白分别是肌球蛋白、原肌球蛋白和肌钙蛋白。

（四）其他功能

在大多数动物细胞中，微丝还能参与物质运输交换、胞内信号转导、细胞运动、细胞膜的流动等功能活动。

三、微丝与疾病

特应性皮炎是一种慢性炎症性皮肤病，而微丝蛋白基因突变是该病易感性增强的遗传风险因素，基因突变造成微丝蛋白缺陷，导致皮肤屏障功能出现问题。该病主要见于儿童，主要表现有皮肤干燥、瘙痒，并伴有湿疹皮损等。有研究表明，Wiskott－Aldrich 综合征血小板和淋巴细胞变小，微绒毛数量减少、形态变小，患者通常会出现湿疹、血小板减少，并发细胞免疫和体液免疫缺乏，主要的根源在于微丝的异常。此外，在癌细胞的浸润转移过程中，由于微丝减少，会造成细胞黏着性降低而增加癌细胞的运动能力，从原来病灶逃逸而发生浸润转移。因此，微丝可作为肿瘤化疗药物的作用靶点，如长春新碱、秋水仙素、细胞松弛素等抑制细胞增殖，诱导细胞凋亡。

第三节　中间纤维及相关疾病

微课

中间纤维，直径（约 10nm）介于微管和微丝之间。中间纤维由不同的蛋白质组成，是空心纤维结构。中间纤维的结构极其稳定，主要起支撑作用，这也是它区别于微管和微丝的显著特点。

一、中间纤维的分子结构和组装

中间纤维是高度螺旋的蛋白质，每种中间丝蛋白只在特定的组织和细胞中表达，主要有角蛋白、结蛋白、胶原原纤维蛋白、波形纤维蛋白 、神经丝蛋白等。

中间纤维呈异质性，但它们的分子结构是相同的：中央是氨基酸顺序非常保守的 α－螺旋杆状区（约 300 个残基）；两端是非螺旋的头部（N 端）和尾部（C 端），呈球形。中间纤维蛋白在分子量和性质上的差别，主要在于其头部和尾部的多样性。

中间纤维的装配过程比微管和微丝的组装更复杂。根据已有资料，中间纤维蛋白首先形成双股超螺旋的二聚体，然后一对二聚体半分子交错地反向平行排列形成四聚体，极性消失。四聚体是中间纤维组装的最小单位，它们首、尾相连，形成原丝（2nm），两根原丝并排成亚丝，最后由 4 根亚丝围拢形成一条完整的中间丝。也有部分科学家认为，中间丝组装时不分亚丝和层次，直接由 8 个四聚体环围成一条管状的中间丝。总之，中间丝是由 32 条多肽环围成的空心管状纤维（图 5－4）。

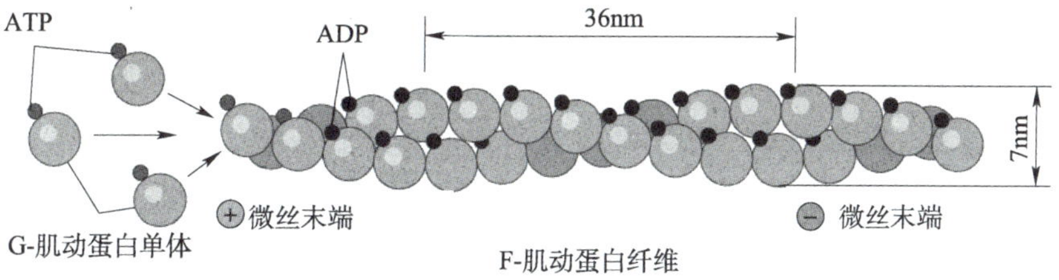

图 5－4　微丝的组装

二、中间纤维的功能

中间纤维在胞质中形成精细发达的纤维网络，向外与细胞膜及细胞外基质相连，中间与微管、微丝和细胞器相连，向内与细胞核内的核纤层相连。因此，中间纤维也具有多种功能。

（一）在细胞内形成一个完整的网状骨架系统

中间纤维外与细胞膜和细胞外基质有直接的联系，内与核膜、核基质相联系，贯穿整个细胞，起着广泛的骨架功能。该骨架对维持细胞质的整体结构和功能的完整性有重要作用。

（二）参与细胞连接

细胞质中间纤维通常是围绕细胞核开始组装，并伸展到细胞边缘，与细胞膜上的细胞连接如桥粒、半桥粒相连。通过细胞连接，中间丝将相邻细胞连成一体。在这些连接中，中间纤维在细胞中形成一个网络，既能维持细胞形态，又能提供支持力。

（三）提供细胞质的机械强度

中间纤维在细胞质中能够形成完整的网架结构，赋予细胞一定的强度和机械支持力，使细胞在受到较大的剪切力时产生机械应力而不易断裂。

（四）其他功能

中间纤维还参与细胞内信息传递、物质运输、维持细胞核膜稳定及细胞分化等功能。

三、中间丝与疾病

肌萎缩侧索硬化（amyotrophic lateral sclerosis，ALS）属于运动神经元疾病中的一种，是一种慢性、进行性疾病，以全身多处肌肉逐渐无力和萎缩为主要临床表现，主要是由于构成神经元轴突中间纤维的神经丝蛋白聚集而引起一些突变且不稳定的蛋白的堆积，引发运动神经元受损和退化。

素质提升

渐冻症

1963 年，一位在剑桥大学研究宇宙学的年轻人突然不受控制地摔倒，他的手脚不受控制地抽动，从此这位物理学天才只能生活在轮椅上。医生断言他只能再活两年，但他一直坚强地活了下来，直到后来成为享誉世界的物理学家，他就是斯蒂芬·霍金。而他所患的这种罕见的疾病也随着 2014 年风靡全球的“冰桶挑战”而被人们熟知，这种病便是“渐冻症”，又称肌萎缩侧索硬化。霍金不仅以他的成就征服了科学界，也因他的顽强乐观征服了世界。躯体或许会被渐冻，但希望不会被冻结，还有更多的渐冻症患者正在与之抗争，患者应当保持乐观良好的心态，不让病魔阻碍我们的人生。相信随着医学的发展，越来越多的渐冻症患者将看到治愈的希望。

单纯型大疱性表皮松解症（epidermolysis bullosa simplex，EBS）主要由于基因突变造成基底细胞内角蛋白的组成和结构异常，从而破坏这类细胞的角蛋白中间纤维网络而致病。临床症状主要是表皮对机械损伤的反应加剧，故经多次摩擦后，暴露部位关节面如手足、膝肘、颈及其他部位会发生水疱及大疱，温热、摩擦往往加重病情；患者的毛发、牙齿、黏膜及指甲却很少波及。该病多于 2 岁以内发病，随病程的延长，可逐渐消退。EBS 对人体的损害较小，与其他型大疱性表皮松解症的区别是预后较好，病变部位一般不结瘢，也不致发生皮肤严重萎缩。此外，中间纤维有严格的组织特异性，可根据中间纤维的种类来鉴别、区分肿瘤细胞，为诊断、治疗提供决定性依据。

目标检测

答案解析

一、单项选择题

1. 细胞骨架的化学成分不包括（　）

A. 多糖　　B. 肌动蛋白　　C. 肌球蛋白
D. 微管蛋白　　E. 波形纤维蛋白

2. 关于微管的主要功能，描述正确的是（　）

A. 构成细胞内的网状支架，维持细胞形态，固定和支持细胞器的位置
B. 参与中心粒、纤毛和鞭毛的形成
C. 参与细胞内的物质运输
D. 参与染色体的运动
E. 以上都正确

3. 微丝中最主要的化学成分是（　）

A. 原肌球蛋白　　B. 肌钙蛋白　　C. 动力蛋白
D. 肌动蛋白　　E. 波形纤维蛋白

4. 精子不动症与（　）结构成分的畸变相关

A. 驱动蛋白　　B. 动力蛋白　　C. 角蛋白
D. 肌球蛋白　　E. 肌动蛋白

二、思考题

1. 什么是微管组织中心？它与微管有何关系？
2. 简述中间纤维的结构及功能。
3. 比较微管、微丝和中间纤维的异同。

书网融合……

本章小结 微课 题库

第六章　线粒体与疾病

PPT

学习目标

1. 通过本章学习，重点把握线粒体的形态结构、化学组成和生物学功能；线粒体异常与相关疾病的关系。

2. 学会根据实验现象进行分析，培养推理能力。

情境导入

情景描述　在一定的离心场中，大小不一的颗粒的沉降速度取决于其密度、半径和悬浮介质的黏度。在一个均匀悬浮介质中离心一定时间，组织匀浆中的各种细胞器及其他内含物由于沉降速度不同而停留在高低不同的位置。依次增加离心力和离心时间，就能够使这些颗粒按其大小、轻重分批沉降在离心管底部，从而分批收集。细胞器中最先沉淀的是细胞核，其次是线粒体，其他更小的细胞器和大分子可依次再分离。用詹纳斯绿活染法鉴定线粒体，线粒体呈现蓝绿色，而在周围的细胞质内，这些染料被还原成无色。

讨论　为什么线粒体被染成绿色而细胞器内其他物质不被染色？

第一节　线粒体的结构与功能

一、线粒体的形态结构 微课

在动、植物细胞中，线粒体是一种高度分化的、由双层膜围成的细胞器，它是有着自身独特遗传系统的半自主性细胞器，但其功能仍受核基因组的调控。它普遍存在于进行有氧呼吸的酵母、原生动物和高等生物的细胞中，在许多哺乳动物的红细胞中会随着红细胞的发育成熟而退化消失。细胞生命活动所需能量的80%都由线粒体提供，故称其为细胞的“动力工厂”。线粒体DNA突变可导致产能障碍，并以母系遗传的方式传递给子代。线粒体除了为细胞供能，还参与细胞分化、细胞信息传递和细胞凋亡等过程，并调控细胞生长和细胞周期。

（一）线粒体的形态、数量、分布

早期的科学家在电镜下观察到的线粒体呈颗粒、短线状或粒状，故名线粒体（mitochondrion）（图6－1）。线粒体直径一般为0.3～1.0μm，长1.5～3.0μm。但在不同类型或生理状态的细胞中，线粒体的大小和形态可能随着细胞生命活动的变化而呈现高度的动态性。例如，人成纤维细胞的线粒体可长达40μm，植物分生组织细胞中会出现环核的片层状线粒体等。

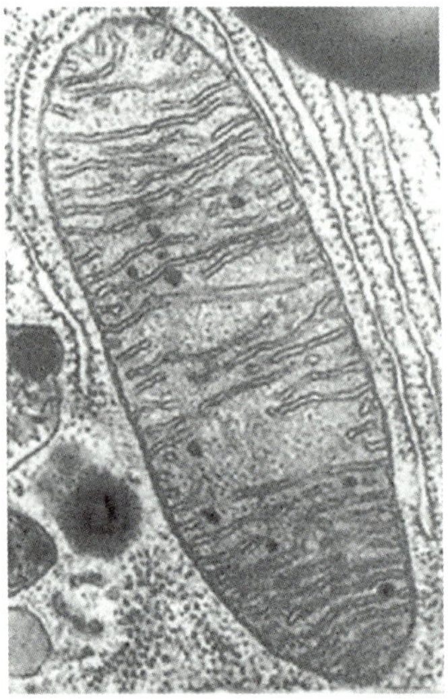

图6－1　电镜下线粒体的亚显微结构

细胞中线粒体的数目呈现动态变化并受到相应机制的调控。不同类型的真核生物细胞中，线粒体的数目相差较大，而同一类真核细胞中线粒体的数目则相对稳定。如红藻和衣藻等低等的真核细胞，每个细胞只含有一个线粒体，而高等动物细胞内含有数百至数千个线粒体；肝细胞中有1000～2000个线粒体，而最多的可达50万个线粒体。这些说明，细胞中线粒体的数目受到遗传信息的调控。在同一种高等动植物体内，细胞内线粒体数目与细胞类型相关，说明细胞内线粒体的数目随着细胞分化而变化。

线粒体的分布随细胞的形态和功能的不同而异，通常与细胞内的能量需求密切相关。能量需求集中的区域，线粒体分布密集，反之密度较小。如在柱状上皮细胞中，线粒体分布在细胞的两极；在球状细胞中，线粒体为弥散状排列；在肾细胞中靠近微血管，呈栅状或平行排列；在精子中则分布在鞭毛区。已有证据表明，动、植物细胞中的线粒体时刻处于依赖细胞骨架和马达蛋白的运动之中。

（二）线粒体的超微结构和化学组成

线粒体的基本结构均是由内、外两层单位膜封闭包裹而成的“囊中之囊”结构，由外至内可划分为线粒体外膜、线粒体膜间隙、线粒体内膜和线粒体基质。线粒体的外膜平滑，具界膜作用；内膜向内折叠延伸成嵴；存在于外膜和内膜之间的空间，称膜间隙；线粒体内膜之内的空间，称基质（图6－2）。

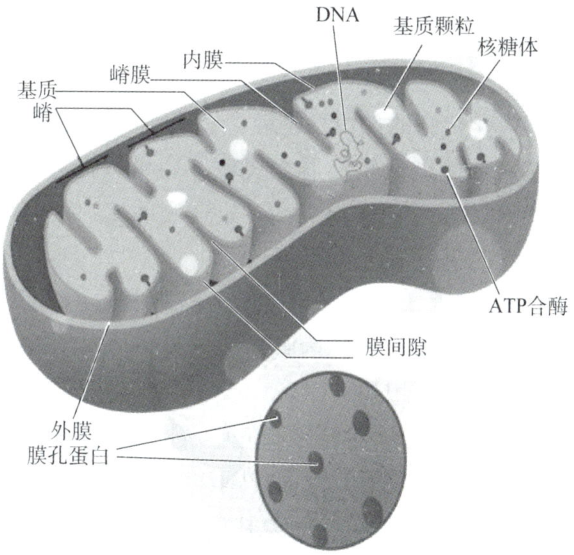

图6－2 线粒体的超微结构模式图

1. 外膜（outer membrane） 是指位于线粒体最外面的一层光滑平整的单位膜结构，厚6～7nm。外膜中蛋白质和脂质各占50%左右。外膜上面分布有孔蛋白构成的桶状通道，直径为2～3nm，可根据细胞的状态可逆性地开闭。当孔蛋白通道完全打开时，可以通过相对分子质量高达5×10^3的分子。ATP、NAD、辅酶A等均可自由地通过外膜。由于外膜的通透性很高，膜间隙中的离子环境几乎与胞质相同。线粒体外膜上分布有一些特殊的酶类，如参与肾上腺素氧化、色氨酸降解、脂肪酸链延长的酶等，表明外膜不仅参与膜磷脂的形成，还可对将在线粒体基质中彻底氧化的物质进行初步分解。外膜的标志酶为单胺氧化酶。

2. 膜间隙（intermembrane space） 是线粒体外膜与线粒体内膜之间的封闭腔隙。其宽度通常维持在6～8nm，细胞呼吸时，膜间隙可显著扩大。其中充满液体介质，含有多种可溶性酶、辅助因子和众多反应底物。线粒体膜间隙含有单磷酸激酶、二磷酸激酶和腺苷酸激酶等激酶，其中，腺苷酸激酶是其标志酶，功能为催化ATP分子末端磷酸基团转移到AMP，生成ADP。

3. 内膜（inner membrane） 是位于外膜内侧的一层厚6～8nm的封闭性单位膜。内膜具有很高的蛋白质/脂质比。内膜具有高度的选择透过性，从而限制分子和离子的自由通过，正是这种高度的选择透过性为 ATP 的合成提供了基础。

线粒体内膜向内折叠形成嵴（cristae）。嵴的形成大大增加了内膜的表面积。嵴的形状、数目和排列与细胞本身的生理状态具有密切的关系，如心肌和骨骼肌线粒体嵴的数量相当于肝线粒体嵴的 3 倍等。这种差异反映了不同组织细胞对 ATP 的需求。通常，能量需求较多的细胞中，线粒体嵴的数量较多。线粒体内膜和嵴的基质面上有大量规则排列的带柄的纽扣状小球体，称基粒（elementary particle）。基粒由头、柄、基片组成。基粒又称为 ATP 合酶。内膜的标志酶是细胞色素氧化酶。

4. 线粒体基质（mitochondrial matrix） 是由线粒体内膜包裹的内部封闭空间。其间富含高浓度的电子密度较低的无定形可溶性蛋白质，呈凝胶状，具有特定的 pH 和渗透压。其间包含参与三羧酸循环、脂肪酸氧化、氨基酸分解、蛋白质合成等反应的酶类。苹果酸脱氢酶是线粒体基质的标志酶。此外，线粒体基质还含有线粒体 DNA、RNA、核糖体以及转录、翻译所必需的分子，构成线粒体相对独立的遗传体系。

线粒体的固形成分主要为蛋白质和脂质。其中，脂质占线粒体干重的20% ~30%，而蛋白质中包括催化线粒体生化反应的主要酶类。

二、线粒体的功能

线粒体是真核生物细胞进行氧化代谢的部位，是糖类、脂肪和蛋白质等能源物质最终氧化释放能量的场所，是细胞呼吸的场所和细胞内的能量转换器。线粒体还可以储存 Ca^{2+}，可与内质网、细胞外基质等结构协同作用，控制细胞中 Ca^{2+} 浓度的动态平衡。迅速吸收 Ca^{2+} 的能力使线粒体成为细胞中 Ca^{2+} 的缓冲区。线粒体也参与细胞凋亡时 Ca^{2+} 的信号转导。

1. 能量转换 机体摄入的营养物质（如糖、蛋白质、脂肪等）含有大量的化学能，在细胞内氧化分解生成 CO_2 和 H_2O 的过程中释放能量。线粒体内膜是实现电子传递的支架，在电子传递过程中，把氧化各种底物产生的自由能转换成细胞可利用的 ATP。

2. 储存钙离子 线粒体可以储存 Ca^{2+}，维持细胞质中游离 Ca^{2+} 的浓度。线粒体中 Ca^{2+} 浓度发生微小的变化就足以成为需要调整细胞活动的信号，进而控制细胞中 Ca^{2+} 浓度的动态平衡。

3. 其他功能 除以上功能外，线粒体还承担许多其他生理功能，如调节膜电位并控制细胞程序性死亡，细胞增殖与细胞代谢的调控，合成胆固醇及某些血红素等。

素质提升

线粒体：个头小，本领大

线粒体的个头虽小，但它的工作量可不小，正是有了线粒体的辛勤工作，才有用之不竭的能量支持细胞的生命活动。线粒体形态、结构以及功能的异常，目前已作为组织病变和损伤的标志，是细胞病理学检查疾病的重要指标之一。在日常生活中，我们要像线粒体一样，将自己的本职工作做好，尽力发挥出最大的价值，才能使整个国家和社会充满活力，健康地运转下去。

第二节 线粒体异常与相关疾病

线粒体是一种半自主性细胞器，除了氧化磷酸化以外，DNA 复制、RNA 转录、蛋白质翻译等生命活动都需要蛋白质和酶的参与。据推测，线粒体的生命活动需要多达 1000 ~ 2000 种蛋白质。目前已经确定在线粒体中发挥某种功能的蛋白质有近900种，其余的有待进一步检测和研究。如果编码这些蛋白质的基因发生了某种突变，蛋白质的功能就有可能受到影响甚至丧失。在这种情况下，线粒体的生命活动可能会出现障碍，导致动植物机体发生疾病。在医学上，由线粒体功能障碍所引起的疾病称为线粒体病（mitochondrial disease）。

一、线粒体与肿瘤

肿瘤的发生、发展是一个复杂的多因素过程，与癌症激活、抑癌基因失活、细胞凋亡异常以及DNA损伤修复功能异常密切相关。近年来，线粒体在肿瘤发生、发展中的作用以及在肿瘤诊断及治疗中的作用引起人们的密切关注。mtDNA的D－loop区突变是肿瘤的热点，但不同种类的肿瘤有关该区的突变频率存在差异。

（一）D－loop区

mtDNA分子游离于线粒体基质中，缺乏组蛋白保护，其损伤修复系统也不完善。与核DNA相比，它更易受到各种致癌物质的攻击。而D－loop区是突变的热点区域，且发生于D－loop区的突变情况严重得多，将引起整个线粒体功能的紊乱。

（二）线粒体D－loop区与癌症

Kornelia等人对10种人类结肠癌细胞的线粒体DNA进行测序分析后得出，D－loop区是mtDNA复制过程中由于双链模板复制的起点和时间的不对称、不同步所形成的特有结构。由于mtDNA重链及轻链的复制起始位点均位于此区域内，D－loop区在mtDNA的转录和复制中起重要作用。

已有研究发现，急性髓系白血病、乳腺癌、肝癌、胃癌患者线粒体DNA的D－loop区存在突变。关于线粒体相关的肿瘤治疗，主要围绕以下几个方面：第一，干扰线粒体氧化磷酸化；第二，增加胞内氧自由基生成，从而使其对肿瘤细胞发挥毒性作用；第三，线粒体介导的肿瘤细胞的凋亡。

肿瘤是多因素、多步骤发展的产物。线粒体作为机体细胞内重要的细胞器，参与能量产生、细胞凋亡、肿瘤的发生与发展等多种病理生理代谢过程。很多实验都表明mtDNA参与了致癌过程，mtDNA的突变可能是诱导核基因突变的内源性因素之一，对肿瘤的发展可能起促进作用。

二、线粒体与其他疾病

（一）mtDNA突变引起的疾病

1. Leber遗传性视神经病（Leber hereditary optic neuropathy，LHON）　是一种主要累及视盘黄斑束纤维的视神经退行性疾病。本病最早由德国医生Leber首次报道，并由此得名。本病是最常见的线粒体遗传病之一，表现为母系遗传，男性患病风险一般是女性的4～5倍，多数在20～30岁时发病。主要表现为双侧视神经萎缩引起急性或亚急性的中心视力减退或丧失，视力通常损害较重，可致全盲；还可伴有周围神经退化、震颤、心脏传导阻滞和肌张力降低等异常。LHON患者的主要生化缺陷是线粒体酶复合体Ⅰ缺乏，诱发LHON的mtDNA的突变均为点突变。目前发现，LHON与30多种mtDNA错义突变相关。90%～95%的LHON患者与mtDNA的3种原发性突变位点（G3460A、G11778A、T14484C）有关，其中G11778A是LHON最常见的突变类型，可见于95%以上的亚洲患者和50%以上的欧洲患者。

2. 线粒体心肌病　累及心脏和骨骼肌，患者常有严重的心力衰竭，常见临床表现为劳力性呼吸困难、心动过速、全身肌无力伴全身严重水肿，心脏和肝脏增大等症状。

3. 帕金森病　又称震颤性麻痹，是一种晚年发病的神经系统变性疾病，患者表现为运动失调、震颤、动作迟缓等，少数患者有痴呆症状。神经病理学特征包括黑质致密区多巴胺能神经元发生退行性变，部分存活的神经元内出现 Lewy 体。

（二）nDNA 突变引起的线粒体病

1. 编码线粒体蛋白的基因缺陷　由编码线粒体蛋白的基因缺陷所引起的疾病并不多，如丙酮酸脱氢酶复合体缺陷、肉碱棕榈酮转移酶缺陷等。

2. 线粒体蛋白质转运的缺陷　nDNA 编码的线粒体蛋白质是在胞质内合成，转运至线粒体的不同部位。转运的过程有较复杂的机制。两种基因突变会引起蛋白转运的线粒体疾病，一是前导肽上的突变，将影响蛋白质信号的指导作用，使蛋白转运受阻；二是蛋白转运因子的改变，如前导肽、抗折叠蛋白酶等。

答案解析

目标检测

一、单项选择题

1. 下列可称为细胞器的是（　）
   A. 核　　B. 线粒体　　C. 微管
   D. 内吞小泡　　E. 囊泡
2. 线粒体膜间隙的标志酶是（　）
   A. 细胞色素氧化酶　　B. ATP 酶　　C. 单胺氧化酶
   D. 腺苷酸激酶　　E. 腺苷酸环化酶
3. 真核细胞中，由双层膜包裹形成的细胞器是（　）
   A. 线粒体和叶绿体　　B. 核糖体　　C. 内质网
   D. 高尔基复合体　　E. 溶酶体
4. 关于线粒体的结构，说法不正确的是（　）
   A. 是由单层膜包囊而成的细胞器
   B. 是由双层单位膜封闭的细胞器
   C. 线粒体嵴上有许多基粒
   D. 是含 DNA 的细胞器
   E. 线粒体膜上有标志酶
5. 下列细胞中，含线粒体最多的是（　）
   A. 上皮细胞　　B. 成熟红细胞　　C. 心肌细胞
   D. 成纤维细胞　　E. 皮下脂肪细胞

二、思考题

简述线粒体的结构组成。

书网融合……

本章小结　　微课　　题库

第七章　细胞核与疾病

PPT

学习目标

1. 通过本章学习，重点把握染色体的形态结构和类型；细胞核的周期性变化；性染色质的意义；染色体非显带染色的核型描述方法。

2. 学会分析肿瘤相关疾病与细胞核结构异常的关系。

情境导入

情景描述　患者，男，50 岁。腹痛，便血半年，腹痛加重，伴有食欲不振，消瘦。肠镜检查：结肠回盲部见一溃疡状肿物，直径约 4cm，边缘不规则隆起。经诊断为结肠癌，遂行结肠肿物切除术，切除物病理检查发现细胞核仁明显增大。

讨论　为什么切除物细胞的核仁明显增大？

细胞内的细胞核通常是光学显微镜下可见的、最明显的结构，它以染色质形式储存生物体的绝大部分遗传信息，是遗传物质复制、转录的场所。细胞核内的遗传信息通过指导蛋白质的合成，调控细胞的生长、增殖、分化、衰老和死亡。因此，细胞核被认为是细胞生命活动的“控制中心”。

通常一个细胞只有一个核，有些特殊的细胞有双核甚至多核，如部分肝细胞、部分心肌细胞、肾小管细胞、破骨细胞和骨骼肌细胞等。细胞核的形态与细胞的形态和功能是相适应的，一般呈球形或椭圆形，位于细胞的中央。扁平的上皮细胞的核为卵圆形，梭形的平滑肌细胞的核为杆状；而白细胞的核呈不规则的马蹄状；有的细胞成熟后细胞核就消失了，如哺乳动物成熟的红细胞。一般来说，细胞失去细胞核后就不能执行正常的生理功能，将导致细胞的死亡。

细胞在增殖过程中，细胞核会呈现周期性变化。处于细胞分裂间期的细胞核主要包括核膜、染色质、核仁和核基质等成分；而在细胞分裂期，核膜崩解，各种成分重新分配。

第一节　核膜与疾病

核膜（nuclear membrane）又称为核被膜，是细胞核与细胞质之间的界膜。它将细胞分成两个区域，DNA 的复制、RNA 的转录和加工在核内进行，蛋白质翻译则在细胞质中进行，这样不仅保证了细胞遗传的稳定性，还保证了真核细胞基因表达的准确性和高效性。细胞核的基本结构主要包括核膜、染色质、核仁及核基质（图 7 – 1）。

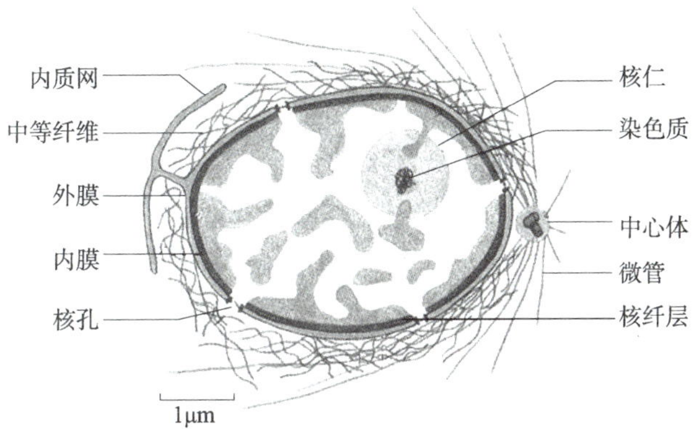

图 7 – 1　细胞核的结构

一、核膜的化学组成

核膜的化学组成主要为蛋白质和脂质，蛋白质占65%～75%。核膜的蛋白质有20多种，其酶的种类与内质网极为相似，其所含的脂质也与内质网相似。

二、核膜的结构

在电镜下，核膜是由双层膜构成的多孔性膜，总厚度为20～40nm，每层膜厚度为6～9nm，在两层膜之间有15～30nm的间隙，称核周隙（又称核周腔），间隙内充满各种蛋白质和酶。

（一）外核膜与内核膜

外核膜在形态上与粗面内质网相似，表面附着有核糖体颗粒，并与粗面内质网相连，使得核周隙与内质网腔相通。因此，外核膜被认为是粗面内质网的特化区域，可进行蛋白质的合成。内核膜无核糖体颗粒附着，核质面附着一层结构致密的纤维蛋白网络，称核纤层，对核膜起支撑作用。

核膜随着细胞周期的变化而发生解体和重建。在分裂间期，核膜完整；在分裂前期，核膜崩解成单层膜泡；但到分裂末期，核膜又围绕染色体重新形成，如此周而复始地进行。

（二）核孔

在核膜的某些部位，内、外两层膜彼此融合而成小孔，称核孔（nuclear pore）。核孔在核膜上的密度为35～36个/μm^2，一个典型的哺乳动物，核膜上有3000～4000个核孔。核孔的数目与细胞类型和生理状况有关，一般生长代谢旺盛、分化程度低的细胞中，核孔数目往往较多。如两栖动物类的卵母细胞，核孔可达百万个；高度分化、代谢低的红细胞，核孔数仅为1～3个/μm^2。

核孔并非单纯由内、外两层膜融合形成的简单孔洞，而是由一组蛋白质颗粒以特定的方式排列成的复杂的环状结构，称核孔复合体（nuclear pore complex，NPC）。核孔复合体的有效直径为9～10nm，因此，水分子及某些离子，以及一些小分子如单糖、双糖、氨基酸、核苷、核苷酸等，可经核孔自由扩散，穿梭于核－质之间。绝大多数大分子物质进出细胞核，则需要信号识别及载体介导的主动运输。

三、核膜的功能

核膜的主要作用是将核物质包围在一定区域，起保护核物质的作用，同时核膜上的核孔控制着内外蛋白质、RNA、核糖体亚单位等物质的运输。

四、细胞核结构异常与肿瘤

肿瘤细胞代谢活动强，增殖、生长旺盛，其细胞核的形态结构有很多异常。肿瘤细胞的核膜增厚且呈不规则状，可出现小泡、小囊状突起；肿瘤细胞的细胞核通常较大，核的形态多变；肿瘤细胞的核孔数目往往增加；肿瘤细胞的核仁大而且数目也较多，RNA代谢活跃。

第二节　染色质与染色体

染色质（chromatin）和染色体（chromosome）是遗传信息的载体，都由DNA、组蛋白、非组蛋白和少量的RNA组成，是真核生物遗传物质在细胞周期不同阶段的两种不同存在形式，它们的形态结构在细胞周期的不同阶段是可以相互转变的（图7－2）。染色质是间期遗传物质存在的形式，染色体是分裂期遗传物质的存在形式。间期，染色质的形态有利于遗传信息的复制和表达；分裂期，染色体的形态有利于复制后的DNA平均分配到子代细胞中。

染色质（间期）$\underset{\text{解开螺旋、变长、变细}}{\overset{\text{高度螺旋、缩短、变粗}}{\rightleftharpoons}}$染色体（分裂期）

图7-2　染色质与染色体的关系

一、染色质 微课

染色质是间期细胞核中伸展开的DNA链和蛋白质构成的复合结构，容易被碱性染料染色。

（一）染色质的组成成分

染色质是由DNA、组蛋白、非组蛋白和少量的RNA组成的复合体。其中，DNA和组蛋白（碱性蛋白）含量最多，且较为稳定，比例为1∶1；非组蛋白（酸性蛋白）与RNA的含量则随着细胞生理状态的不同而变化。通常，细胞代谢活动越旺盛，非组蛋白与RNA的含量就越高。

（二）染色质的基本结构单位——核小体

在电镜下观察，染色质是直径为25nm的细长丝状物，其基本结构单位是核小体（nucleosome）。每一个核小体的核心是8个组蛋白，即组蛋白H2A、H2B、H3、H4各两个分子，表面缠绕1.75圈DNA（约200bp）。核小体与核小体之间由60bp的DNA相连，称连接区。连接区结合着一个组蛋白H1，能锁住核小体DNA的进出端，起到稳定核小体的作用（图7-3）。多个核小体形成一条念珠状的纤维，直径约为10nm。

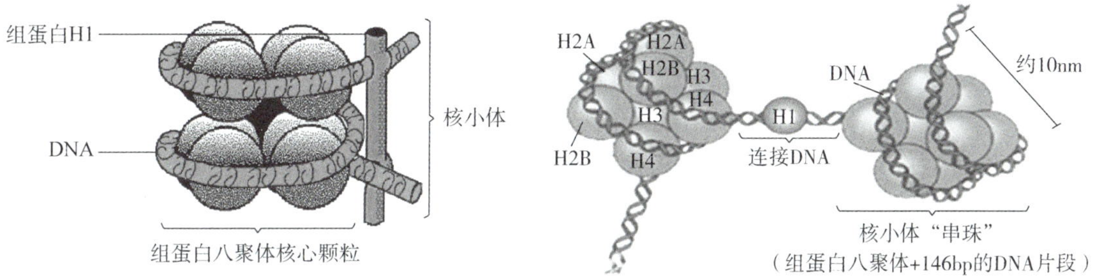

图7-3　核小体的结构

（三）染色质的类型

根据染色质的折叠、盘曲程度及功能，可将间期的染色质分为常染色质（euchromatin）和异染色质（heterochromatin）。这两种染色质是同一条染色质的不同功能状态，在结构上是连续的，在生理活动过程中是可以相互转变的。

1. 常染色质　是染色质的主要成分，在间期细胞核中，染色质纤维折叠压缩程度低，处于伸展状态，染色浅而均匀，具有转录活性，常位于间期细胞核的中央部位，一部分介于异染色质之间。在核仁相随染色质区，也有一部分常染色质以袢环的形式深入核仁。在细胞分裂期，常染色质位于染色体的两臂。构成常染色质的DNA主要是单一DNA序列和中度重复DNA序列（如组蛋白基因和核糖体蛋白基因）。正常情况下，常染色质经常处于功能活跃状态，但并非常染色质的所有基因都具有转录活性。

2. 异染色质　螺旋化程度高，处于凝缩状态，染色深，一般转录不活跃或不具有转录活性，多分布于核膜内表面或围绕在核仁的周围，其DNA复制较常染色质晚。异染色质又可分为组成性异染色质（constitutive heterochromatin）和兼性异染色质（facultative heterochromatin）。

（1）组成性异染色质　是异染色质的主要类型，又称结构性异染色质或专性异染色质，除复制期外，在所有细胞中都处于凝集状态，无转录活性，一般为高度重复的DNA序列。此类染色质多位于着丝粒、端粒、次缢痕及Y染色体长臂远端2/3区段。

（2）兼性异染色质　在某些类型细胞中或特殊发育阶段，原来的伸展的常染色质重新凝聚、压缩成无转录活性的异染色质。比如人类女性体细胞中的X染色质：胚胎发育的第16天以前，两条X染色体都有转录活性，而之后其中一条永久失去转录活性，成为异染色质。

（四）性染色质

性染色质（sex chromatin）指在间期细胞核中异染色质部分呈现出来的一种特殊结构，包括X染色质（X chromatin）和Y染色质（Y chromatin）。性染色质属于兼性异染色质。

1. X染色质 1949年，Barr等人在雌猫神经元细胞核中发现一种浓缩小体，在雄猫中则见不到这一结构。进一步研究发现，除猫以外，其他雌性哺乳动物（包括人类）细胞，其间期的细胞核中也同样存在这种存在性别差异的结构，称X染色质或X小体，也称Barr小体。

正常女性的间期细胞核中有一个呈现固缩状态、紧贴核膜内缘、大约1μm、能被碱性染料染色的小体，即为X染色质（图7-4）。正常男性没有X染色质。

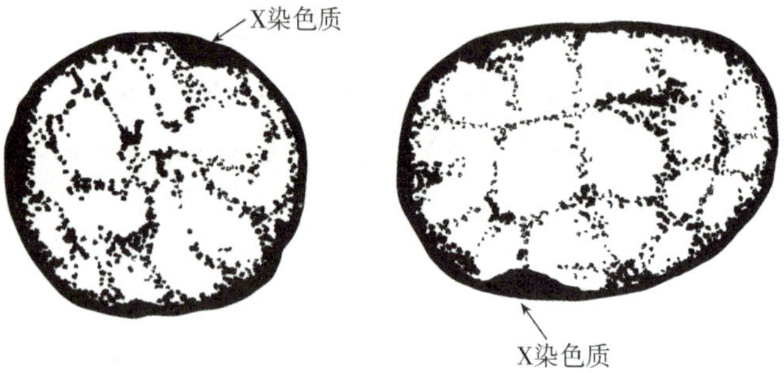

图7-4　间期细胞核X染色质

为什么正常女性有X染色质，而正常男性没有呢？1961年，莱昂（Mary Lyon）提出了X染色体失活的一种假说，即莱昂假说，解释了这个问题。该假说的要点如下。

（1）剂量补偿　正常女性体细胞内的两条X染色体，只有一条具有转录活性，而另一条是失活的，这正好与男性唯一的一条X染色体的转录产物相当。一个人无论有多少条X染色体，仅有一条有转录活性，其余X染色体都处于失活状态，各自独立形成一个X染色质。因此，体细胞中X染色质的数目=X染色体的数目-1。例如，核型为47，XXX的女性，在间期细胞核内有2个X染色质；核型为47，XXY的男性，在间期细胞核内有1个X染色质。需要指出的是，失活的X染色体上的基因并非都失去活性，有一部分基因仍保持一定活性，因此，X染色体数目异常的个体在表型上有别于正常个体，出现多种异常的临床症状，而且，X染色体的数目越多，表型的异常越严重。

（2）失活发生在胚胎发育早期　在胚胎发育到约第16天的晚期囊胚期（5000~6000个细胞）时开始失活，此后，失去活性的X染色体永久失去活性。在此之前，所有细胞中的X染色体都是具有活性的。

（3）随机失活　即失活的X染色体可以来自父方，也可以来自母方，两者机会相等。在形成生殖细胞时，失活的X染色体又重新被激活。

2. Y染色质 将正常男性的间期细胞用荧光染料染色后，在细胞核内可出现一个强荧光小体，直径为0.3μm，称Y染色质或Y小体。研究发现，Y染色体长臂远端约2/3的区段为异染色质，可被荧光染料染色后呈现强荧光小体（图7-5）。Y染色质是男性特有的，女性细胞中不存在。

Y染色质是Y染色体的一部分，因此，Y染色质数目有别于X染色质数目，即：有多少条Y染色体，就有多少个Y染色质。

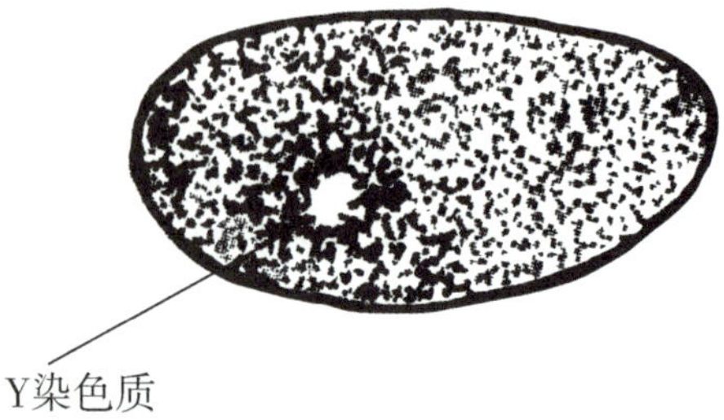

图7-5　间期细胞核Y染色质

3. 性染色质检查的意义　临床上可通过口腔上皮细胞、羊水脱落细胞和绒毛细胞进行 X 染色质和 Y 染色质的检查，对疑似性连锁遗传病的个体进行鉴别诊断。

二、染色体

人类一个体细胞所含 DNA 分布在 46 条染色体上，每条染色体大小不一，平均每条染色体 DNA 分子长约 5cm。细胞核的直径只有 5～8μm，这么长的 DNA 分子是如何组装到微小的细胞核中，并行使其功能的呢？Bak 在 1977 年提出的染色体四级结构模型解释了这一问题（图 7－6）。

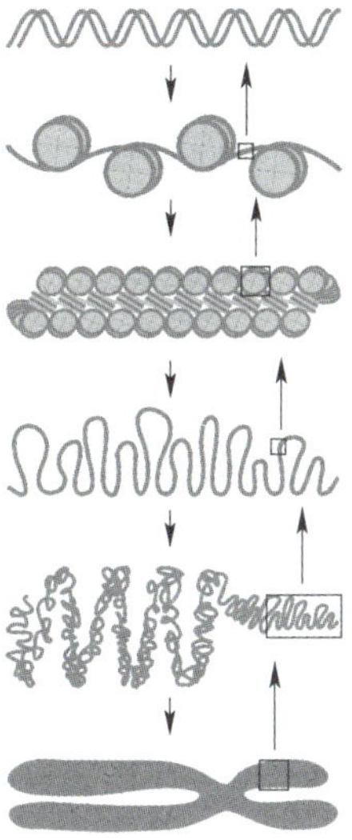

图 7－6　染色体组装模型图

（一）染色体形成的四级结构模型

1. 染色体的一级结构　无数个重复的核小体通过 DNA 和组蛋白串联起来，形成一条串珠状纤维，为染色体的一级结构。DNA 包装成无数个核小体，其长度大约压缩了 7 倍。

2. 染色体的二级结构　串珠状纤维进一步螺旋化，形成致密、直径为 30nm 的螺线管（solenoid），为染色体的二级结构。螺线管的每一圈含 6 个核小体，无数个螺线管的形成使得 DNA 的长度又被压缩了 6 倍。

3. 染色体的三级结构　螺线管进一步螺旋化，形成直径为 400nm 的环状结构，称超螺线管（super solenoid），为染色体的三级结构。这一过程使得 DNA 的长度又被压缩了 40 倍。

4. 染色体的四级结构　超螺线管缠绕折叠，最后形成杆状的高度浓缩的中期染色体，称四级结构，DNA 长度又被压缩了 5 倍。

经过四级包装，一条约 5cm 的 DNA 分子的长度压缩了 8400 倍，变成了几微米的染色体。

（二）人类染色体的形态结构

在细胞增殖的不同时期，染色体的形态和结构不断地发生着变化。在有丝分裂中期，染色体的形态最典型、最清晰。临床上常用光学显微镜观察染色体的形态、结构与数量，从而诊断染色体病。

在有丝分裂中期，每一条染色体都由两条染色单体组成。同一染色体上的两条染色单体互称姐妹染色单体，它们各由一条 DNA 分子螺旋而成。人类中期染色体具有如下形态结构（图 7－7）。

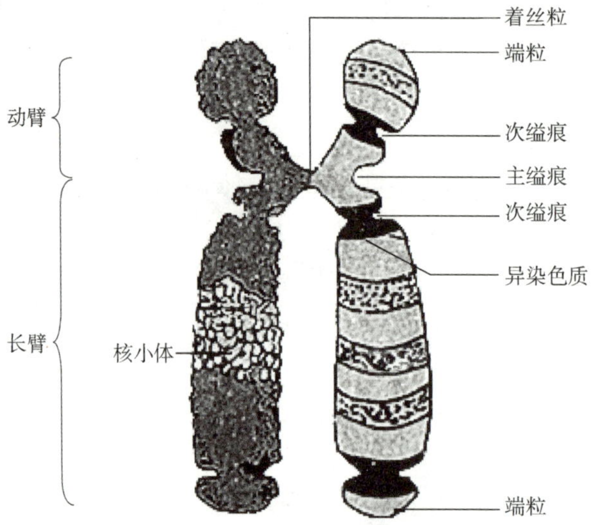

图 7-7　中期染色体结构模式图

1. 着丝粒　连接两条姐妹染色单体的狭窄部分即为着丝粒（centromere），是染色体上凹陷缩窄最明显的部位，因而又称主缢痕（primary constriction）或初级缢痕。着丝粒将染色体划分为短臂（p）和长臂（q）两部分，在描述、示意染色体时，一般短臂在上，长臂在下。着丝粒两侧各有一个蛋白质复合体圆盘结构，可与纺锤丝相连，在细胞分裂时与染色体向两极的移动有关，称动粒（kinetochore）或着丝点。每一条中期染色体含 2 个动粒，是细胞分裂时纺锤丝微管附着的部位，与细胞分裂过程中染色体的运动密切相关。若着丝粒缺失，染色体不能与纺锤丝相连，会导致染色体不能向两极移动而丢失。

2. 端粒　长臂和短臂末端各有一特化结构，称端粒（telomere）。端粒长短不一，由高度重复的 DNA 序列和蛋白质构成，可以保护染色体末端不被降解，是染色体末端必不可少的结构，其长度的缩短与细胞衰老有关。

3. 次缢痕　某些染色体的长臂或短臂上可见凹陷缩窄的部分，称次缢痕（secondary constriction）。不同染色体的次缢痕的位置、大小和数目不一样，可作为鉴别染色体的标志。有的次缢痕与核仁形成有关，称核仁组织区，也称核仁组织者，但不是所有的次缢痕都是核仁组织区。

4. 随体　人类近端着丝粒染色体短臂的远侧有一球形或圆柱形小体，称随体（satellite）。随体常通过次缢痕与染色体主体部分相连。

（三）人类染色体数目

不同物种生物的染色体除了在形态结构上有其自身的特异性和稳定性外，染色体数目也各不相同；而同一物种染色体的形态结构和数目相对恒定，是物种鉴别的重要标志之一。

在真核生物中，一个正常生殖细胞（配子）所含的全套染色体称为一个染色体组，其所含的全部基因称为一个基因组（genome）。具有一个染色体组的细胞称为单倍体（haploid），以 n 表示；具有两个染色体组的细胞称为二倍体（diploid），以 $2n$ 表示。人类正常体细胞为二倍体，染色体数目为 46，即 $2n=46$；正常生殖细胞（精子或卵子）中，染色体数为 23 条，即 $n=23$。

素质提升

人类染色体数量的意外发现

人类认识染色体已有100多年的历史。1882年，人们发现细胞核中有易被碱性染料染上颜色的物质，把它称为染色质。自1888年染色体发现以来，人们对染色体的研究报告不断提出，但不知人的染色体数目是多少。有的遗传学家提出，人的染色体数目与大猩猩、黑猩猩一样，都是48条。直到1952年的一天，华人徐道觉博士对人类组织细胞进行观察，无意中发现显微镜下出现铺展得很好的染色体，染色体数目为46条，而不是48条。他是怎么发现的呢？原来，不知实验室的哪位实验员将冲洗培养细胞的平衡溶液误配成低渗溶液，细胞膜在低渗溶液中容易涨破，所以染色体逸出，铺展良好，清晰可辨。遗憾的是，虽然徐博士发现了人类染色体不是48条，而是46条，但是由于种种原因，他没有坚持自己的发现。1956年，另一位华人学者庄有兴通过实验证明了人的染色体是46条，并发表了实验结果。

（四）人类染色体的类型

染色体上着丝粒的位置是恒定不变的，一般根据着丝粒的位置将人类正常染色体分为3种类型（图7－8）。

1. 中央着丝粒染色体　着丝粒靠近中央，在染色体纵轴的1/2～5/8处，长、短臂大致相等，比如1号染色体。

2. 亚中央着丝粒染色体　着丝粒偏向一端，在染色体纵轴的5/8～7/8处，长、短臂长度差异明显，比如X染色体。

3. 近端着丝粒染色体　着丝粒靠近一端，在染色体纵轴的7/8至末端处，短臂很短，比如Y染色体。

另外，在某些动物和人类的肿瘤细胞中，还有一种着丝粒位于末端、没有短臂的染色体，称端着丝粒染色体。

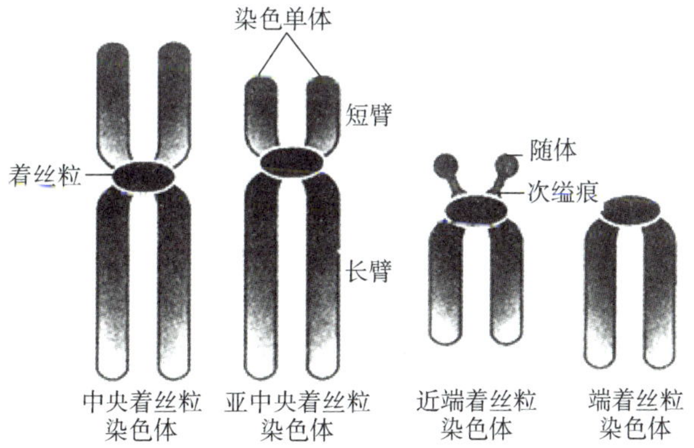

图7－8　染色体的类型

（五）人类染色体的核型

正常人体细胞有23对同源染色体，共46条染色体。将一个体细胞中的全部染色体按大小、形态结构分组编号排列所构成的图形，称核型（karyotype）。一般情况下，一个体细胞的核型代表该个体的核型。嵌合体染色体病的例外，这种个体全身的细胞有2种以上的核型。将待测细胞的核型进行染色体数目、大小和形态特征的分析，称核型分析（karyotype analysis）。

1. 非显带染色体核型 1968 年以前，是采用吉姆萨（Giemsa）染色法对染色体进行染色，这种方法除着丝粒和次缢痕外，整条染色体着色均匀，无深、浅条带，称非显带染色。

（1）染色体分组 为了便于国际交流，1960 年第一届国际细胞遗传会议在美国丹佛（Denver）召开，讨论并确定了人类染色体的国际标准命名体制，称丹佛体制。根据这一命名方式，1～22 号为常染色体（autosome），是男女共有的 22 对染色体；其余一对为性染色体（sex chromosome），女性为 XX，男性为 XY。23 对染色体依据其大小与形态特征，从大到小依次分为 A、B、C、D、E、F、G 七个组，其中，X 染色体列为 C 组，Y 染色体列为 G 组（表 7－1）。

表 7－1 人类染色体分组与形态特征（非显带）

组号	染色体号	大小	着丝粒位置	次缢痕	随体	组内鉴别程度
A	1～3	最大	中（1、3）；亚中（2）	1 号常见		
B	4～5	次大	亚中			难鉴别
C	6～12；X	中等	亚中	9 号常见		难鉴别
D	13～15	中等	近端		有	难鉴别
E	16～18	小	中（16）；亚中（17、18）	16 号常见		
F	19～20	次小	中			难鉴别
G	21～22；Y	最小	近端		有 但 Y 无	21 和 22 号难鉴别 Y 可鉴别

（2）非显带染色体核型的描述 非显带染色体核型的书写内容应包括两部分：染色体总数，性染色体。例如，人类正常女性的核型写作：46，XX；人类正常男性的核型写作：46，XY。

如果染色体异常，核型的描述则包括三部分内容：染色体总数，性染色体，染色体异常情况。例如，某女性多了一条 21 号染色体，则写作：47，XX，＋21。

2. 显带染色体核型 吉姆萨染色的非显带技术很难区分组内染色体之间的细微变化，极大地限制了染色体结构异常的研究。1968 年，染色体显带技术的问世和发展提高了核型分析的精准度，可以准确地描述染色体的结构异常，有助于诊断、预防染色体病。

（1）染色体显带技术 染色体经过一定程序的处理，并用特定染料染色，染色体沿长轴显现出明暗相间或深浅交替的横条纹，这种技术称为染色体显带技术。每一号染色体都有其独特而恒定的带纹，称显带染色体。同源染色体的带型基本相同，不同对的染色体带型有差异。

（2）常用的显带技术 染色体显带技术分为两类。一类是整条染色体的显带技术，如 Q 带、R 带、和 G 带；另一类是染色体局部显带技术，如 C 带、T 带和 N 带。①Q 带：染色体标本经氮芥喹吖因或盐酸喹吖因荧光染料染色后，呈现出明暗相间的特殊荧光带型，称 Q 带。通常，富含 AT 碱基的区域为亮带，富含 GC 的区域为暗带。Q 带带型稳定，但由于荧光易于淬灭，显带后需及时观察、分析，标本不能长期保存。②G 带：最为常用。染色体经加热、胰蛋白酶或碱处理后，再用吉姆萨染液染色，可显示出与 Q 带相似的明暗相间的清晰带纹，称 G 带。G 带操作技术简便，带纹清晰，染色体标本可以长期保存，只需普通显微镜即可清楚辨认，故广泛用于染色体病的诊断和研究（图 7－9）。③R 带：染色体先经盐溶液预处理，再用吉姆萨染液染色，可显示与 G 带相反的带型，称 R 带（反带）。比如，R 带深染区域对应的是 G 带浅染的区域，可协同观察 G 带浅染区的结构变化。染色体 R 带两臂末端显示出易于识别的深带，可用于测定染色体的长度，也有利于观察染色体末端缺失或末端区的结构异常情况。④C 带：染色体先经 NaOH 或 $Ba(OH)_2$ 预处理，再用吉姆萨染液染色，可有选择地对着丝粒和次缢痕进行深染，称 C 带。C 带技术常用于着丝粒区、次缢痕区，以及观察 Y 染色体结构上的变化。⑤T 带：染色体先加热处理后，再用吉姆萨染液染色，使染色体末端区域（端粒）特异性深染，称T带。这种局部染色法主要用于研究染色体末端结构的变化。⑥N带：染色体先经过硝酸银处理后，再用吉姆萨染液染色，可使染色体的随体、核仁组织区呈现出特异的黑色银染物，称N带。受染的是与rRNA转录有关的一种酸性蛋白，可用于肿瘤细胞和减数分裂方面的研究。

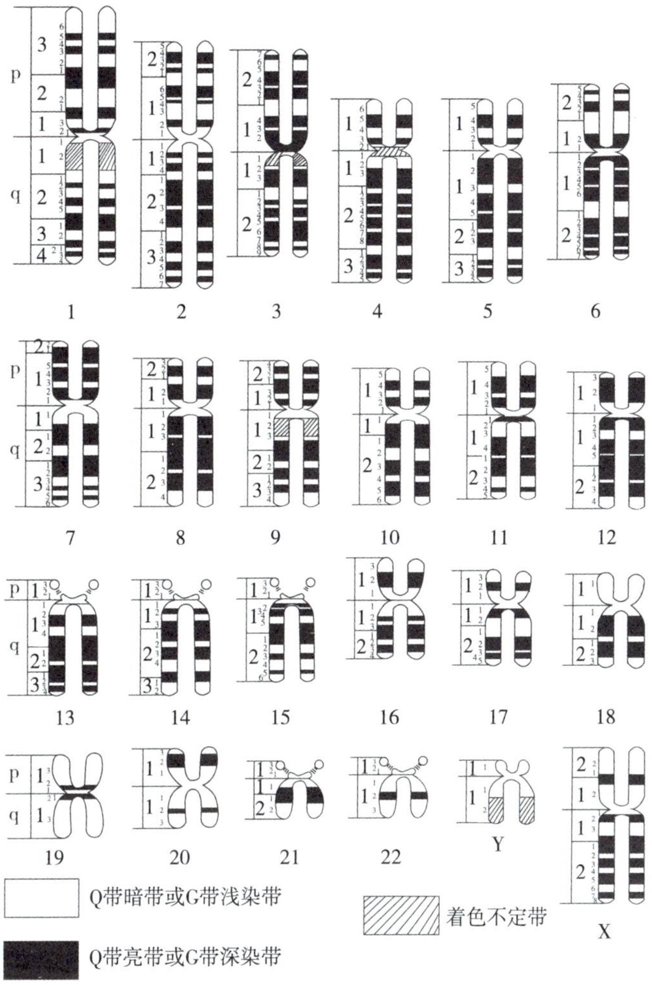

图7-9 正常男性Q显带和G显带核型模式图

应用普通的G显带技术，一般可显示400条带纹。20世纪70年代后期，由于细胞同步化制片技术的应用和显带技术的改进，可获得更伸展、带纹更多的显带染色体，一套单倍染色体的带纹可达800多条，甚至达3000～10000条，这种更加丰富的带纹称为高分辨G带。这种显带技术有助于发现更多、更细微的结构异常，有助于研究基因的定位。

（3）染色体显带的命名　按照国际人类细胞遗传命名系统（International System for Human Cytogenetic Nomenclature，ISCN）规定的命名方式，可将各条显带染色体划分为若干个区，每个区又划分为若干条带（图7-10）。其命名方法主要根据Q带、G带和R带而制定。显带染色体命名应包括四项内容：染色体序号、臂的符号、区号和带号。这些符号依次连续书写，不留间隔，也不加标

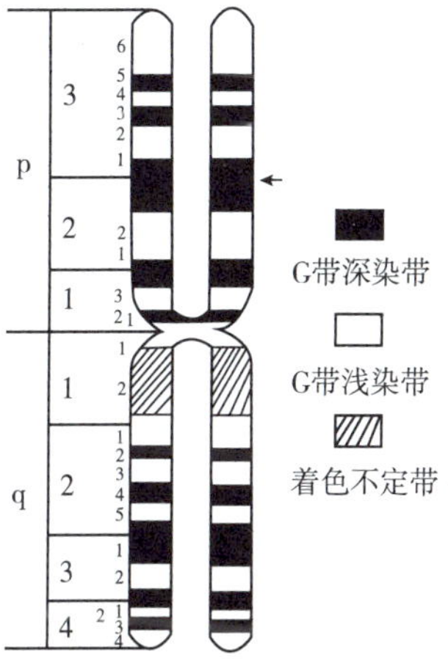

图7-10 显带染色体区、带命名示意图

点。例如，2p16 表示 2 号染色体短臂 1 区 6 带。①界标：是识别染色体的重要指标。染色体上恒定、有显著形态学特征的部位为界标，包括着丝粒、端粒或某些特殊的带。如果以着丝粒为界标，则将染色体分为短臂 p 和长臂 q。②区：以着丝粒为界标，开始向两臂的末端计数，可分为若干区。从着丝粒向远端依次编写为 1 区、2 区、3 区等。③带：每一个区又可以分为若干条带。带的编号方法与区的编号一样。高分辨显带在带的基础上又分出了亚带和次亚带。

第三节　核仁与疾病

核仁（nucleolus）存在于间期细胞核内，在光学显微镜下是清晰可见的球形小体。细胞分裂时，核仁解体。一般细胞核中有 1 ~2 个核仁，有的细胞有几十个核仁。

核仁的大小、数目、形态及在核内的位置常随着细胞种类和功能状态的不同而变化。在蛋白质合成旺盛、生长活跃的细胞（如卵母细胞和分泌细胞）中，核仁很大；在蛋白质合成很少的细胞（如肌细胞和精子）中，核仁很小或没有。由此可见，核仁与蛋白质的合成密切相关。核仁在细胞核中的位置通常不固定，但在生长旺盛的细胞中，核仁常常趋于细胞核的边缘，即发生“核仁趋边”的现象，这种分布有利于核内、外物质的交换。

一、核仁的化学组成

核仁的主要化学成分为蛋白质、rRNA 和少量的 rDNA（rRNA 基因）。其中，蛋白质含量高达 80%，rRNA 占 11%。

二、核仁的形态结构

核仁是没有被膜包裹的海绵状结构。在电镜下，可以观察到核仁分为四个不完全分割的区域：核仁相随染色质、纤维区、颗粒区及核仁基质。

（一）核仁相随染色质

核仁相随染色质是围绕在核仁外表面和伸入核仁内部的染色质。其中，伸入核仁内部的染色质是 rDNA，可以转录出大量的 rRNA。转录的 rRNA 是核仁形成的原因。人类的 rDNA 位于 5 对染色体上，即 13、14、15、21 和 22 号染色体。rRNA 产生时，5 对染色体上伸出的 rDNA 形成袢环（图 7 – 11）。每一个含 rDNA 的染色体区域称为核仁组织区，存在于次缢痕区域。

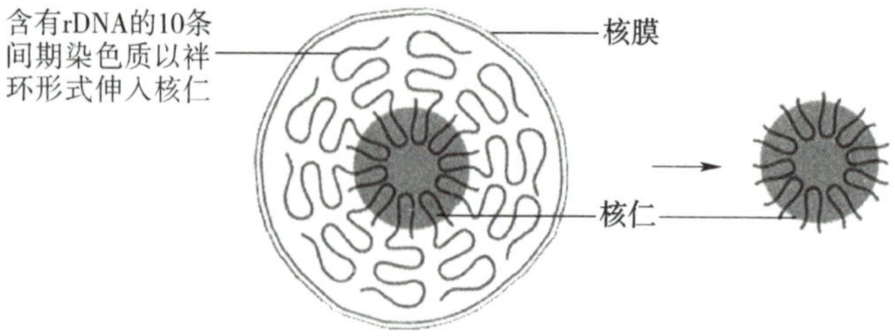

图 7 – 11　人间期细胞核仁组织区及 10 条染色体的 rDNA 袢环示意图

（二）纤维区

纤维区是一个低密度圆形区域，成分为 rRNA 和蛋白质。纤维成分构成核仁的海绵状网架。这个部位的蛋白质为细胞质合成的蛋白质经核孔运送而来。

（三）颗粒区

颗粒区位于纤维区外，在核仁的外周部分，由许多直径为15～20nm的颗粒集合而成。这些颗粒是不同成熟程度的核糖体大、小亚基的前体。间期核仁的大小主要与颗粒组分的数量有关。

（四）核仁基质

核仁相随染色质、纤维成分和颗粒成分都存在于蛋白质性的溶液中，这种液体称为核仁基质。核仁基质与核基质是相通的。

三、核仁的功能

核仁的主要功能是转录rRNA，分别装配核糖体的大亚基和小亚基。构成核糖体亚单位的80多种蛋白质都是在细胞质中合成后，转移到核仁，再与核仁组织区（rDNA）转录出的rRNA组装成核糖体的大亚基和小亚基。核糖体的大亚基和小亚基分别通过核孔被运送到细胞质，再装配成核糖体用于蛋白质的合成。因此，蛋白质合成越旺盛的细胞，需要的核糖体数量越多，核仁就越大。

四、核仁的周期性

在进行有丝分裂的细胞中，核仁会发生周期性变化：在分裂期解体，分裂结束后又重新出现。原因为：在有丝分裂前期，核仁组织区的rDNA开始高度螺旋化，逐渐停止了rRNA的转录，核仁慢慢缩小至消失；在有丝分裂末期，核仁组织区的DNA逐渐解螺旋，rRNA又开始重新合成，组成核仁的物质逐渐在核仁组织区融合，最终形成核仁。在核仁的周期性变化中，rRNA基因活性和RNA聚合酶Ⅰ起重要作用。

五、核仁与相关疾病

肿瘤细胞增殖速度快、蛋白质合成旺盛，需要的核糖体数量多，与核糖体大、小亚基形成有关的核仁就大。核仁小RNA（snoRNA）的主要功能是参与rRNA及其他RNA转录后的加工，在肿瘤细胞中，核仁小，RNA含量明显增高。

第四节　核基质与疾病

核基质（nuclear matrix）是除染色质与核仁以外的成分，包括核液与核骨架两部分。

一、核基质的化学组成及功能

（一）核液

核液主要含水、离子、蛋白质和酶等无形成分，还含有少量的RNA、DNA和磷脂等。核液是细胞核内进行各种活动的场所，比如DNA复制、转录和转录后加工等。

（二）核骨架

核骨架是以非组蛋白为主构成的纤维网架结构，是充满整个核空间的三维蛋白网架。它的基本形态与细胞质中的细胞骨架相似，并具有一定的联系。核骨架不仅维持细胞核的形态，还参与细胞核内各种活动，比如DNA复制、转录、转录后调控、染色体组装、细胞分裂、细胞分化等。

二、核基质与相关疾病

近年来研究发现，核基质蛋白与肿瘤的关系十分密切，在膀胱癌、前列腺癌、肝癌、白血病等癌细胞中都发现了相应的特异性核基质蛋白，可作为确诊肿瘤的重要依据。

答案解析

目标检测

一、单项选择题

1. 染色体的主要成分是（　）
   A. DNA + 组蛋白　　B. DNA + RNA　　C. DNA + 非组蛋白
   D. RNA + 非组蛋白　　E. 组蛋白 + 非组蛋白
2. 人体染色体按核型分为（　）组
   A. 9　　B. 8　　C. 7
   D. 6　　E. 5
3. 核小体的结构是（　）
   A. 8 个组蛋白 +200 个碱基的 DNA
   B. 6 个非组蛋白 +1.75 圈 DNA
   C. 8 个非组蛋白 +1.75 圈 DNA
   D. 6 个组蛋白 +200 个碱基的 DNA
   E. 8 个非组蛋白 +6 个组蛋白
4. 构成核仁的主要核酸是（　）
   A. DNA　　B. rRNA　　C. tRNA
   D. mRNA　　E. RNA
5. 染色体核型为 48,XXXY。X 染色质及 Y 染色质的数目是（　）
   A. 3，0　　B. 2，0　　C. 2，1
   D. 3，1　　E. 3，2
6. 3q12 表示（　）
   A. 3 号染色体长臂 2 区 1 带
   B. 3 号染色体短臂 2 区 1 带
   C. 3 号染色体短臂 1 区 2 带
   D. 3 号染色体长臂 1 区 2 带
   E. 1 号染色体短臂 3 区 2 带
7. 核仁的主要功能是（　）
   A. 储存遗传信息　　B. 合成 mRNA　　C. 合成 rRNA
   D. 控制细胞分裂　　E. 合成 tRNA
8. 关于常染色质和异染色质，说法错误的是（　）
   A. 常染色质转录活跃，染色浅
   B. 异染色质功能不活跃，处于凝缩状态
   C. 常染色质和异染色质不可能在同一条染色质上

D. 染色体的着丝粒、次缢痕、端粒部位属于异染色质

E. X 染色质是异染色质

二、思考题

1. DNA 为什么要包装成染色体？
2. 为什么会存在 X 染色质和 Y 染色质？

书网融合……

本章小结　　微课　　题库

第八章　染色体畸变与染色体病

PPT

学习目标

1. 通过本章学习，重点把握染色体畸变的类型；异常核型的描述方法。
2. 学会运用染色体核型分析的方法诊断染色体病，具有常见染色体病的遗传分析能力。

情境导入

情景描述　一对夫妇身体健康且智力均正常，结婚5年来却连续自然流产3次，每次均发生在孕早期。医生建议该夫妇进行外周血染色体检查。

讨论　1. 造成该夫妇连续自然流产的原因最有可能是什么？

2. 为什么医生建议该夫妇进行外周血染色体检查？

染色体是遗传物质——基因的载体。基因在染色体上有严格的排列顺序，每一个物种的染色体数目和结构是相对恒定的。染色体畸变是指生殖细胞或体细胞内染色体发生异常的改变。当染色体的数目或结构发生异常改变时，由于涉及的基因较多，受累个体将出现智力低下、生长发育迟缓、先天性多发畸形以及流产或死胎等临床症状。胚胎或胎儿染色体异常是孕早期流产最常见的原因，占50%～60%，也是导致新生儿严重出生缺陷常见的原因，对人类健康造成严重威胁。

第一节　染色体畸变

染色体畸变包括数目畸变和结构畸变两大类。数目畸变分为整倍性改变和非整倍性改变。结构畸变类型相对较多，但较为主要的有缺失、易位、重复和倒位等几种类型。无论是染色体数目畸变，还是结构畸变，实质上是染色体上基因的增减或位置的改变，均可以导致染色体异常综合征或染色体病。

一、染色体畸变的因素

染色体畸变可以自发产生，也可受多种因素诱发而产生。常见的诱发因素有遗传因素、物理因素、化学因素、生物因素以及个体年龄因素。在这些因素的作用下，染色体畸变的概率会增加，因此，生活中要尽量避免可能导致染色体畸变的因素。

1. 遗传因素　某些染色体畸变可以由父母传给下一代；染色体断裂亦容易发生在相应遗传性染色体脆性部位；也有研究表明，某些个体可能存在染色体不分离易感基因，使其易产生三体型后代，这些都提示染色体的畸变与遗传相关。

2. 物理因素　自然界中存在的各种射线是造成染色体畸变的重要诱因，如X射线、γ射线、α和β粒子、中子等，一般来说自然空间中存在的射线剂量微小，对人类的影响较小。大剂量的电离辐射则对人体的危害较大，如医疗所用的放射线、放射性物质爆炸后散落的放射性尘埃均可以引起体细胞或生殖细胞中染色体的畸变，这种畸变的概率和严重程度随着辐射剂量的增加和时间延长而增高。

3. 化学因素　许多化学物质可以导致染色体畸变，包括一些烷化剂、核酸类似物、嘌呤、抗生素、硝酸或亚硝酸类化合物、药物、农药等；还包括各种食品添加剂、防腐剂、保鲜剂及工业废物，如苯、甲苯、砷、二氧化硫等。

4. 生物因素　一些生物体及其产生的毒素均可以引起染色体畸变，霉菌毒素如黄曲霉毒素可引起染色体畸变；一些病毒通过影响细胞的 DNA 代谢导致宿主细胞染色体畸变，如母亲孕早期感染风疹病毒、巨细胞病毒、流行性腮腺炎病毒等可以导致胚胎畸形；EB 病毒、肝炎病毒、人类乳头瘤病毒等感染后，可以造成宿主细胞癌变。

5. 年龄因素　一些调查显示，随着母亲生育年龄的升高，生育染色体病患儿的概率明显增高，这可能与母亲年龄增高，染色体上维持染色单体黏附的黏连蛋白减少，细胞分裂时染色体不分离的可能性增高，从而形成染色体异常配子有关。父亲的年龄越大，发生 DNA 编码错误的风险也会增高，因此，子代出现遗传病及基因突变的风险也会增高，因此提倡适龄生育。

二、染色体数目畸变

人类等二倍体生物正常生殖细胞中的全部染色体称为一个染色体组。含有一个染色体组的细胞或个体称为单倍体（n），如人类正常的精子和卵细胞各有 23 条染色体；含有两个染色体组的细胞或个体称为二倍体（$2n$），如正常体细胞中有 46 条染色体，染色体数目是生殖细胞的两倍。以二倍体为标准，体细胞中染色体的数目多于或少于 46 条的，称染色体数目畸变。染色体数目畸变包括整倍性改变和非整倍性改变两种。

（一）整倍性改变

整倍性改变指细胞内染色体数目以染色体组（n）为基数整组地增加或减少，发生整倍性改变的个体称为整倍体（euploid）。在二倍体的基础上增加一个染色体组，也就是增加一个 n，则为 $3n$，即三倍体（triploid）。以此类推，在二倍体的基础上增加两个 n，则为 $4n$，即四倍体（tetraploid）。三倍体以上的又统称为多倍体。如果在 $2n$ 的基础上减少一个染色体组，则称单倍体（haploid）。

人类全身性三倍体及四倍体改变是致死性的，几乎所有整倍体胎儿都不能存活至出生，大部分会在 10～20 周流产，存活者多为 $2n/3n$ 的嵌合体。有调查资料表明，在流产的胎儿中，三倍体是常见的类型，其原因是在胚胎发育过程中，细胞有丝分裂时形成三极纺锤体，造成染色体在细胞分裂时的分布和分配紊乱，最终导致子细胞中染色体数目异常，从而严重干扰胚胎的正常发育而导致流产。四倍体个体比三倍体更为罕见，在流产的胚胎中也仅偶尔发现，且往往是四倍体和二倍体（$4n/2n$）的嵌合体，但四倍体细胞和其他多倍体细胞在一些组织细胞及肿瘤细胞中常见。

整倍性改变的机制主要有：双雄受精、双雌受精、核内复制和核内有丝分裂。

1. 双雄受精（diandry）　一个正常的卵子同时与两个正常的精子发生受精，称双雄受精。两个精子同时进入一个卵细胞时，形成 $3n$ 合子，该合子有三个染色体组，最后发育成为三倍体。可形成 69，XXX、69，XXY 或 69，XYY 三种核型的受精卵（图 8－1）。

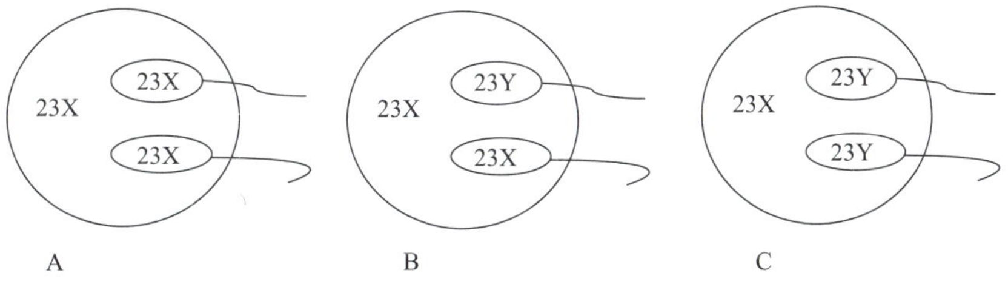

图 8－1　双雄受精示意图

2. 双雌受精（digyny） 一个异常的二倍体卵细胞与一个正常精子发生受精，称双雌受精。双雌受精后，亦产生一个三倍体合子。有些调查显示，在三倍体形成机制中，双雌受精较双雄受精类型少。在卵子形成第二次减数分裂的过程中，次级卵母细胞由于某种原因未形成第二极体，因此，本应分给第二极体的染色体组仍留在卵子中，使该卵子成为异常二倍体卵子。可形成 69，XXX 或 69，XXY 两种核型的受精卵（图 8－2）。

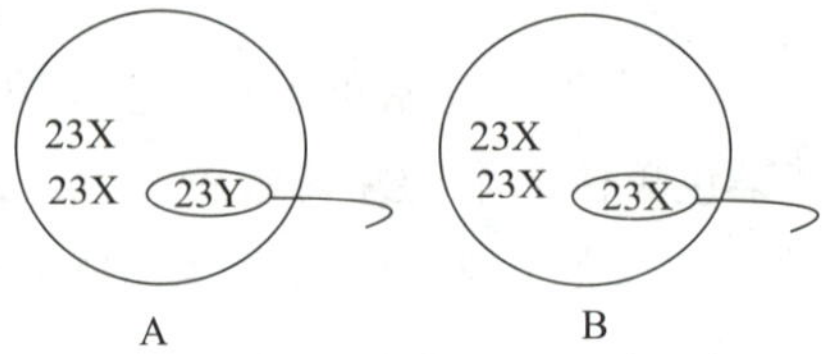

图 8－2 双雌受精示意图

3. 核内复制（endoreduplication） 正常情况下，细胞进行分裂时，DNA 复制一次，细胞分裂一次。而核内复制则为 DNA 复制两次，但细胞只分裂了一次。这样形成的两个子细胞都是四倍体。这是肿瘤细胞常见的染色体异常特征之一。

4. 核内有丝分裂（endomitosis） 在细胞分裂时，染色体正常复制一次，但分裂中期时，核膜未破裂消失，无纺锤体形成和细胞质分裂，从而形成四倍体的细胞。

（二）非整倍性改变

非整倍性改变是指一个体细胞的染色体数目在二倍体（$2n$）的基础上增加或减少一条或数条，发生了非整倍性改变的个体称为非整倍体（aneuploid）。因整倍性改变的胚胎极少成活至出生，非整倍性改变是临床上染色体病患者最常见的染色体畸变类型。发生非整倍性改变后，会产生亚二倍体（hypodiploid）、超二倍体（hyperdiploid）以及较少见的假二倍体等。

1. 亚二倍体 在二倍体的基础上，染色体数目减少一条或数条，称亚二倍体。

（1）单体型（monosomy） 某号染色体少了一条，细胞内染色体总数只有 45 条。该类个体由于缺失整条染色体上个体发育所必需的基因，会破坏或干扰胚胎的正常发育而致早期流产。常染色体单体型难以存活，只有含遗传物质较少的 G 组染色体的单体型个体可能存活，如 21 单体型、22 单体型。另外，少数 X 染色体单体型能够发育到出生后。

（2）缺体型（nullisomy） 缺少某一对同源染色体，细胞内染色体总数为 44 条。

2. 超二倍体 在二倍体的基础上，体细胞中染色体数目增加一条或数条，称超二倍体。

（1）三体型（trisomy） 某号染色体增加一条，由原来的 2 条变为 3 条，细胞内染色体数目为 47 条，称三体型。三体型是人类染色体数目畸变中种类最多也是最常见的一类畸变。染色体增加，尤其是较大染色体的数目增加时，会造成基因的严重失衡，从而破坏或干扰胚胎的正常发育，故绝大部分常染色体三体型核型只见于早期流产的胚胎。少数三体型病例可以存活至出生，但多数寿命不长，并伴有各种严重畸形，如 21 三体、18 三体等。

（2）多体型（polysomy） 某号染色体增加两条或两条以上，称多体型。多体型在临床上只见到性染色体多体型。增加的性染色体越多，临床症状越重。

3. 假二倍体（pseudodiploid） 细胞内某号染色体多一条，而另外的染色体又少一条，结果为染色体总数维持 46 条不发生变化，这种细胞或个体称为假二倍体。如 46，XX，－18，＋21，表示该个体少一条 18 号染色体，但多一条 21 号染色体。

4. 嵌合体（mosaic） 一个个体同时存在两种或两种以上核型的细胞系，称嵌合体。如 46，XX/47，XXY。嵌合体的形成主要与受精卵形成之后的卵裂过程有关。嵌合体可以是数目异常之间、结构异常之间以及数目和结构异常之间的嵌合。

5. 非整倍体产生的机制　多数非整倍体是在生殖细胞成熟过程或受精卵早期卵裂中，发生染色体不分离（chromosome non - disjunction）或染色体丢失（chromosome loss）而产生。

（1）染色体不分离　可发生在细胞的有丝分裂过程中，也可发生在减数分裂过程中。在细胞分裂进入中、后期时，如果某对染色体或姐妹染色单体彼此没有正常分离，而是同时进入一个子细胞，则所形成的两个子细胞，一个染色体数目增多，另一个染色体数目减少，这个现象称为染色体不分离。这是染色体数目畸变的主要原因。

①减数分裂时发生染色体不分离：染色体不分离可发生在减数分裂Ⅰ期，也可以发生在减数分裂Ⅱ期。在减数分裂Ⅰ期，某一对同源染色体不分离，同时进入一个子细胞核，所形成的配子中，一半有24条染色体（$n+1$），另一半有22条（$n-1$）。它们与正常配子受精后，将形成超二倍体或亚二倍体（图8－3A）。若在减数分裂Ⅱ期发生姐妹染色单体不分离，所形成配子的染色体数目有以下几种情况：1/2为n，1/4为（$n+1$），1/4为（$n-1$）。它们与正常配子受精后，产生相应的二倍体、超二倍体、亚二倍体（图8－3B）。

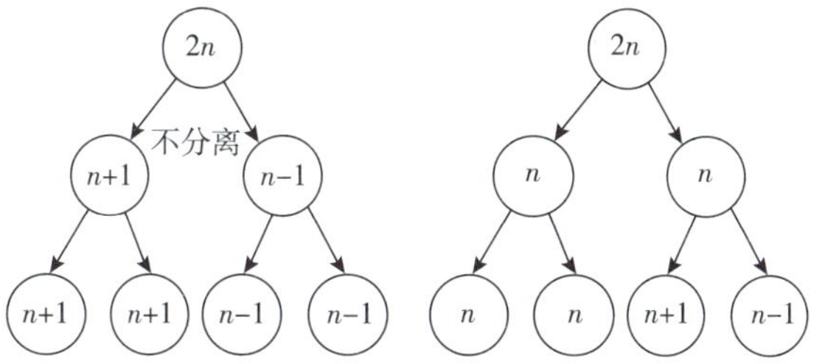

图8－3　减数分裂染色体不分离

②有丝分裂时发生染色体不分离：染色体不分离发生在受精卵的卵裂阶段，卵裂早期某号染色体的姐妹染色单体不分离，可导致产生由两种细胞系或三种细胞系组成的嵌合体。若发生在第一次卵裂，形成的超二倍体细胞系（$2n+1$）和亚二倍体细胞系（$2n-1$）各占50%；若发生在第二次卵裂，形成的三种细胞系（$2n-1$、$2n$、$2n+1$）所占比例分别为25%、50%、25%。不分离发生越晚，正常细胞系所占比例越大，临床症状相对较轻。若异常细胞系比例低于3%，一般没有临床症状。因亚二倍体细胞系缺少一条或几条染色体，特别是丢失常染色体时，细胞活力下降，易被淘汰而消失，不形成细胞系，所以临床上常见的是二倍体/三体的嵌合体。

（2）染色体丢失　又称染色体分裂后期延滞（anaphase lag），指在细胞有丝分裂过程中，某一染色体未与纺锤丝相连，未能移向两极；或者在移向两极时行动迟缓，滞留在细胞质中，而后降解消失，造成该条染色体的丢失而形成亚二倍体。染色体丢失也是嵌合体形成的一种方式。

6. 非整倍体的核型描述　非整倍体的描述方法为"染色体总数，性染色体组成，+/－畸变染色体序号"。例如，某一核型中的21号染色体多了一条，可描述为：47，XX（XY），+21；少了一条21号染色体，则描述为45，XX（XY），－21；若增减的是性染色体，则直接在"性染色体组成"部分描述，如某男性多了一条X染色体，可描述为47，XXY。

三、染色体结构畸变

受多种因素的影响，染色体可发生断裂（breakage），染色体的断裂和重接是染色体结构畸变的基础。断裂之后的染色体片段如能在原来的位置上重新接合，称愈合或重合（reunion），染色体恢复正常，不引起遗传效应；如果染色体断裂后未在原位重接，断裂片段移动位置与其他片段相接或者丢失，则可引起染色体结构畸变，又称染色体重排（chromosomal rearrangement）。

（一）染色体结构畸变的描述

染色体结构畸变的类型较多，描述起来比较复杂，因此需要一些特定的符号来进行描述。染色体结构畸变常用符号及其含义见表8-1。

表8-1　细胞遗传学常见符号及其含义

符号	含义	符号	含义
der	衍生染色体	cen	着丝粒
dup	重复	del	缺失
fra	脆性位点	dic	双着丝粒
i	等臂染色体	der	等臂衍生染色体
ins	插入	inv	倒位
mar	标记染色体	mos	嵌合体
p	短臂	ph	费城染色体
q	长臂	r	环状染色体
rcp	相互易位	rea	重排
rob	罗伯逊易位	?	识别没把握或可疑者
s	随体	→	从……到
ter	末端	/	嵌合体中用于分开不同细胞系
:	断裂	;	重排中用于区分不同号染色体
::	断裂后重接	+	增加（增长）
,	区分染色体数目、性染色体和染色体异常	-	减少

染色体结构畸变的描述有简式和详式两种。简式相对简单，一个有染色体结构畸变的核型，用简式表示时，描述的内容如下：①染色体总数；②性染色体组成；③畸变类型的符号（一个字母或三联字母）；④畸变的染色体序号；⑤断裂点的臂、区、带号。进行详式描述时，①②③④与简式相同，但在⑤中需详细描述重排染色体的组成。

（二）染色体结构畸变常见类型

常见的染色体结构畸变类型有：缺失、倒位、重复、易位、环状染色体、双着丝粒染色体和等臂染色体等。

1. 缺失（deletion，del）　指染色体断裂后出现片段的丢失，缺失使位于这个片段的遗传物质也随之丢失。染色体发生断裂后，将染色体分成有着丝粒和无着丝粒两种片段，通常无着丝粒片段在细胞分裂时不能与纺锤丝相连，而滞留在胞质中，一次分裂后丢失。较大的缺失往往带来致死效应，而微小的缺失则并不致死。根据缺失位置的不同，可将染色体缺失分为末端缺失和中间缺失。

（1）末端缺失　指染色体在近短臂或长臂末端断裂，造成染色体缺失远侧端的现象。例如1号染色体在长臂的2区1带（q21）处发生断裂后，由q21到长臂末端的这一片段丢失（图8-4）。

简式：46，XX（XY），del（1）（q21）。

详式：46，XX（XY），del（1）（pter→q21:）。

（2）中间缺失　指在染色体臂上发生两处断裂，中间片段丢失，近侧段和远侧段的断端彼此连接。例如3号染色体在长臂的2区1带与3区1带发生两次断裂，并丢失两断裂点之间的片段（图8-5）。

简式：46，XX（XY），del（3）（q21q31）。

详式：46，XX（XY），del（3）（pter → q21∷q31 → qter）。

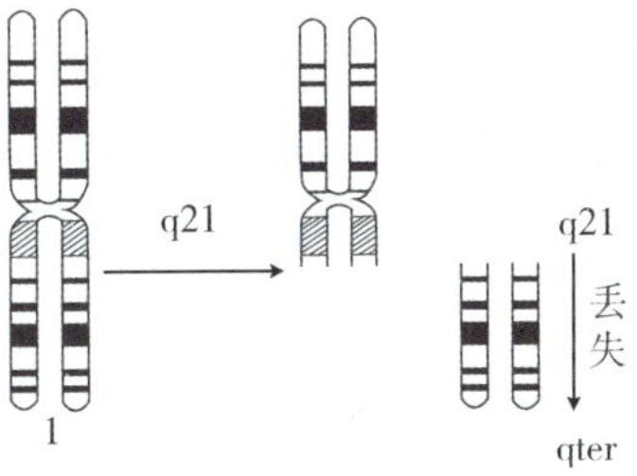

图 8－4　末端缺失

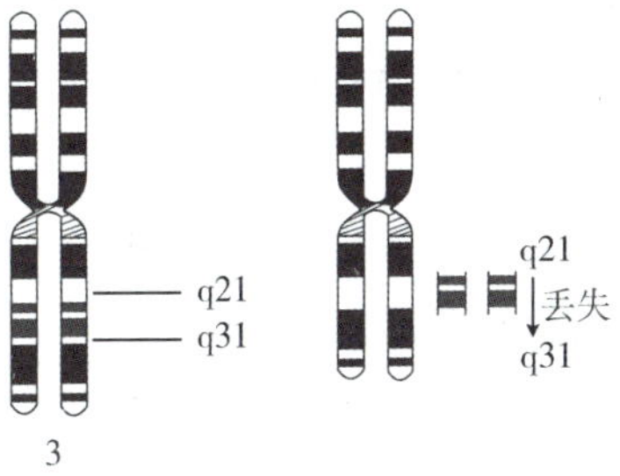

图 8－5　中间缺失

2. 倒位（inversion，inv）　某一染色体同时发生两处断裂，中间的断片旋转 180°后重接。染色体上的基因排列顺序也被颠倒。根据倒位的片段是否含染色体着丝粒区域，可分为臂内倒位和臂间倒位。

（1）臂内倒位　倒位发生在染色体的一条臂上，称臂内倒位（paracentric inversion）。因臂内倒位不改变两个臂的长度，要用染色体显带技术才能识别（图 8－6A）。

简式：46，XX（XY），inv（1）（p22p34）。

详式：46，XX（XY），inv（1）（pter → p34∷p22→p34∷p22 → qter）。

（2）臂间倒位　在一条染色体长臂和短臂上各发生一处断裂，断片旋转 180° 后重接，此时中间包含着丝粒区，则称臂间倒位（pericentric inversion）。臂间倒位会使两个臂的长度出现增减，即使未做染色体显带处理，也可观察区分（图 8－6B）。

简式：46，XX（XY），inv（4）（p15q21）。

详式：46，XX（XY），inv（4）（pter → p15∷q21 → p15∷q21 → qter）

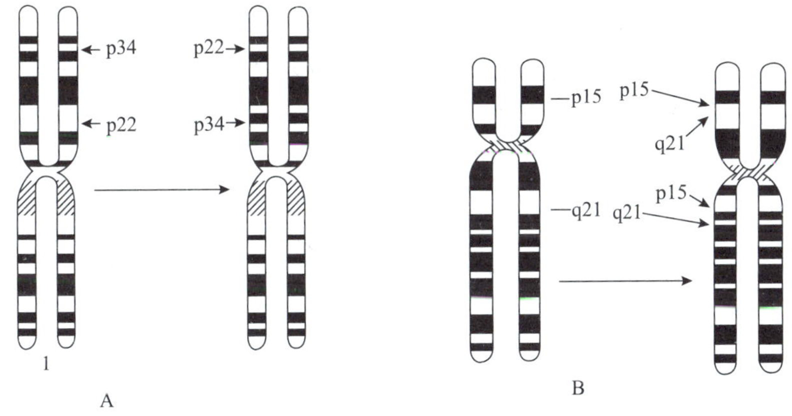

图 8－6　倒位

个体染色体发生倒位，因没有丢失遗传物质，一般表型正常，这种个体称为倒位携带者（inversion carrier）。倒位携带者由于其染色体发生了倒位，染色体结构发生了重排，在形成生殖细胞的减数分裂过程中，同源染色体配对时可能形成倒位环。如果在倒位环内发生交换，理论上可形成四种配子：正常染色体、倒位染色体、部分缺失的染色体和部分倒位的染色体。个体受精后出现胚胎流产、死胎或畸形儿。

3. 重复（duplication，dup）　是指一条染色体上某个相同的片段有 2 个或 2 个以上的现象。重复部分可以出现在同一染色体上的邻近位置，也可以出现在同一染色体上的其他位置或者出现在其他染色体上。发生的原因是同源染色体或染色单体发生断裂后形成的断片插入同源染色体或染色单体，或者姐妹染色单体发生不等交换。发生在同源染色体之间的重复，一条染色体出现片段重复，而另一条染色体往往会出现片段缺失。

4. 易位（translocation，t） 一条染色体断裂产生的断片接到另一条非同源染色体的臂上，这种结构畸变称为易位。常见的易位方式有相互易位、罗伯逊易位和插入易位等。

（1）相互易位（reciprocal translocation） 指两条非同源染色体同时发生断裂，断片交换位置后重接，形成两条衍生染色体。一般相互易位仅片段位置改变而不造成染色体片段的增减，通常没有明显的遗传效应，故称平衡易位。相互易位是较常见的染色体结构畸变类型，各号染色体间都可发生。例如：2q21 断裂，远端片段易位到 5q31 与断点相连；而 5q31 断裂后，远端片段易位到 2q21 并与断点连接，形成两条衍生染色体（图 8－7）。

简式：46，XX（XY），t（2；5）（q21；q31）。

详式：46，XX（XY），t（2；5）（2pter → 2q21::5q31 → 5qter；5pter → 5q31::2q21 → 2qter）。

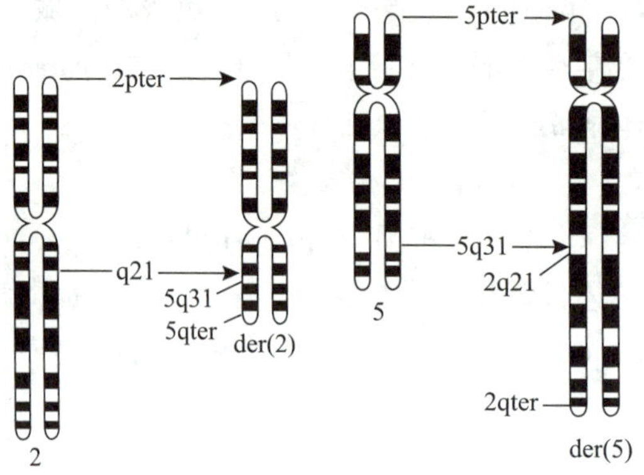

图 8－7 相互易位

（2）罗伯逊易位（Robertsonian translocation） 又称着丝粒融合。这种易位由 W. R. Robertsonian 于 1916 年所发现。这是发生在近端着丝粒染色体之间的一种易位形式，因此，罗伯逊易位主要发生在 D/D、D/G、G/G 这些组的染色体之间。当两条近端着丝粒染色体在着丝粒部位或靠近着丝粒部位发生断裂后，二者的长臂通过各自着丝粒处接合在一起，形成一条由两条染色体长臂构成的衍生染色体；两个短臂则构成一个小染色体，但由于缺乏着丝粒或因几乎全由异染色质组成，常丢失。如 14 号染色体在长臂的 1 区 1 带断裂与 21 号染色体在短臂的 1 区 1 带断裂后形成罗伯逊易位（图 8－8）。

简式：45，XX（XY），－14，－21，＋t（14；21）（q11；p11）。

详式：45，XX（XY），－14，－21，＋t（14；21）（14qter → 14q11::21p11 → 21qter）。

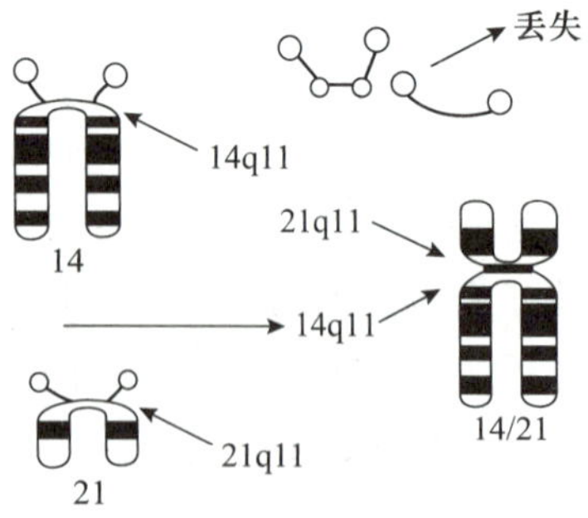

图 8－8 罗伯逊易位

虽然罗伯逊易位者丢失了由两个染色体短臂组成的染色体，细胞中染色体为 45 条，但由于近端着丝粒染色体的短臂几乎全是异染色质，而两条长臂融合形成的染色体几乎包含两条染色体的全部基因，不足以引起个体表型改变，但在形成生殖细胞时会出现异常，造成胚胎死亡、流产或出生先天畸形儿。

（3）插入易位（insertional translocation） 两条非同源染色体同时发生断裂，但只有其中一条染色体发生两处断裂，中间片段插入另一条染色体断裂处（非末端部位）。只有发生三次断裂时，才可能发生插入易位。

5. 环状染色体（ring chromosome，r） 一条染色体的长、短臂同时发生断裂，断裂点远侧片段丢失，含有着丝粒的片段两断端发生重接，即形成环状染色体（图8－9）。形成的环状染色体是不稳定的，因为染色体复制时染色体环必须打开一次。

简式：46，XX（XY），r（2）（p21q31）。

详式：46，XX（XY），r（2）（p21 → q31）。

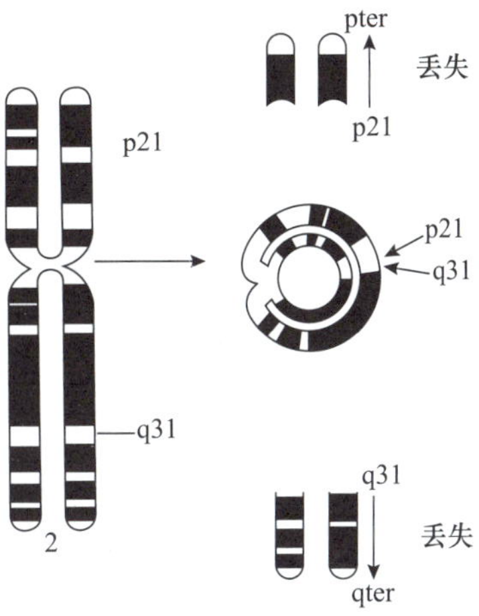

图8－9 环状染色体

6. 双着丝粒染色体（dicentric chromosome，dic） 两条染色体同时发生一次断裂后，两个具有着丝粒的片段的断端相连接，形成一条具有两个着丝粒的染色体（图8－10）。

简式：46，XX（XY），dic（6；11）（q22；p15）。

详式：46，XX（XY），dic（6；11）（6pter → 6q22∷11p15 → 11qter）。

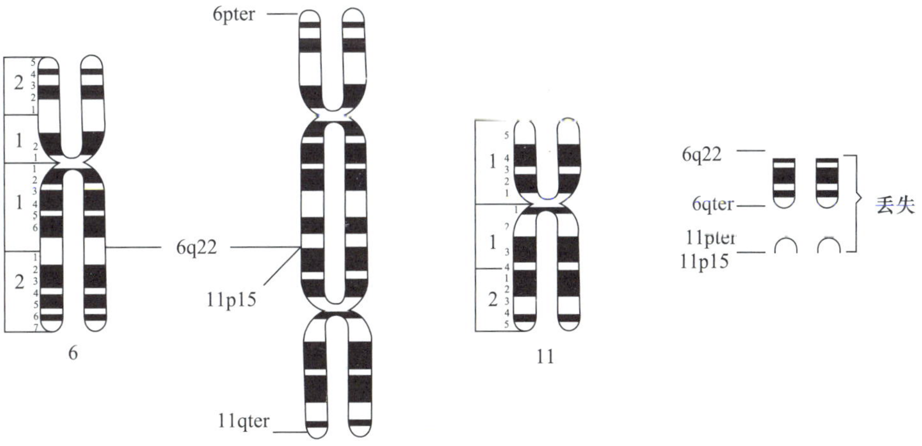

图8－10 双着丝粒染色体

7. 等臂染色体（isochromosome，i） 是指染色体在着丝粒处横裂（细胞分裂时，着丝粒为纵裂），形成两条只有一种染色体臂的染色体，复制后形成由两条短臂和两条长臂组成的染色体，所以其在形态结构上完全相同（图8－11）。

X染色体短臂的等臂染色体核型描述：

简式：46，X，i（X）（p）。

详式：46，X，i（X）（pter → cen → pter）。

X染色体长臂的等臂染色体核型描述：

简式：46，X，i（X）（q）。

详式：46，X，i（X）（qter → cen → qter）。

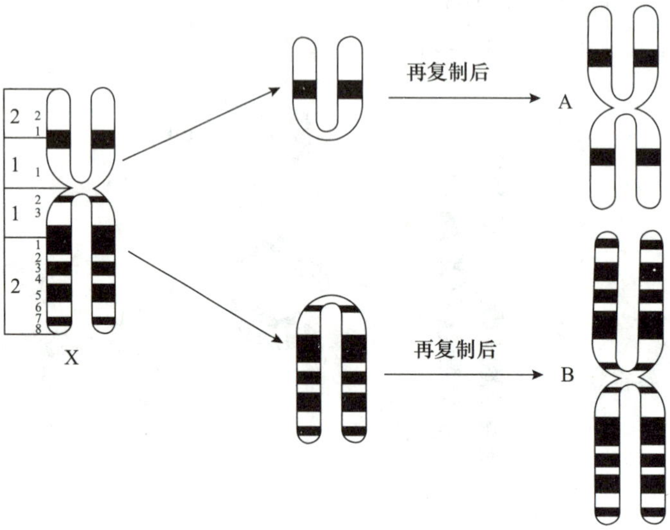

图8－11　等臂染色体

第二节　染色体病

染色体病（chromosomal disease）是染色体遗传病的简称，是指由于染色体数目或结构异常而引起的疾病。染色体病通常表现出一系列临床症状，涉及许多器官系统形态结构和功能的异常，因而又称染色体畸变综合征或染色体综合征（chromosomal aberration syndrome）。染色体病绝大多数由亲代的生殖细胞染色体畸变引起，少数由父母一方的平衡易位引起。现已确定的染色体病有几百种。随着高分辨显带技术等生物技术的发展和应用，今后还会发现更多的染色体病。

根据畸变染色体的不同，染色体病可分为常染色体病（1～22号常染色体异常）和性染色体病（X染色体、Y染色体异常）两大类。染色体病的一般表现为先天性智力低下、生长发育迟缓、伴有多发先天畸形，有些还有特殊的皮肤纹理改变。性染色体病除有上述特征以外，还有性腺和性器官发育不全等临床表现。

具有染色体异常的胚胎大部分发生流产或死产。然而，并非所有染色体异常都会出现明显的临床症状或表型异常，如平衡易位或倒位携带者的表型正常，而只是在婚后有可能引起流产、死产、新生儿死亡或者生育先天畸形儿或智力低下儿等。因此，染色体病对人类危害极大，且目前尚无很好的治疗方法，减少染色体病的发生主要依靠遗传咨询和产前诊断等手段。

一、常染色体病

由常染色体数目或结构发生畸变引起的疾病称为常染色体病，约占染色体病的2/3，可分为三体综合征、部分三体综合征、单体综合征、部分单体综合征和嵌合体。其中，以三体综合征和部分三体综合征较为多见。常染色体病的临床表现有不同程度智力低下，生长发育迟缓，可伴有多器官、系统等方面的异常。临床上常见的常染色体病有 21 三体综合征、18 三体综合征和 13 三体综合征等。

（一）唐氏综合征 微课

唐氏综合征（Down syndrome），又称 21 三体综合征（trisomy 21 syndrome）、Down 综合征或先天愚型。1866 年，英国医生 Langdon Down 首先描述了此病，故称 Down 综合征。1959 年，法国细胞学家 Lejeune 证实此病的最常见病因为多了一条 G 组 21 号染色体，故此病又称为 21 三体综合征。

21 三体综合征是人类最常见的一种常染色体病，也是最常见的一种染色体病。据报道，新生儿中 21 三体综合征的发病率约为 1/800，男性患者多于女性患者。唐氏综合征的发病率：母亲生育年龄在 20～30 岁时，无明显随年龄增加的趋势；一旦母亲生育年龄大于 35 岁，发病率明显增高；超过 40 岁时，发病风险更高。

1. 临床表现　虽然 21 号染色体是 G 组的小染色体，但就目前已知分布的基因涉及智力、面部、四肢、心血管系统、消化系统等方面，同时由于基因的多效性等因素，21 三体综合征患者的临床表现多种多样：可出现明显的智力障碍，智商指数在 20～50，通常为中、重度智力低下，尤其缺乏抽象思维能力；生长发育迟缓，出生时身长、体重低于正常儿；特殊面容，小头、耳位低、眼距宽、外眼角上斜、鼻梁低平、口常张开、舌大且常伸出口外，又称“伸舌样痴呆”（图 8－12）；多发畸形，约 50% 患先天性心脏病，也有胃肠道畸形；趾间距宽，通贯掌概率高；生殖能力低下，一般无生育能力，男性患者常有隐睾，女性患者通常无月经，偶有生育能力。另外，该病患者患白血病的风险远高于正常人。因多发畸形等原因，患者平均寿命较短，多数患者不能存活到成年，寿命超过 40 岁的患者人数极少，且成年患者较早出现类似于 Alzheimer 病的表现。

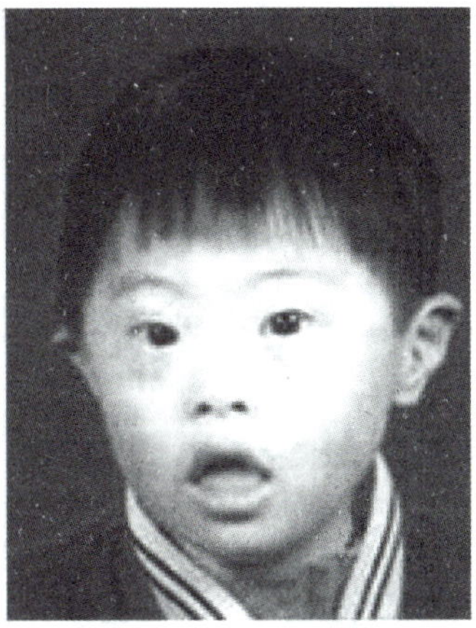

图 8－12　唐氏综合征患儿

2. 遗传机制及核型　21 三体综合征主要的发病原因是多了一条 21 号染色体，即 21 三体。该综合征的核型有四种类型：完全型 21 三体、易位型 21 三体、嵌合型 21 三体和 21 部分三体型。

（1）完全型 21 三体　是 21 三体综合征最常见的类型。患者的核型为 47，XX（XY），＋21（图 8－13）。该型通常是由于 21 号染色体减数分裂过程中同源染色体或姐妹染色单体不分离所致。这种不分离 90% 发生在卵细胞的形成过程中，约 10% 发生在精子的形成过程中。近年来认为，卵细胞形成过程中姐妹染色单体的提前分离是高龄妇女生育该病患儿的主要原因。完全型 21 三体综合征体细胞中均增加了一条 21 号染色体，有较为典型的临床表现。

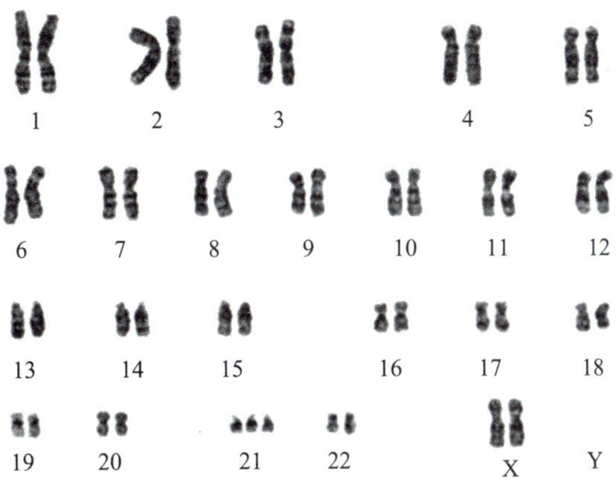

图 8－13　完全型 21 三体综合征核型

（2）易位型21三体　占2.5%～5.0%。易位可以是新发生的，也可由双亲之一遗传而来。若为遗传而来，则双亲之一为平衡易位携带者。其核型有多种，最常见的是D/G易位，多为罗伯逊易位。其中，D/G易位最常见，D组中以14号染色体为主，G组中以21号染色体为主，即核型为46，XX（或XY）－14，＋t（14q；21q），虽然患者细胞内是46条染色体，但仍是多了一条21号染色体的组成，故仍表现出先天愚型的症状。这种易位型的患儿约半数为遗传型，即亲代中有14/21平衡易位染色体携带者，核型为45，XX（或XY），－14，－21，＋t（14q；21q）。另一种为G/G易位，是由于G组中两个21号染色体发生着丝粒融合（同源罗伯逊易位），形成等臂染色体t（21q21q），或一个21号染色体易位到一个22号染色体上，t（21q；22q），但较少见。虽然该类个体染色体总数少了一条，但基因成分保持平衡，故其表型正常。平衡易位携带者可形成6种配子，受精后除不能正常发育而流产的胚胎外，易位携带者可以生出正常、易位型患儿和平衡易位携带者三种核型的后代（图8－14）。

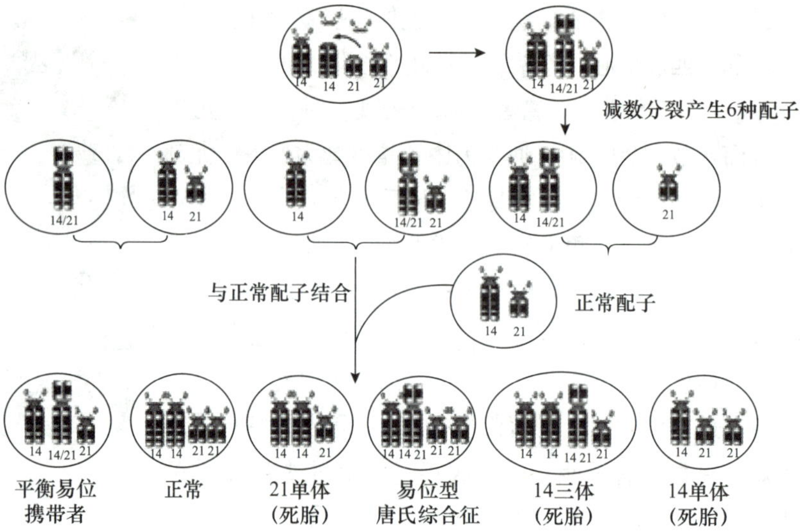

图8－14　t（14；21）易位携带者与正常人婚配后代子女核型分布图

另外，当母亲是21q21q的平衡易位携带者时，就不可能娩出表型正常的后代，因为她只能产生两种配子：①含有21q21q；②不含有21号染色体。第一种配子与另一正常配子结合后，其后代将会发生易位型21三体综合征；第二种配子与正常配子结合后，将产生21单体的合子。常染色体单体常常是致死性的，胚胎难以存活而流产，因此，当双亲之一是21q21q的携带者时，后代是21三体的概率几乎为100%。

（3）嵌合型21三体　约占2%。患者的核型通常为46，XX（XY）/47，XX（XY），＋21。其临床表现轻重不一，主要取决于正常细胞与异常细胞之间的比率。嵌合型21三体通常是胚胎的早期发育过程中，细胞有丝分裂时21号染色体不分离所致。不分离在胚胎发育过程中发生得越早，异常核型细胞比例越高，患者表型越严重；反之，则临床表现症状较轻。

（4）21部分三体型　非常少见，可能是减数分裂过程中染色体重排所致，患者的表型取决于重复片段涉及的区域和大小。

3. 诊断、治疗和预防　根据临床表现，可以较为容易地对典型的唐氏综合征做出临床诊断。症状不典型时，需要与其他疾病进行鉴别。明确诊断和产前诊断的首选方法是染色体核型分析，当21部分三体型无法确定时，可选择荧光原位杂交或基因组拷贝数变异分析进行进一步诊断。临床上，产前超声若发现一些征象如NT增厚、NF增厚、鼻骨缺失或发育不良、心脏畸形、草鞋足等，则有助于诊断。

目前的治疗主要是对症治疗。早期通过手术矫正一些先天畸形，有助于延长患儿的寿命。营造良好的家庭、社会环境，如对患儿进行特殊教育和职业相关训练可提高患儿的社会适应力，患儿能实现基本生活自理，但不能完全脱离监护。

降低唐氏综合征的发生率，主要依靠有效的预防手段，如进行婚姻生育指导、适龄生育，检出染色体平衡易位携带者，遗传咨询，产前筛查和产前诊断等。预防以产前诊断为主，主要是通过绒毛活检、羊水穿刺或脐带血穿刺来采集胎儿样本，然后通过染色体核型分析来检测胎儿是否为唐氏综合征，以此来指导孕龄妇女生育。对于无产前诊断指征的妇女，也应进行血清学筛查或孕妇外周血胎儿游离 DNA 产前筛查。孕早期母血妊娠相关蛋白（PAPP - A）降低，孕中期母血清 AFP 和 uE_3 降低、hCG 和 inhibin - A 升高，提示胎儿唐氏综合征高风险。孕妇外周血胎儿游离 DNA 产前筛查（noninvasive prenatal testing，NIPT）是目前最敏感的唐氏综合征筛查方法，21 号染色体拷贝数增加提示胎儿唐氏综合征高风险。但应该注意的是，产前筛查只提示风险，而并不能确诊，明确诊断目前还是依靠前述染色体核型分析。

素质提升

孕妇外周血胎儿游离 DNA 产前筛查技术的发明

孕妇外周血胎儿游离 DNA 产前筛查（noninvasive prenatal testing，NIPT）作为一种安全、准确、快速检测胎儿重大遗传疾病的产前检测技术，可避免传统产前检测技术存在的弊端，目前已在全球百余个国家应用，大大减少了出生缺陷的发生。

卢煜明教授在牛津大学读医科专业时，当时的技术情况是：如果想判断胎儿是不是正常、有没有遗传疾病，就要做一些有风险的检测，比如羊膜穿刺术，而羊膜穿刺术导致孕妇流产的风险高达 1%，所以当时的准妈妈们要面对做不做产前诊断的艰难选择。卢煜明教授想："有没有可能用一些安全的方法，比如用孕妇的血液检测胎儿是否正常？"这样的医者仁心，激励着卢煜明从 1989 年在孕妇血浆中发现胎儿细胞到 1997 年开发出一套技术用于检测孕妇血液内的胎儿 DNA，使产前诊断更为安全、便捷。

（二）18 三体综合征

18 三体综合征由 Edwards 于 1960 年首先报道，故称 Edwards 综合征（Edwards syndrome）。该病的发病率仅次于 21 三体综合征，为第二常见的染色体三体型。18 三体综合征的新生儿发病率为 1/8000 ~ 1/3500，在女性更为多见。

1. 临床表现 18 三体综合征的主要临床特征为：生长发育障碍，出生低体重，智力低下；小头、枕部突出、小脑发育不良、肌张力亢进；眼裂小，小眼球、眼距宽，有内眦赘皮，耳位低；下颌小，胸骨短小、肋骨细小、小骨盆；95% 的患者伴有先天性心脏病，室间隔缺损及动脉导管闭锁不全；具有特殊握拳姿势，第 3、4 指紧贴手掌，第 2、5 指压在其上，1/3 为通贯掌、摇椅形足等。生存期短，约半数在出生后 1 周夭折，少数存活至半岁，极少能活到 1 周岁。

2. 遗传机制及核型 18 三体综合征根据核型和遗传机制的不同，可分为三型。

（1）三体型 最多见，80% 的患者核型为 47，XX（XY），+18。该型多为母亲卵母细胞减数分裂时发生的 18 号染色体不分离所致，其发生与母亲年龄增大有关。

（2）嵌合体型 约占 10%，患者核型为 46，XX（XY）/47，XX（XY），+18。症状较三体型轻，严重程度取决于异常细胞的比例。

（3）易位型 主要是 18 号与 D 组染色体易位。

3. 诊断、治疗和预防 根据患儿的典型特征（低出生体重、胸骨短、特殊握拳方式和摇椅形足以及先天性心脏病等器官畸形）进行临床诊断较为容易。当症状不典型时，需要与其他染色体病和基因组病进行鉴别诊断。

染色体核型分析是诊断的首选方法。产前超声发现草莓头、小下颌、唇裂、脐膨出、桡骨缺如、紧握拳、指重叠、足内翻、摇椅形足等大量异常时，有助于诊断。孕中期母血清 AFP、uE_3、hCG 降低，也提示胎儿 Edwards 综合征高风险；孕妇外周血胎儿游离 DNA 产前筛查（NIPT）是目前检测 Edwards 综合征最敏感的筛查方法，18 号染色体拷贝数增加提示胎儿 Edwards 综合征高风险。

目前的治疗主要是对症治疗，比如通过外科手术纠正先天性心血管畸形。95% 的 Edwards 综合征胎儿会自发流产，对于该综合征高风险的胎儿或高龄孕妇，应采集胎儿样本进行染色体核型分析。预防可参考前述唐氏综合征。

（三）13 三体综合征

13 三体综合征（13 trisomy syndrome）于 1960 年由 Patau 等首先描述，故又称 Patau 综合征。此后通过显带技术确认，增加的这条染色体为 13 号染色体。新生儿中，13 三体综合征的发病率约为 1/25000。女性患者明显多于男性患者。

1. 临床表现 99% 的 13 三体胚胎会流产。患儿的临床表现往往较唐氏综合征和 18 三体综合征更严重，出现严重畸形，生存期短，半数患儿在新生儿时期夭折，只有不到 1/10 的患儿能存活超过 12 个月。临床症状主要有小头、唇裂和（或）腭裂、先天性心脏病、右位心、严重智力低下、前额凸出、小眼、虹膜缺损、嗅觉缺失、耳位低、多指（趾）畸形、手指弯曲、足跟后凸、脐疝、听力缺陷、肌张力过高等。

2. 遗传机制及核型 13 三体综合征根据其遗传机制，可分为四种类型：三体型、罗伯逊易位型、嵌合型和部分三体型。其中，三体型最常见，80% 的病例为此型，核型为 47，XX（XY），+13。其发生和母亲生育年龄有关，增加的 13 号染色体大多来自母亲减数分裂 I 期染色体发生不分离。10% ~ 15% 的病例为易位型。嵌合型约占 6%。

3. 诊断、治疗和预防 诊断方法和治疗原则以及预防方案可参考前述唐氏综合征。

（四）5p－综合征

5p－综合征（partial monosomy 5p syndrome）又称为猫叫综合征（Cri du chat syndrome），名称源于患儿生后数周至数月哭声尖细，似小猫叫。本病为 5 号染色体短臂部分缺失所致，是最常见的缺失综合征，群体发病率约 1/50000，女性患者多于男性患者。

1. 临床表现 本病最具特征性的表型为患儿喉肌发育不良，哭声尖细、音质单调，似猫叫。其他临床表现为：智力发育迟缓，智商指数常低于 20；头小、满月脸、眼间距过宽，内眦赘皮，短头畸形，下颌肌张力减退和下颌小且后缩，斜视等；猫叫样哭声可随年龄增大而逐步消失；常伴有动脉导管未闭和免疫球蛋白缺乏，婴儿期死亡的常见原因为肺炎。约 50% 的患者有先天性心脏病。多数患者可活到儿童期，少数可活到成年。

2. 遗传机制及核型 近 90% 的病例为新发，约 12% 是由于双亲之一存在染色体相互易位或倒位，在传递过程中出现了不平衡重排。新发患者染色体异常通常是由于减数分裂染色体分离时，一条 5 号染色体短臂部分丢失，也可以形成嵌合体。本病的关键片段在 5p15.3 ~ 5p15.1。不同患者 5p 缺失片段的大小不同，但都包含 5p15 区域，说明患儿的临床表现是 5p15 的特异性缺失引起的。核型：46，XX（XY），del（5p）。

3. 诊断、治疗和预防 可根据患者特征性的猫叫样哭声、严重的生长发育迟缓和智力障碍等临床特征做出诊断，但由于其将征性的哭声往往会在出生后 1 年内消失，应注意询问可疑患儿以往哭声情况。另外，患儿在生长发育过程中可出现一些表型的变化，如脸变窄、变长，牙齿咬合异常，头发过早灰白等。当患者临床症状不典型时，应注意与其他疾病相鉴别。

诊断和产前诊断的主要方法是染色体核型分析和基因组拷贝数变异分析。其中，基因组拷贝数变异分析对缺失片段大小及区间的判定更加准确，比染色体核型分析可检测的片段更小。

对于猫叫综合征患者，尽早进行康复锻炼可使部分患儿的社交和精神活动达到正常 5～6 岁儿童的水平，因此，早期诊断及早期干预是非常重要的。婴儿期患儿易患肺炎而导致死亡，因此，要加强这一方面的护理或处理。有明显器官畸形的，在进行细致的检查后，必要时应进行外科手术纠正。对于已经生育猫叫综合征患儿的父母进行染色体核型分析和再次生育时进行产前诊断是预防的必要手段。

二、性染色体病

性染色体病又称为性染色体异常综合征，是指由性染色体（X 或 Y 染色体）的数目异常或结构畸变而引起的疾病。性染色体病的数量占染色体病的 1/3，且患者的性征异常大多数在婴儿期或儿童期不明显，病情程度大多没有常染色体病严重。

（一）Turner 综合征

Turner 综合征又称为先天性卵巢发育不全（Turner syndrome），于 1938 年由 Turner 首先报道。1959 年，Ford 证实了本病患者缺少一条 X 染色体，是最常见的性染色体异常疾病。本病在新生女婴中的发病率约为 1/2500，99% 的 Turner 综合征会自发流产。

1. 临床表现　Turner 综合征患者的主要临床特征有：身材矮小，成年身高为 120～140cm；性腺呈索条状，生殖系统呈幼稚型，原发闭经，子宫发育不全，外生殖器发育不良；第二性征不发育，乳距宽，盾状胸，乳房不发育，无生育能力；后发际低，肘外翻，50% 的患者有颈蹼；常伴发先天性心脏病等。

2. 遗传机制及核型　本病的遗传机制是减数分裂过程中性染色体不分离，导致缺失 X 染色体的配子形成，与正常配子形成 X 单体的受精卵。最常见的核型是 45，X（图 8－15），也可以出现其他一些核型。常见核型见表 8－2。

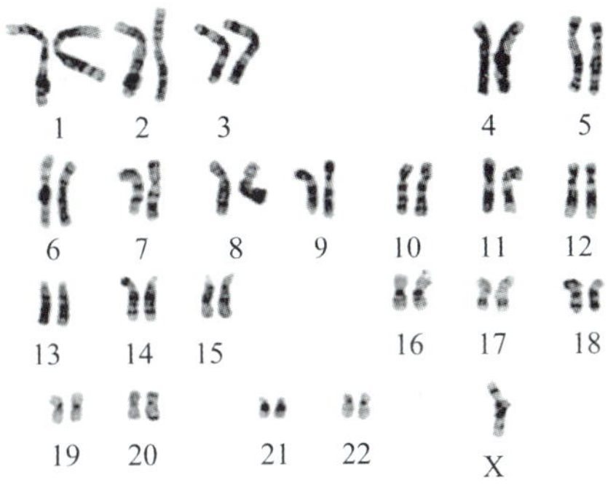

图 8－15　Turner 综合征核型

表 8－2　Turner 综合征患者常见核型

类别	核型
单体型	45，X
嵌合体型	46，XX/45，X
X 染色体缺失	46，X，del（Xq）
等臂 X 染色体	46，X，i（Xq）
环状 X 染色体	46，X，r（X）

3. 诊断、治疗和预防　根据颈蹼、后发际低、身材矮小、性发育不良等典型表现，Turner 综合征易与其他疾病相鉴别。部分患者可能仅表现出身材矮小，因此，对于身材矮小的女性应行染色体核型分析，以免漏诊。染色体核型分析是诊断该综合征的首选方法。

孕期超声检查和血清学检查相应结果异常时应警惕该病，此外，孕妇外周血胎儿游离 DNA 产前筛查可筛查 X 染色体数目异常，但假阳性率较 21 三体等三体综合征高。

Turner 综合征患者早期使用生长激素可改善身高。12 岁左右应用雌激素治疗，患者可获得近乎正常的性发育，青春期至 40 岁可给予人工周期替代治疗来促进和维持第二性征发育。该综合征患者大多无生育能力，少数保留生育能力的可通过辅助生殖技术进行助孕。核型为X/XY嵌合体的患者可表现为外生殖器两性畸形，应行剖腹探查术和性腺切除术，以防止性腺肿瘤的产生；不能手术的，也应行性腺活检和定期超声波检查。Tumer综合征大多为新发，再发风险低，但生育过Turner综合征患儿的夫妇再次妊娠时应行产前诊断。

（二）Klinefelter综合征

Klinefelter综合征（Klinefelter syndrome）又称为先天性睾丸发育不全、克氏综合征、XXY综合征。该综合征于1942年由Klinefelter首先报道，是第一个被发现的性染色体异常疾病，也是造成男性性功能低下的最常见疾病。本病的发病率在男性中为1/1000～1/800；在精神发育不全的男性中，发病率约为1/100；在男性不育症个体中，约占1/10。

1. 临床表现 Klinefelter综合征表型为男性，一般青春期后才出现症状，主要临床特征为：身材高大，四肢细长；睾丸不发育或隐睾，曲细精管萎缩，呈玻璃样变性，无精子生成；第二性征发育不良，体毛稀少，无胡须，喉结不明显，皮肤细嫩，乳房发育女性化，皮下脂肪发达等。

2. 遗传机制及核型 该综合征通常是由于配子形成时，减数分裂过程中X染色体的同源染色体或姐妹染色单体不分离所导致。最常见核型是47，XXY（图8－16），患者比正常男性多一条X染色体；此外，还有一些少见的核型，比如48，XXXY、48，XXYY等。X染色体越多，症状越严重。约15%的患者为嵌合体，最常见的核型为46，XY/47，XXY。

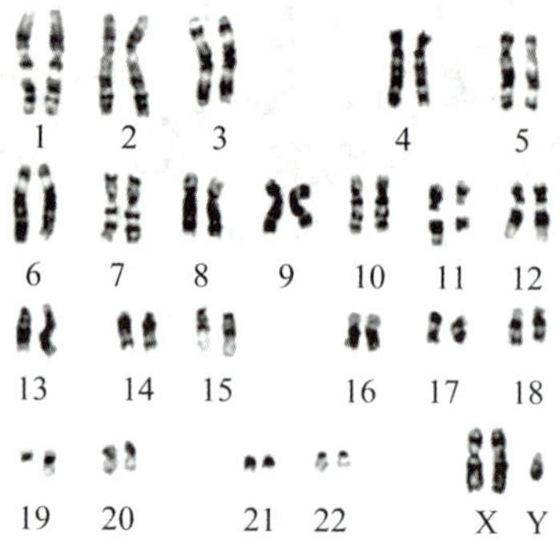

图8－16 Klinefelter综合征核型

3. 诊断、治疗和预防 患者往往因为婚后不育就诊，根据临床表现（身材高大、不育和性发育异常）可以较易做出诊断。当患者表现不典型时，染色体核型分析是诊断该综合征患者的首选方法。特殊情况下，也可以考虑行荧光原位杂交或基因组拷贝数变异分析来进行检测。孕妇外周血胎儿游离DNA产前筛查可筛查X染色体数目异常，但假阳性率较21三体等三体综合征高。治疗以对症治疗为主。通常采用雄激素替代疗法，以促进第二性征发育，可改善和维持第二性征；对一些畸形，可进行手术矫正；对不育患者，可采取辅助生殖技术。预防主要是进行产前诊断。

（三）脆性X染色体综合征

脆性X染色体综合征（fragile X syndrome）是最常见的性染色体结构异常病。本病在男性发病率较高，为1/1250，仅次于唐氏综合征；在女性中约为1/2000。

1. 临床表现 本病以智力低下、行为异常、语言障碍和变异的体征为主要临床特征，还可表现为多动症、性情孤僻、精神病倾向。各种体征包括："三大一低"（大耳朵、大睾丸、大头，智力低下）、长方形面容，前额、下颌突出，其中，巨大的睾丸是青春期以后出现的典型体征。受累女性的临床表现通常较轻，1/3的女性杂合子有轻度智力发育障碍。

2. 遗传机制及核型 X染色体在q27～q28之间的染色体区域呈细丝样，导致其相连的末端呈随体样结构，这一细丝样部位容易发生断裂，故称脆性部位。现已确定，脆性部位位于Xq27.3。学界多认为，脆性部位是在缺乏叶酸或低叶酸等特定条件下形成的。分子遗传学机制是CGG重复过度增加和相邻区异常甲基化。核型：46，fra X（q27）Y。

3. 诊断、治疗和预防 当发现患者有上述临床症状时，可考虑进行分子遗传学分析以明确诊断。目前对该病没有治愈的方法。但也有人采用大剂量叶酸或中枢神经兴奋剂进行治疗，以期改善患者行为、运动能力、语言障碍等，但效果不太明显。目前对本病以预防为主，即进行遗传咨询和产前诊断。

（四）多 X 及 XYY 综合征

多数具有三条 X 染色体的女性，无论外形、性功能还是生育力都是基本正常的；只有少数患者有月经减少，或有原发或继发闭经，卵巢功能低下，乳房发育不良。大约有 2/3 的患者智力稍低，1/3 的患者患有先天性心脏病并有患精神病倾向。

这类患者的核型除了典型 47，XXX 外，还有嵌合型，即 47，XXX/46，XX。患者多余的 X 染色体主要由于母亲的 X 染色体不分离所致。此外，少数患者可有更多的 X 染色体。X 染色体愈多，智力损害和发育畸形愈严重。

XYY 综合征（XYY symdrome）在男婴中的发生率约为 1∶900，大多数 XYY 患者的表型正常，患者身材高大，常超过 180cm，偶尔可见隐睾、睾丸发育不全、尿道下裂、生育力下降等，但大多数患者可以生育。XYY 个体具有精神障碍，易兴奋，自我克制力差，易产生攻击性行为，XYY 纯合型核型是父亲精子形成过程中第二次减数分裂时发生 Y 染色体不分离的结果。

三、两性畸形

两性畸形是指性腺或内外生殖器、第二性征等不同程度具有两性特征的个体。两性畸形不一定会有性染色体的异常。性染色体畸变、常染色体畸变、基因突变等都有可能导致两性畸形出现。两性畸形又分为真两性畸形和假两性畸形两种类型。

1. 真两性畸形　患者体内既有睾丸，也有卵巢组织。核型是 46，XX 的真两性畸形最多见，但也有 46,XY、46,XX/46,XY、46,XX/47,XXY 等多种核型。患者生殖器两性化或接近女性。真两性畸形经常被当作男性抚养。患者即使外生殖器更接近男性，但是青春期也可有乳房发育。性腺位于卵巢、腹股沟或生殖隆起处。睾丸或卵睾多位于右侧。通常有子宫存在。

2. 假两性畸形　患者体内仅有一种性腺，内外生殖器和第二性征兼有两性特征。根据性腺的不同，假两性畸形可分为男性假两性畸形和女性假两性畸形两种类型。①男性假两性畸形：染色体核型为 46，XY，性腺为睾丸，带有 Y 染色体，但是外生殖器未达到男性生殖器发育水平，第二性征有女性化倾向。②女性假两性畸形：染色体核型为 46，XX，性腺为卵巢，但因存在过多雄激素，外生殖器未能向正常女性外生殖器发育，第二性征发育有男性化倾向。

目标检测

答案解析

一、单项选择题

1. 染色体数目异常形成的可能原因是（　）
   - A. 染色体断裂和倒位
   - B. 染色体倒位和不分离
   - C. 染色体不分离和丢失
   - D. 染色体断裂和丢失
   - E. 染色体易位

2. 某种人类细胞的染色体数为 48 条，称（　）
   - A. 二倍体　　B. 亚二倍体　　C. 超二倍体
   - D. 三体型　　E. 多体型

3. 若某人的核型为46，XX（XY），t（2；5）（q21；q31），则表明其体内的染色体发生了（　）

A. 缺失　　B. 倒位　　C. 重复

D. 易位　　E. 环化

4. 染色体结构畸变的基础是（　）

A. 姐妹染色单体交换

B. 染色体核内复制

C. 染色体断裂及断裂之后的异常重接

D. 染色体不分离

E. 染色体丢失

5. 下列疾病中，应进行染色体检查以明确诊断的是（　）

A. 21三体综合征　　B. 苯丙酮尿症　　C. 白化病

D. 珠蛋白生成障碍性贫血　　E. 白血病

6. 核型为46，XXX的患者，染色体畸变类型为（　）

A. 三倍体　　B. 三体型　　C. 嵌合型

D. 多体型　　E. 单体型

7. 21三体综合征患者产生的最常见原因是（　）

A. 父亲高龄，精子发生过程中染色体不分离

B. 母亲高龄，卵子发生过程中染色体不分离

C. 受精卵卵裂早期发生染色体不分离

D. 母亲妊娠期间有病毒感染

E. 患者生产时受到了损害

8. 嵌合体主要的发生机制包括（　）

A. 卵裂时染色体丢失

B. 减数分裂时染色体丢失

C. 卵裂时姐妹染色单体不分离

D. 卵裂时同源染色体不分离

E. 减数分裂时染色体不分离

9. 最多见的Turner综合征患者是（　）

A. 多一条X染色体　　B. 多一条21号染色体　　C. 少一条X染色体

D. 多一条Y染色体　　E. 少一条21号染色体

10. 患者一条X染色体在q27处呈细丝样结构的疾病是（　）

A. 21三体综合征　　B. 18三体综合征　　C. 13三体综合征

D. 猫叫综合征　　E. 脆性X染色体综合征

11. 唐氏综合征属于染色体畸变中的（　）

A. 三体型数目畸变　　B. 三倍体数目畸变　　C. 单体型数目畸变

D. 多倍体数目畸变　　E. 三体型结构畸变

12. 猫叫综合征的核型是（　）

A. 47，XXY　　B. 45，X

C. 46，XX　　D. 46，XX，del（5）（p15）

E. 46，XY

二、思考题

1. 简述非整倍体改变的机制。
2. 染色体病有哪些共同的临床表现？

书网融合……

本章小结　　微课　　题库

第九章　基因突变与基因病

PPT

学习目标

1. 通过本章学习，重点把握基因突变的类型及会产生的遗传学效应；遗传学的三大基本规律；单基因遗传病的分类及遗传特点；多基因遗传病的遗传基础，常见的多基因遗传病。

2. 学会用系谱分析和遗传发病风险率认识遗传病，具有回答遗传学咨询相关问题的能力。

情境导入

情景描述　患者，男，15岁。因“进行性行走不稳，言语含糊3年”为主诉入院。既往史、个人史无特殊。家族史：哥哥，16岁，进行性行走不稳，言语含糊3年。入院前3年无明显诱因逐渐出现行走不稳，言语含糊，易跌倒，后逐渐出现双手颤抖，书写困难。遗传学检查发现该患者发生了基因突变（移码突变），最终被诊断为脊髓小脑性共济失调。患者的哥哥和无症状的母亲也携带该突变，其父亲和姐姐未发现该突变，提示该突变来自母亲，其遗传方式为单基因遗传（常染色体显性遗传）。

讨论　1. 什么是基因突变？基因突变有何特征？

2. 什么是单基因遗传？其与多基因遗传病的主要区别是什么？

第一节　基因突变概述

在所有物种交替繁衍与个体生命活动过程中，遗传物质都能保持其固有的分子组成、结构及其特定的生物学功能，最终表现为遗传性状的相对稳定性。然而，受一定内、外环境因素的影响，遗传物质的结构被改变而引起的遗传信息改变，即为突变（mutation）。突变包括细胞水平上染色体数目组成及结构的异常（染色体畸变），具体见第八章；也包括分子水平上DNA碱基对组成与序列结构的变化（基因突变）。本节主要讲基因突变。

一、基因突变的概念和特点

（一）基因突变的概念

基因突变是由于DNA碱基对的置换、增加或缺失而引起的基因结构的变化，从而引起表型的改变，也称点突变。基因突变普遍存在于自然界中，任何基因都可能以一定的频率发生突变，基因突变是引起生物变异和进化的主要因素。突变可发生在生殖细胞中，也可发生在体细胞中。发生在生殖细胞中的突变，个体通过有性生殖把突变基因遗传给后代，将引起后代遗传性状的改变。

（二）基因突变的特点

基因突变在自然界中普遍存在，但无论是自发突变还是诱发突变，都具有共同的特点。

1. 随机性　指基因突变的发生在时间上、不同的个体上、不同细胞和基因上都是随机的。人工诱变虽有一定的目的性，但所造成的突变后果都是随机的。

2. 重复性　对于任何一个基因位点来说，突变总以一定的频率反复发生。同一生物的不同个体均能发生相似的突变，且突变频率基本一致。

3. 多向性　指同一基因座上的基因可独立发生多次不同的突变而形成不同的碱基组成，从而产生多个复等位基因，进而导致同一遗传性状的差异。

4. 可逆性　指基因发生突变后能够再次发生突变，从而恢复第一次突变前的基因组成。

5. 少利多害性　基因组是一个稳定的体系，如果发生突变，则会打破这一平衡，所以基因的突变大部分是有害的。人类绝大多数的遗传病是由生殖细胞（受精卵）的基因突变造成的，而体细胞突变会造成肿瘤的发生。基因突变并非全部有害，有些突变并不影响基因的功能，这种突变称为中性突变。另外还有少数基因突变对生物体是有益的，能够提高生物的适应能力。

6. 稀有性　在自然界中，基因的自发突变是稀有的，突变率是很低的。

二、引发基因突变的因素

基因突变是在机体的各种内、外环境因素作用下产生的，能诱发基因突变的各种因素统称为诱变剂。根据诱变剂性质的不同，可将基因突变的诱因分为以下三种。

1. 物理因素　如紫外线、各种辐射。紫外线是引起基因突变的常见物理诱变剂之一。紫外线照射造成的细胞内遗传物质损伤，主要表现为 DNA 分子多核苷酸链碱基序列中相邻嘧啶碱的二聚体化。其中最常见的是胸腺嘧啶二聚体（TT）。嘧啶二聚体的形成改变了 DNA 的局部结构，当复制或转录进行到这一区域时，会造成碱基互补配对发生错误，从而影响新合成链中的碱基改变。电离和电磁辐射的诱变作用是一定强度、剂量的射线，如 X 射线、γ 射线、快中子等，或电磁波辐射，导致染色体和 DNA 分子多核苷酸链的断裂性损伤；断裂的染色体或 DNA 序列片段发生重排，将造成染色体结构的畸变。

2. 化学因素　如羟胺类化合物作用于遗传物质，引起 DNA 分子中胞嘧啶（C）发生化学组分的改变，因而不能与其互补碱基鸟嘌呤（G）正常配对，转而与腺嘌呤（A）配对结合。亚硝酸类化合物可引起碱基的脱氨基作用，造成原有碱基结构及化学性质的改变。碱基类似物（5－溴尿嘧啶、巯嘌呤等）可以掺入 DNA 分子，取代某些正常碱基，引起突变的发生。芳香族化合物能嵌入 DNA 的核苷酸序列，造成碱基的插入或丢失，导致插入或丢失点之后整个编码顺序的改变。烷化剂类物质（甲醛、氯乙烯等）能够将烷基基团转移至多核苷酸链上的任一位置，从而造成配对错误而导致突变。

3. 生物因素　主要包括各种病毒、细菌以及真菌等病原体。病毒如麻疹病毒、风疹病毒、疱疹病毒等，都是诱发基因突变的常见病原体。目前，病毒引起 DNA 突变的机制还不是很清楚。其中，RNA 病毒有可能通过反转录酶合成病毒 DNA，再插入宿主细胞的 DNA 序列，从而引起突变。真菌和细菌主要是通过所产生的毒素或代谢产物来诱发基因突变，例如黄曲霉菌所产生的黄曲霉毒素是大家熟知的具有致突变作用的物质，能够导致癌症的发生。

三、基因突变的分子机制

根据基因突变类型的不同，基因突变可分为静态突变和动态突变。

（一）静态突变

静态突变是指在一定条件下，生物各代中以相对稳定的频率发生的基因突变，其突变率一般保持在 10^{-6}左右。静态突变可分为点突变和片段突变。

1. 点突变（point mutation）　指 DNA 链中一个或一对碱基发生改变而造成的突变，包括碱基替换和移码突变两种形式。

（1）碱基替换　指组成 DNA 的某个碱基被其他碱基所替代，根据碱基替换方式的不同，可分为转换和颠换。转换是一种嘌呤被另一种嘌呤所替代（或嘧啶被嘧啶替代），颠换是一种嘌呤被一种嘧啶所替代（或嘧啶被嘌呤替代）。因此，可以产生4种转换和8种颠换（图9－1）。

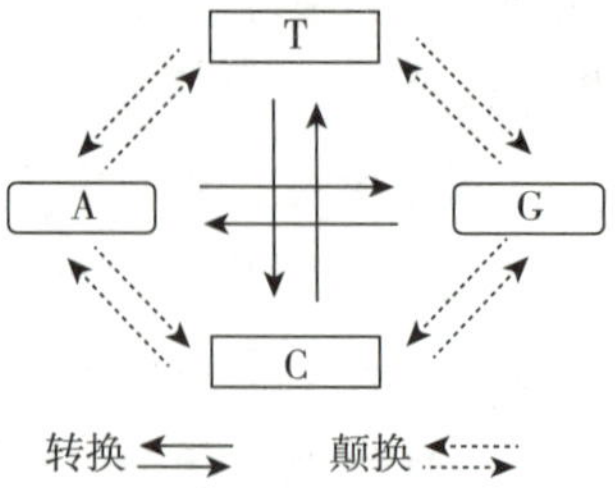

图9－1　碱基替换示意图

碱基替换所产生的效应取决于所影响的是密码子还是非密码子。如果受影响的是密码子，则会产生同义突变、无义突变、错义突变和终止密码突变等遗传学效应（图9－2）；如果受影响的是非密码子区域，则有影响基因表达的调控、影响mRNA的剪接或无明显的遗传学效应等情况。

A:
DNA …AAT… → …GAT…
mRNA …UUA… → …CUA…
多肽链…亮氨酸… ↓ …亮氨酸…

B:
DNA …CTC… → …CAC…
mRNA …GAG… → …GUG…
多肽链…谷氨酸… ↓ …缬氨酸…

C:
DNA …ATA… → …ATT…
mRNA …UAU… → …UAA…
多肽链…酪氨酸… ↓ …终止密码…

D:
DNA …ATT… → …GTT…
mRNA …UAA… → …CAA…
多肽链…终止密码… ↓ …谷氨酰胺…

图9－2　碱基替换的类型

（2）移码突变　由于DNA链中插入（或缺失）一个或多个碱基对的基因突变类型，称移码突变（frame shift mutation）。

如图9－3所示，插入（或缺失）的碱基对数目和方式不同，对其后续密码子改变的影响亦有所不同。若在某一位点插入（或缺失）一个或两个碱基对（非3的倍数），可导致插入（或缺失）点之后序列的阅读框发生错位，引起该位点之后的整个密码组合及其排列顺序发生改变，进而导致其编码的多肽链上的氨基酸种类和序列发生改变，最终严重影响蛋白质的生物学功能而产生生物学效应。若在两个三联体密码子的碱基序列之间插入（或缺失）一个或多个完整密码子的碱基序列，只会使DNA后续转录的mRNA上多（或少）一个或多个密码，突变后的蛋白质多肽链增加（或减少）某一个或多个密码子编码的氨基酸，其前后的氨基酸的读码框不会改变，这种特殊的移码突变称为整码突变（inframe mutation）。

正常密码子	…苯丙　精　异亮　丝　赖… …UUU CGU AUA AGU AAA…
在第2个碱基后插入一个G	…亮　丝　酪　赖　终止… …UUG UCG UAU AAG UAA A…
在第1个密码子后插入GGG	…苯丙　甘　精　异亮　丝　赖… …UUU GGG CGU AUA AGU AAA…

图9－3　移码突变和整码突变图解

2. 片段突变 指DNA链中某一段的碱基序列发生改变，包括DNA片段的缺失、重复和重排。

（1）缺失（deletion） 是DNA在复制或损伤后修复时，某一片段没有被复制或修复造成的。编码序列缺失若打破了三联体密码结构，将导致移码突变。

（2）重复（duplication） 指已复制完的某一片段又再次复制，其结果是新链出现这一片段的重复序列。原因是DNA聚合酶带着新链脱落后，又返回到已复制的模板片段上再度复制。

（3）重排（rearrangement） 指DNA链发生多处断裂，片段的两端颠倒重接或几个片段重接的序列与原先序列不同。

（二）动态突变

动态突变（dynamic mutation）是指基因组中三个连续的脱氧核苷酸串联重复序列随着世代的传递而拷贝数逐代累加的突变方式。例如亨廷顿舞蹈病（又称慢性进行性舞蹈症）是一种罕见的常染色体显性遗传病，该病的分子遗传学基础是*huntington*基因5′端CAG重复序列的拷贝数增加。正常人（CAG）*n*拷贝数在9～34个之间，而在亨廷顿舞蹈病患者细胞中，这一拷贝数可达36～120。此外，脆性X综合征、Kennedy病（脊髓延髓肌肉萎缩症）和强直性脊柱炎也是由于动态突变引起的遗传病。

四、基因突变的表型效应

由基因到表型是一个复杂的过程，基因突变所引起的表型效应也是复杂多样的。根据基因突变对机体的影响情况，可将基因突变的表型效应分为以下几种情况。

1. 对机体产生不可察觉的效应。例如同义突变，基因虽有突变，但突变前后的蛋白质完全相同；某些错义突变，虽然蛋白质的氨基酸组成有所改变，但并不影响蛋白质或酶的生物活性。这些突变不产生或只产生不明显的表型效应。从进化的观点看，这类突变称为中性突变。

2. 形成人体正常生化组成上的遗传学差异。这种差异一般对机体无影响，如各种同工酶及HLA等都是基因突变形成的，是生物多样化与进化发展的重要源泉。但在某些情况下，这种差异也会产生严重后果，例如异体器官移植，若HLA配型不合，就会产生排斥效应等。

3. 产生有利于机体生存的积极效应。例如，非洲人血红蛋白的*HbS*突变基因杂合体比正常的*HbA*纯合体个体更具有抵抗恶性疟疾的能力，有利于个体生存。

4. 引起遗传性疾病、严重的致死突变，可导致流产、死胎或出生后夭折。据估计，一个健康人一般也会带有5～6个处于杂合状态的隐性有害突变，这些突变如处于纯合状态，就会产生有害后果。

五、DNA损伤的修复

为保证基因的高度稳定性，生物体进化出多种DNA损伤的修复系统，包括以下五种。

1. 切除修复 是一系列复杂的酶促DNA修补复制过程。首先由核酸内切酶识别DNA损伤部位，并在5′端形成一个切口，接着在核酸外切酶的作用下切除损伤的DNA片段；随后在DNA聚合酶的作用下，以正常DNA链为模板，合成新的DNA单链填补切口；再由DNA连接酶将新合成的单链与原来的单链以磷酸二酯键连接，完成修复过程。切除修复是细胞内最重要的修复系统，也是人类DNA损伤的主要修复途径。如果该系统有缺陷，则不能修复受损的DNA，可能导致疾病。例如人着色性干皮病患者缺少核酸内切酶，不能修复紫外线诱发的胸腺嘧啶二聚体，导致皮肤癌。

2. 光修复 在波长为300～600nm的可见光照射下，光复活酶能识别并作用于紫外线照射后产生的嘧啶二聚体，形成“酶-DNA”复合物，然后利用光能打开二聚体，使DNA恢复正常构型，完成修复。光修复是细菌、酵母、原生动物、蛙类及鸟类细胞的主要修复方式，在哺乳动物及人类细胞中也存在此修复方式。

3. 重组修复 又称复制后修复。当DNA复制到有嘧啶二聚体损伤的部位时，子链中与损伤部位相对应处出现缺口，在DNA损伤诱导产生的重组蛋白酶的作用下，完整的亲链DNA与有缺口的子链DNA发生重组，亲链核苷酸片段补充了子链上的缺口。原亲链DNA的缺口通过DNA聚合酶的作用，以对侧子链为模板合成单链DNA片段来填补；最后在连接酶的作用下将新链与旧链连接，完成修复过程。这一修复过程的特点是不能将损伤部位从亲代DNA分子中去除，但经过若干代复制后，损伤的DNA链被稀释。

4. SOS修复 是一种应急性修复，是当DNA受到严重损伤时，细胞处于危险状态，其他修复都不能进行时而进行的修复过程。修复结果只能维持基因组的完整性，提高细胞的生存率，但留下的错误较多，因而又称错误倾向修复，使细胞有较高的突变率。

5. 错配修复 是指DNA复制过程中如果有错配或碱基替换现象发生，细胞核内监视DNA复制过程的“错配修复”系统会切除错配部分，保证复制的正确。

第二节　单基因遗传与单基因遗传病

分离定律、自由组合定律、连锁与互换定律是现代遗传学的理论基础，揭示了基因与性状的本质联系。基因决定性状，如某种性状受一对等位基因控制，即单基因遗传，其分析方法是系谱分析。

一、遗传的三大基本规律 微课

早在1865年，奥地利科学家孟德尔（Mendel）通过豌豆杂交实验发现了遗传学上的两个基本规律，即分离定律和自由组合定律。继孟德尔后，美国的遗传学家摩尔根（Morgan）利用果蝇杂交实验发现了连锁与互换定律，也称摩尔根定律。这三个基本规律是遗传学的理论基础。

素质提升

立志科学报国初心不改，投身遗传事业薪尽火传

陈桢（1894—1957）是我国遗传学的奠基者之一。小时候，他在乡野捉虫子打野菜，对生物学产生了浓厚的兴趣；长大后，他凭优异成绩踏进了大学校门；出国留学期间，他成为国际遗传学大师摩尔根的第一位中国弟子。陈桢为我国生物学事业发展鞠躬尽瘁，研究了金鱼十几年，被誉为“国际鱼类遗传学研究之先驱”。

陈桢院士不仅仅是将兴趣转变成改变我国生物遗传学的力量，更将这种激励一次次给到下一代。他编写高中生物课本，就是希望对生物学感兴趣的孩子们可以像他一样，更清楚、更系统、更科学地了解遗传学；他为清华大学生物学馆购置了大量设备仪器，他不想看到这些基础优越的孩子们，因为硬件条件差而耽误了研究；在战火连天的时期，他带着一群清华学子东奔西走，依旧带着他们的解剖镜、显微镜等沉重的设备，因为他们将研究成果看得比自己的生命还要重要。

（一）分离定律

分离定律（law of segregation）是指生物个体上的每一个相对性状的发育受同源染色体上相同基因座上的一对等位基因（孟德尔之称为遗传因子）控制，生物在形成生殖细胞时，等位基因彼此分离，分别进入不同的生殖细胞。

孟德尔选用纯种的圆滑豌豆和纯种的皱缩豌豆作为亲代进行杂交，杂交后得到的种子是子一代，然

减数分裂中，同源染色体的联会和非姐妹染色单体的交叉互换是连锁与互换定律的细胞学基础。当研究两对相对性状的遗传，并且控制这两对相对性状的基因位于同一对同源染色体上时，就可用连锁与互换定律来分析。红绿色盲和甲型血友病都是 X 连锁隐性遗传病，其致病基因都在 X 染色体上，两个基因的交换率为 5%。例如，母亲正常，但为红绿色盲基因携带者兼甲型血友病基因携带者（两种致病基因不在同一条染色体上），父亲是色盲患者，由于不完全连锁，其女儿可正常或患色盲，儿子可正常，也可患血友病或色盲或色盲兼血友病。

二、系谱与系谱分析

经典的孟德尔遗传学研究主要是通过杂交实验统计由不同亲代杂交产生后代的数目和性状，来进行判断和分析。研究人类性状的遗传规律不能采用杂交实验的方法，只能对具有某种性状的家系成员进行观察，并分析该性状在家系后代中分离或传递的方式，这种方法称为系谱分析。

1. 系谱 是指从先证者或索引病例开始，追溯调查其家族所有成员（包括旁系、直系亲属关系）某种遗传病的发病（或某种性状的分布情况）等资料，用特定的系谱符号按一定方式绘制而成的图谱（常用的系谱绘制符号见图 9-7）。一个完整的系谱至少包括三代家族成员的相关信息，既包括家族中患有某种疾病的个体，也包括家族中的正常成员。

2. 先证者 该家族中第一个被诊断或被发现的患有某种遗传病或具有某种性状的家族成员称为先证者。

3. 系谱分析法 根据系谱图分析疾病传递规律，确定传递方式以及遗传因素的作用，为诊断、治疗和预防同类遗传病提供依据。系谱分析以家庭成员的表型展开，且一个系谱图记录的家系中个体不多，因此，为了明确某一种遗传病或性状的遗传方式，需要对多个具有该遗传病或性状的家系系谱进行综合分析判断。

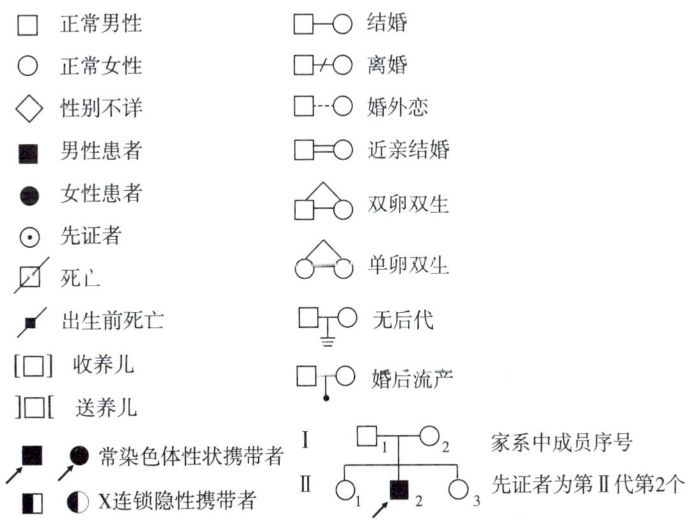

图 9-7 常用的系谱绘制符号

三、单基因遗传病

单基因遗传病是由单一基因突变而引起的疾病，遗传方式符合孟德尔遗传定律。根据致病基因所在染色体（常染色体或性染色体）以及该基因性质（显性或隐性）的不同，单基因遗传病分为常染色体显性遗传病、常染色体隐性遗传病、X 连锁显性遗传病、X 连锁隐性遗传病、Y 连锁遗传病等。

（一）常染色体显性遗传病

控制某种性状或疾病的基因是显性基因，位于1~22号常染色体上，该遗传方式称为常染色体显性遗传（autosomal dominant，AD）。人类的致病基因最早是由野生基因（正常基因）突变而来的，所以频率很低，大多介于0.01~0.001之间。因此，对常染色体显性遗传病来说，患者的基因型大都是杂合（*Aa*），纯合（*AA*）基因型的患者较少。

人群中，常染色体显性遗传病的发病率约为0.9%，目前已被认识的有4000余种。常见的常染色体显性遗传病见表9-1。

表9-1　常见的常染色体显性遗传病

疾病	致病基因	基因定位	表型 MIM 编号
家族性结肠息肉	*APC*	5q21~q22	#175100
齿质形成不全	*DGI1*	4q21.3	#125490
软骨发育不全	*FGFR3*	4p16.3	#100800
马方综合征	*MBN1*	15q21.1	#154700
多指（趾）（轴后AⅠ型）	*PAPA1*	5p13	#174200
肌强直性营养不良	*DMPK*	19q13.1~q13.3	#160900
脊髓小脑性共济失调Ⅰ型	*ATXN1*	6p23	#164400
视网膜母细胞瘤	*RB1*	13q14.1~q14.2	#180200
短指（趾）症A1型	*IHH*	2q35	#112500

短指（趾）症为较常见的手足部畸形，患者由于指（趾）骨短小或缺如导致手指（脚趾）变短。如果用*A*表示决定短指（趾）的显性基因，*a*表示正常的等位隐性基因，短指（趾）症患者的基因型有两种，纯合子（*AA*）和杂合子（*Aa*），他们在临床表现上无区别。大多数短指（趾）患者的基因型是*Aa*而不是*AA*，这是因为按照孟德尔分离规律，成对的基因，一个来自父方，一个来自母方，只有父母都是短指（趾）畸形患者时，才能生出*AA*型的子女，而这种婚配概率极小。临床上大多都是杂合子（*Aa*）患者与正常人（*aa*）婚配，后代中患者与正常人的比例为1∶1（图9-8）。

图9-9是一短指（趾）家族的系谱，反映了常染色体显性遗传病的系谱特征：①致病基因位于常染色体上，男、女发病机会均等；②系谱中可看到本病的连续传递现象，即连续几代都有患者；③患者的双亲中必有一方为患者，但绝大多数为杂合体，患者同胞的患病概率约为1/2；④患者子女的患病概率约为1/2，即患者婚后每生育一次，都有1/2的风险生出该病的患儿；⑤双亲无病，子女一般不患病，只有在基因突变的情况下才出现子女患病的病例。

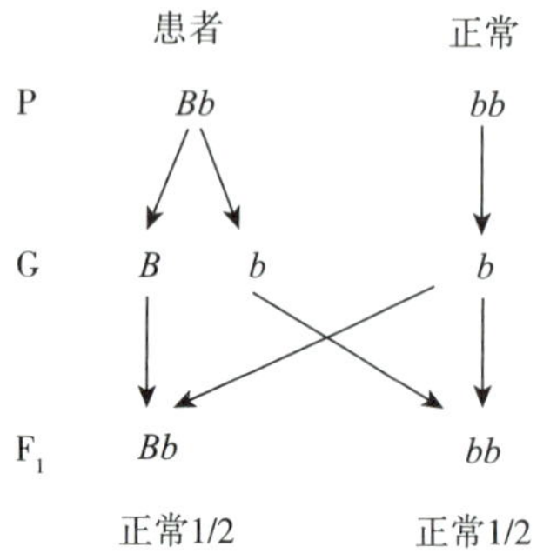

图9-8　短指（趾）症患者（杂合子）与正常人婚配

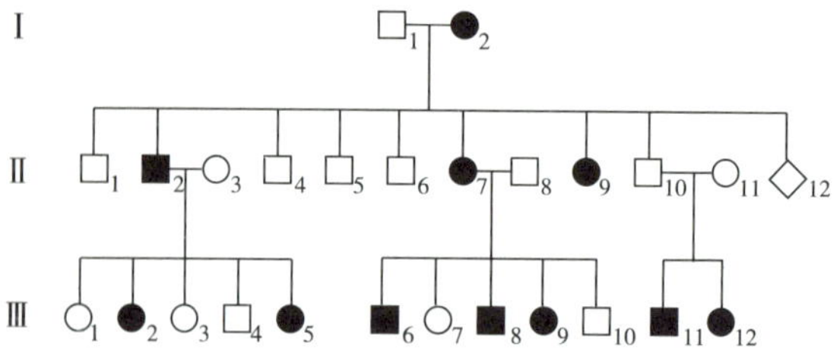

图9-9　短指（趾）症家族系谱1例

（二）常染色体隐性遗传病

控制某种性状或疾病的隐性基因位于1～22号常染色体上，杂合体不发病，隐性纯合体才发病，称常染色体隐性遗传（autosomal recessive，AR）病。

目前已被确认的常染色体隐性遗传病有1700余种，例如白化病、苯丙酮尿症、先天性聋哑、尿黑酸尿症、高度近视、半乳糖血症、镰状细胞贫血、Wilson病（肝豆状核变性）等。大多数先天性代谢病均为常染色体隐性遗传。

白化病是由于患者细胞内编码酪氨酸酶的基因缺陷，而导致人体内酪氨酸酶功能减退或先天性酪氨酸酶缺乏，使黑色素合成减少或缺乏，从而导致患者皮肤、毛发及眼部色素减退的一种疾病。大多数情况下，只有一对基因都是隐性基因时才表现出白化现象，所以患者的基因型都是纯合子（*aa*）。当一个个体为杂合子（*Aa*）时，虽然本人不发病，但为致病基因携带者（携带致病基因而表型正常的个体），他能将致病基因传递给后代。因此，患者父母双方都应是致病基因的携带者。如果两个携带者（*Aa*）婚配，后代中正常人与患者的比例为3∶1，表型正常的子女为携带者的概率约为2/3（图9－10）。

图9－11是一个眼皮肤白化病家族的系谱，基本反映了常染色体隐性遗传病的系谱特征：①致病基因位于常染色体上，因而基因的遗传与性别无关，男、女发病机会均等；②系谱中看不到连续遗传现象，常为散发，有时系谱中只有先证者一人为患者；③患者的双亲往往表型正常，但他们可能都是致病基因的携带者，患者的同胞约有1/4的概率将会患病，表型正常的同胞有2/3的概率是携带者；④近亲婚配后代发病率比非近亲婚配后代发病率高。

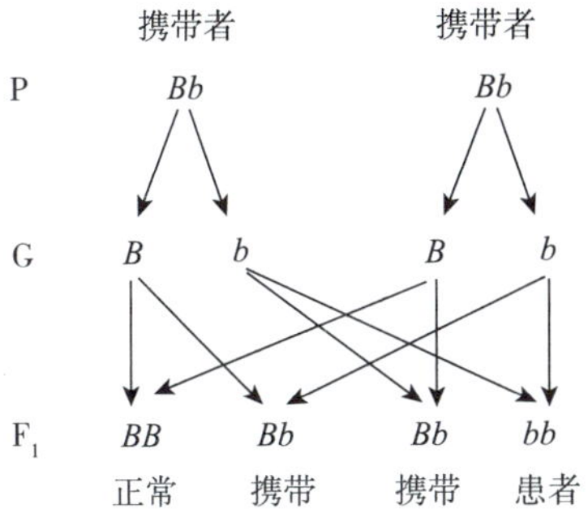

图9－10　两白化病携带者婚配

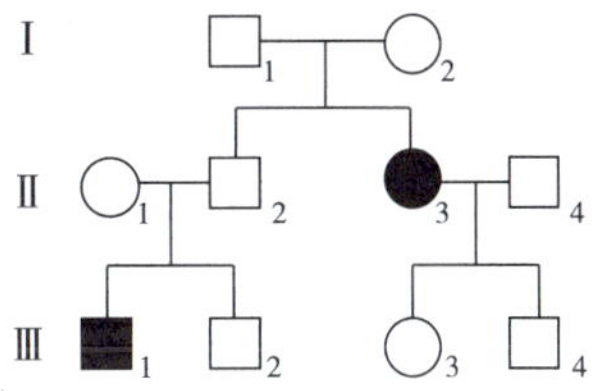

图9－11　白化病家族系谱1例

（三）X连锁显性遗传病

一些控制遗传性状或疾病的基因位于X染色体上，这些基因在上、下代之间随着X染色体而传递，这种遗传方式称为X连锁遗传（X－linked inheritance，XL）。XL分为X连锁显性遗传和X连锁隐性遗传。

控制一种显性性状或疾病的基因位于X染色体上，即遗传方式为X连锁显性遗传（X－linked dominant inheritance，XD）。由X染色体上显性致病基因引起的疾病称为X连锁显性遗传病，较为常见的有遗传性肾炎、抗维生素D性佝偻病等。

在X连锁显性遗传病中，假设突变的致病基因为A，则女性的基因型有三种，即X^DX^D、X^DX^d、X^dX^d，其中，X^DX^D、X^DX^d的个体患病，X^dX^d的个体正常。男性的基因型有两种，即X^DY、X^dY，其中，X^DY的个体患病，X^dY的个体正常。女性有两条X染色体，只要其中任何一条带有致病基因就会发病，所以人群中女性患者多于男性患者。此外，由于群体中致病基因的频率很低，临床上女性患者的基因型绝大多数是杂合子（X^DX^d），很少见到纯合子女性患者。常见婚配类型为女性杂合子（X^DX^d）患者与正常男性婚配，或男性患者（X^DY）与正常女性婚配（图9－12）。

图9－13是抗维生素D性佝偻病系谱，基本反映了X连锁显性遗传病的特征：①系谱中可看到连续几代都有患者，呈连续传递；②系谱中女性患者多于男性患者，由于女患者大多是杂合子，女性患者的病情较轻；③患者的双亲中，有一方也是该病患者；④由于交叉遗传，男性患者的后代中，女儿都将患病，儿子都正常；女性患者（杂合子）的后代中，子女各有1/2的患病风险。

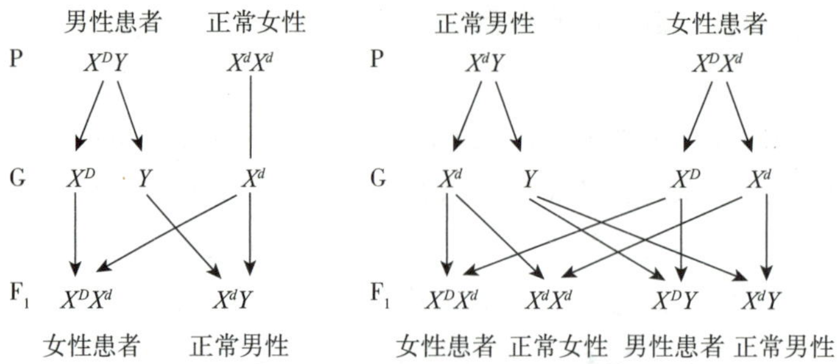

图9－12 佝偻病患者与正常人婚配

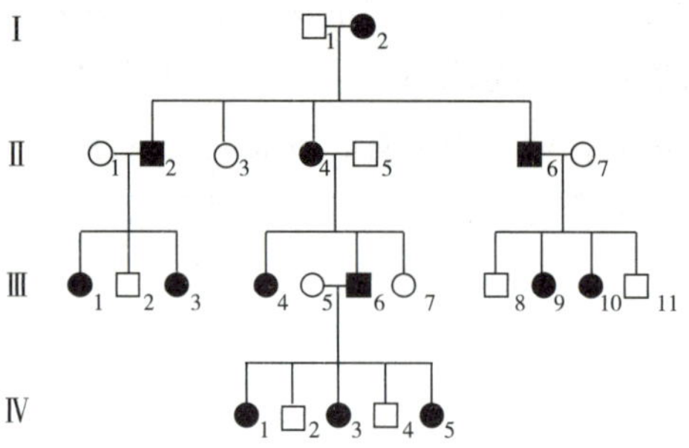

图9－13 抗维生素D性佝偻病系谱1例

（四）X连锁隐性遗传病

控制一种隐性性状或疾病的基因位于X染色体上，其传递方式称为X连锁隐性遗传（X－linked recessive inheritance，XR）。由X染色体上的隐性致病基因引起的疾病称为X连锁隐性遗传病。较为常见的有红绿色盲、血友病、鱼鳞病、假肥大型进行性肌营养不良、家族性低血红蛋白性小细胞贫血等。

由于女性有2条X染色体，当隐性致病基因在杂合状态（X^AX^a）时，女性是表型正常的致病基因携带者；只有当2条X染色体上的基因都是隐性致病基因（X^aX^a）时，才表现为患病。男性只有1条X染色体，所以只要X染色体上有一个隐性致病基因（X^aY）就会发病，故男性患者多于女性患者。

如果一个红绿色盲男性患者（X^aY）与一个色觉正常（X^AX^A）女性婚配，男性患者的致病基因只传给女儿而不传给儿子，子代中女儿虽色觉正常但都是携带者，儿子都正常。如果一个女性红绿色盲携带者（X^AX^a）与一个正常男性（X^AY）婚配，子代中，儿子有1/2的发病风险，女儿则没有发病风险，但有1/2的概率成为携带者。也就是说在双亲无病的情况下，儿子可能发病，女儿不会发病（图9－14）。

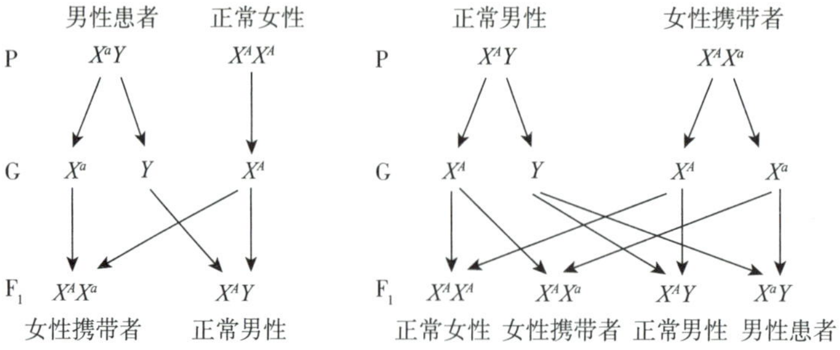

图9－14 红绿色盲患者与正常人婚配

图9－15是1例红绿色盲系谱，基本反映了X连锁隐性遗传的特征：①系谱中男性患者远多于女性患者，在一些致病基因频率低的疾病中，往往仅有男性患者；②双亲无病时，儿子可能发病，女儿则不会发病，这表明患儿的致病基因是从携带者母亲遗传而来；③由于交叉遗传，男性患者的兄弟、舅父、姨表兄弟及外孙都有患病风险，即与男性患者的母亲有血缘关系的男性都有可能患病；④如果女性是患者，其父亲一定是患者，母亲一定是携带者或患者。

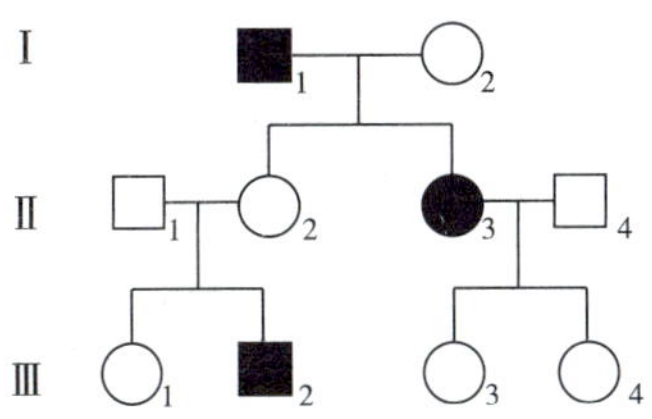

图9－15　红绿色盲系谱1例

（五）Y连锁遗传病

如果决定某种性状或疾病的基因位于Y染色体上，其遗传方式称为Y连锁遗传（Y－linked inheritance）。Y连锁基因将随Y染色体进行传递，表现为男性向男性传递，系谱中仅有男性患者，又称全男性遗传。

图9－16是外耳道多毛系的系谱，反映了Y连锁遗传的特点：①没有显隐性关系，因为Y染色体没有相对应的同源染色体，所以只要有一个致病基因，都将患病；②Y连锁只在男性中发生，患者均为男性。

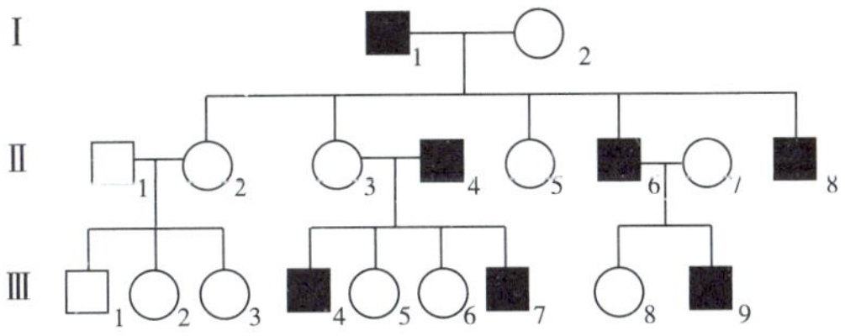

图9－16　外耳道多毛系谱1例

四、影响单基因遗传分析的因素

在分析遗传性疾病时，可通过家系调查和系谱分析，对疾病的遗传方式做出初步判断。但由于遗传背景和环境因素的影响，某些突变基因性状的遗传也会出现一些不符合三大遗传规律的情况。

1. 基因多效性（pleiotropy）　是指一个基因有多重生物学效应，可决定或影响多个性状。基因通过生理生化过程而影响一系列性状的表现，使一种遗传病可出现复杂的临床表现。如半乳糖血症患者既可出现神经系统异常，也可出现黄疸、肝硬化、腹水等消化道症状，甚至出现白内障。又如苯丙酮尿症患者除了有智力发育障碍，皮肤可出现轻微白化症状。

2. 遗传异质性（genetic heterogeneity）　是指表型一致的个体，具有不同基因型。但由于遗传基础不同，其遗传方式、发病年龄、病程严重程度、预后及复发风险等都有所不同。如先天性聋哑存在明显的遗传异质性，大部分的非综合征性聋哑（占遗传性耳聋的70%）为单基因遗传病，按遗传方式分为AD、AR、XL和线粒体遗传，分别占耳聋的20%、80%、1%和≤1%。

3. 遗传印记　来自双亲的同源染色体或相应的一对等位基因存在着功能上的差异，因此，他们发生相同的改变时，会引起不同的表型效应，这种不同于孟德尔定律的现象称为遗传印记（genetic imprinting）。例如Huntington舞蹈病为常染色体显性遗传病，致病基因若从母亲传来，则子女的发病年龄与母亲的发病年龄相同且病情较轻；致病基因若从父亲传来，则子女的发病年龄比父亲的发病年龄提前且病情较重。

4. 从性遗传和限性遗传　从性遗传（sex－influenced inheritance）是指位于常染色体上的基因，由于个体性别差异而造成的男女表达比例不同或表达程度不同的现象。此现象不是由性染色体上的基因控制的，而是由于不同性别的体质差异或体内修饰基因差异所带来的不同影响而产生的。例如秃顶是常染色体显性遗传病，表现为由额角部向上或由头顶中心向周围的进行性对称性地脱发。男性杂合子（*Aa*）患者一般在35岁出现秃顶；而女性杂合子（*Aa*）患者不出现脱发，只有为纯合体时才出现较轻的脱发。

一些控制遗传性状的基因不在性染色体上，而在常染色体上，由于基因表达的性别限制，只在一种性别表现，不在另一种性别表现，称限性遗传（sex-limited inheritance）。如子宫阴道积液，由常染色体隐性基因决定，只在女性纯合体才表现；又如男性的前列腺癌，是由于解剖学结构上的性别差异造成的。

5. 遗传早现（genetic anticipation） 是指一些遗传病（通常为显性遗传病）在连续几代的遗传中，出现发病年龄逐渐提前且病情逐渐加重的现象。如遗传性小脑共济失调（Marie型）是一种常染色体显性遗传病，发病年龄一般在35~40岁，临床表现在早期为行走困难，站立时摇摆不定，语言不清，晚期需搀扶才能行走，甚至卧床。在一个家系中，曾祖父39岁开始发病，其儿子38岁发病，其孙子30岁发病，曾孙23岁就瘫痪了。

6. 表型模拟 由于环境因素的作用，某一个体的表型恰好与某一特定基因所控制的表型相同或相似，这种由环境因素引起的表型称为表型模拟或拟表型。例如，母亲在妊娠早期若感染风疹病毒，可严重影响胎儿内耳的发育而导致先天性耳聋。先天性耳聋是一种遗传病，耳聋会进一步导致哑。风疹病毒所致的先天性聋哑与常染色体隐性遗传的先天性聋哑具有相同的表型，这种拟表型是由于环境因素的影响，并非生殖细胞中基因的改变所致，所以这种聋哑不遗传给后代。

第三节　多基因遗传与多基因遗传病

多基因遗传病是指2个或2个以上的基因共同作用才能发生的遗传病，不符合遗传定律。多基因遗传病有家族聚集倾向，但无明显的遗传方式；随血缘关系变远，患者亲属发病概率迅速下降；但若为近亲婚配，子女患病风险增高，但不如单基因遗传病显著。多基因遗传病与环境影响有一定关系，肿瘤、心血管疾病、老年痴呆、哮喘、关节炎、精神分裂症、银屑病、白癜风、肥胖、糖尿病等都属于多基因遗传病。

一、多基因遗传

（一）质量性状与数量性状

1. 质量性状 由一对等位基因所控制的单基因遗传性状或单基因疾病，性状的变异在群体中的分布是不连续的，个体间的差异显著，彼此间具有质的不同，可将变异的个体分为2~3个亚群（全或无），各亚群个体间的差异称为质量性状（qualitative character）。例如，正常人血浆中的苯丙氨酸羟化酶（phenylalanine hydroxylase，PAH）的活性为100%，杂合体携带者的PAH活性为正常人的45%~50%，苯丙酮尿症患者的PAH活性仅为正常人的0~5%，这分别取决于基因型*PP*、*Pp*、*pp*，若将此性状的变异作图，则可看到三个峰（图9-17）。

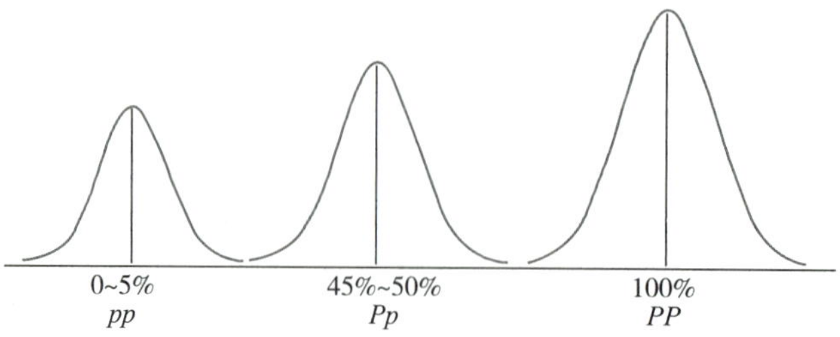

图9-17　质量性状的变异

依次为PKU患者、杂合体携带者和正常人的PAH活性

2. 数量性状　由若干对等位基因所控制的性状或疾病，性状变异在群体中的分布是连续的，个体间的差异不显著，仅表现为量的差异，这些性状可以通过测量、称量或计算等方法进行定量，称数量性状（quantitative character）。两个极端变异性状个体间有无数的过渡类型，如人的身高、体重、血压、智力和肤色等。以人的身高变异为例绘制曲线，这种变异呈正态分布（图 9－18）。数量性状的表达受到遗传和环境因素的共同作用。

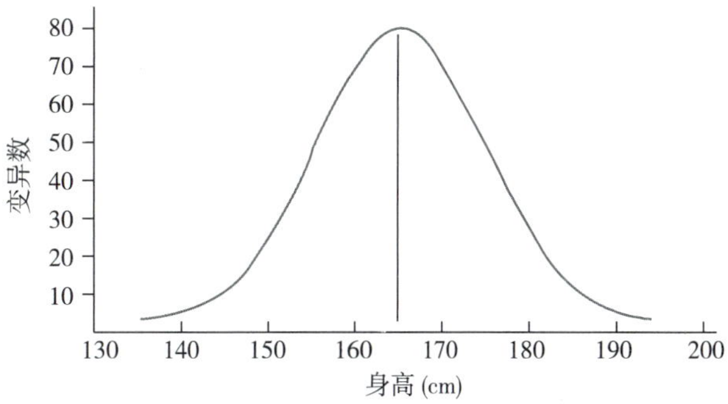

图 9－18　数量性状的变异

（二）多基因遗传假说

由多对等位基因和环境因素共同作用，来控制生物数量性状的遗传方式称为多基因遗传，又称多因子遗传。其理论基础是瑞典科学家尼尔逊埃尔（Nilsson Ehle）于 1909 年提出的多基因假说，要点包括：①数量性状的遗传基础不是一对等位基因，而是 2 对或 2 对以上的等位基因；②等位基因之间没有显性、隐性的区别，而是共显性；③每个基因对该遗传性状的作用微小，但作用可以累加，最终产生一个明显的表型，这种效应称为累加效应；④每对基因的遗传都遵循遗传的三大基本规律；⑤数量性状除了受多基因的遗传基础影响外，还受环境因素影响，两者共同作用决定一种性状的形成和表达。

（三）多基因遗传的特点

以正常人的身高遗传为例，说明多基因的遗传方式和特点。假设正常人的身高由三对基因（*AA*′、*BB*′和 *CC*′）决定。基因 *A*、*B*、*C* 可使人的身高在平均身高的基础上增高 5cm，基因 *A*′、*B*′、*C*′可使人的身高在平均身高的基础上降低 5cm。假设一个身高极高的个体（*AABBCC*）和一个身高极矮的个体（*A*′*A*′*B*′*B*′*C*′*C*′）婚配，子一代都将具有杂合基因型（*AA*′*BB*′*CC*′），理论上都将具有中等身高。然而由于环境因素的影响，子一代个体间在身高上仍会存在一定差异，当然这种差异完全是环境因素影响的结果。如果子一代的不同个体间进行婚配，子二代的大部分个体仍具有中等身高，但是变异范围广泛，将会出现一些极高和极矮的个体。这种变异受这三对基因分离和自由组合以及环境因素的影响，他们可产生 8 种精子或卵子，精卵随机结合，其子代可形成 64 种基因组合（表 9－2），这 64 种组合可有 27 种基因型。将各基因型按高矮的不同进行基因数归组，可以归成 7 组，他们的频数分别是 1、6、15、20、15、6、1。将子二代变异分布绘成柱状图或曲线图，可见近似正态分布（图 9－19）。

表 9－2　人身高三对基因遗传的基因组合

配子	ABC	A′BC	AB′C	ABC′	A′B′C	AB′C′	A′BC′	A′B′C′
ABC	AABBCC	AA′BBCC	AABB′CC	AABBCC′	AA′BB′CC	AABB′CC′	AA′BBCC′	AA′BB′CC′
A′BC	AA′BBCC	A′A′BBCC	AA′BB′CC	AA′BBCC′	A′A′BB′CC	AA′BB′CC′	A′A′BBCC′	A′A′BB′CC′
AB′C	AABB′CC	AA′BB′CC	AAB′B′CC	AABB′CC′	AA′B′B′CC	AAB′B′CC′	AA′BB′CC′	AA′B′B′CC′
ABC′	AABBCC′	AA′BBCC′	AABB′CC′	AABBC′C′	AA′BB′CC′	AABB′C′C′	AA′BBC′C′	AA′BB′C′C′
A′B′C	AA′BB′CC	A′A′BB′CC	AA′B′B′CC	AA′BB′CC′	A′A′B′B′CC	AA′B′B′CC′	A′A′BB′CC′	A′A′B′B′CC′
AB′C′	AABB′CC′	AA′BB′CC′	AAB′B′CC′	AABB′C′C′	AA′B′B′CC′	AAB′B′C′C′	AA′BB′C′C′	AA′B′B′C′C′
A′BC′	AA′BBCC′	A′A′BBCC′	AA′BB′CC′	AA′BBC′C′	A′A′BB′CC′	AA′BB′C′C′	A′A′BBC′C′	A′A′BB′C′C′
A′B′C′	AA′BB′CC′	A′A′BB′CC′	AA′B′B′CC′	AA′BB′C′C′	A′A′B′B′CC′	AA′B′B′C′C′	A′A′BB′C′C′	A′A′B′B′C′C′

一般来说，决定数量性状的基因远不止 3 对，而且许多研究显示，每一个基因的作用也并非相等，加上环境因素的影响，使数量性状的遗传更加复杂。

通过上述身高的例子，多基因遗传的特点可归纳为：①两个极端变异（纯种）的个体杂交，子一代都是中间类型，但由于环境因素的影响，群体也有一定的变异范围；②两个中间类型的个体（子一代）杂交后，子二代大部分也是中间类型，但由于多对基因的分离和自由组合以及环境因素的作用，其变异范围更广，有时可出现少数极端类型；③在一个随机杂交的群体中，由于多对基因和环境因素的共同作用，其变异范围很大，大多数为中间类型，极端变异的个体很少。

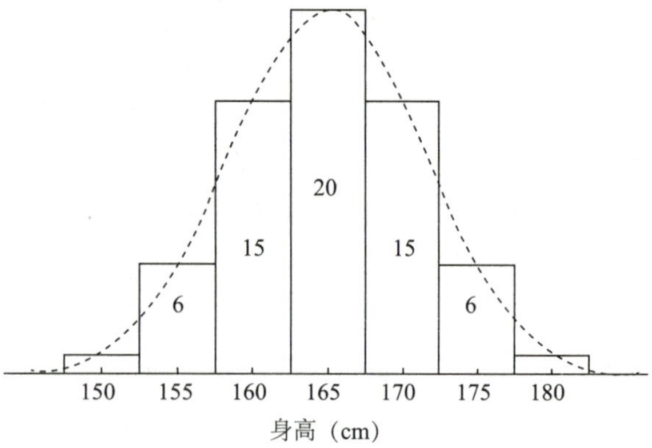

图 9－19 *AaBbCc*×*AaBbCc* 后代身高变异分布图

二、多基因遗传病

（一）易患性与发病阈值

在多基因遗传病中，若干作用微小但具累加效应的致病基因是个体患病的遗传基础。由遗传基础决定的一个个体患某种多基因遗传病的风险称为易感性（susceptibility）。易感性仅强调遗传基础对发病风险的作用，在一定的环境条件下，易感性高低可代表易患性高低。

在多基因遗传病中，由遗传基础和环境因素的共同作用决定一个个体是否易于患病，称易患性，即指一个个体在多对微效基因和环境因素的共同作用下，患某种多基因遗传病的可能性大小。易患性低，患病的可能性小；易患性高，患病的可能性大。在一定的环境条件下，易患性代表个体所累积致病基因数量的多少。易患性是数量性状，在群体中呈正态分布。一个群体中，易患性有高有低，但大部分个体的易患性都接近平均值，易患性很低或很高的个体数量都很少；只有易患性较高的个体才会患病，当易患性高度达到或超过一定的限度时，机体就将患病，这个限度就称为发病阈值。阈值将易患性呈连续变异的群体分为两部分，大部分是健康个体，小部分是患病个体，连续变异的数量性状在阈值部位发生了质的变化。阈值是易患性变异的某一点，凡易患性超过此点位的个体都将患病（图 9－20）。在一定的环境条件下，阈值代表患病所需要的、最低限度的易患基因数量。

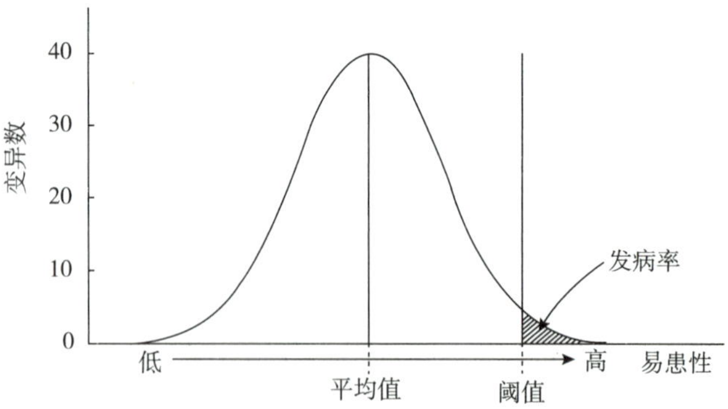

图 9－20 群体异患性的变异

个体的易患性高低很难测量，一般只能依据婚后所生子女的发病情况做出粗略估计。假如家庭成员中某疾病的发病人数比较多或患者病情比较严重，可以解释为该家庭成员具有该疾病基因较多或易患性较高。

对一个群体的易患性平均值的高低，则可以由该群体的发病率（易患性超过阈值的那部分）做出估计。多基因遗传病的群体易患性呈正态分布。利用正态分布的性质，根据其发病率就可以查出群体的阈值与易患性平均值之间的距离，该距离以正态分布的标准差（σ）作为衡量单位。

多基因遗传病易患性正态分布的曲线下面积为1，代表人群总数，易患性超过阈值的那部分的面积代表患者所占的比例，即群体发病率。因此，从一个群体的发病率就可以推知发病阈值与易患性平均值之间的距离。例如冠心病的群体发病率约为2.3%，那么易患性阈值与平均值相距2个标准差。又如先天性畸形足的群体发病率是0.13%，其易患性阈值与平均值相距3个标准差。可见，一种多基因遗传病的群体发病率越高，易患性距阈值平均值的距离越近，其群体易患性平均值也就越高；反之，群体发病率越低，易患性距阈值平均值的距离越远，其群体易患性平均值也就越低（图9-21）。

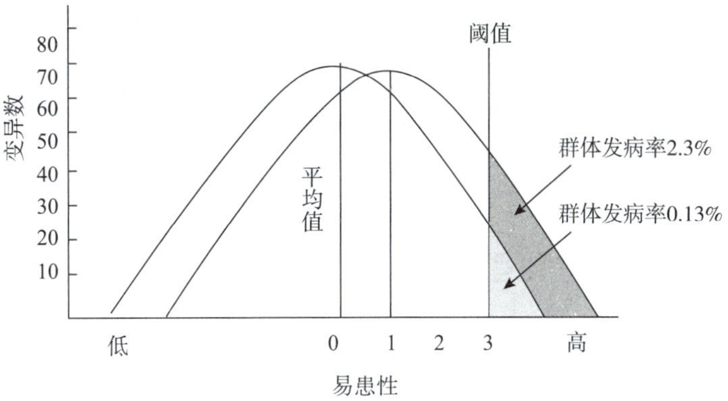

图9-21　发病率、易患性平均值与阈值的关系

（二）遗传率

在多基因遗传病中，遗传基础和环境因素都发挥着重要的作用，其中，遗传基础即致病基因所发挥作用的大小称为遗传率（heritability）或遗传度，一般用%表示。遗传率越大，表明遗传基础发挥的作用越大，环境因素的影响越小；反之，遗传率越小，表明遗传基础发挥的作用越小，环境因素的影响越大。人类常见的多基因遗传病和先天畸形的群体发病率与遗传率统计情况见表9-3。

表9-3　常见多基因遗传病和先天畸形的群体发病率与遗传率

疾病名称	群体发病率（%）	患者一级亲属发病率（%）	遗传率（%）
哮喘	4.0	20	80
精神分裂症	1.0	10	80
先天性巨结肠	0.02	先证者：男性2，女性8	80
唇裂+腭裂	0.17	4	76
腭裂	0.04	2	76
先天性幽门狭窄	0.3	先证者：男性2，女性10	75
1型糖尿病	0.2	2~5	75
先天性髋关节脱位	0.2	先证者：男性4，女性1	70
强直性脊柱炎	0.2	先证者：男性7，女性2	70
冠心病	2.5	7	65
原发性高血压	4~8	12~30	60
无脑畸形	0.2	2	60
脊柱裂	0.3	4	60
消化性溃疡	4.0	8	37

（三）多基因遗传病的遗传特点

多基因遗传病与单基因遗传病相比，具有明显不同的遗传特点，它符合数量性状的遗传，具体如下。

1. 多基因遗传病的群体发病率一般高于0.1%。

2. 多基因遗传病有家族聚集倾向。患者亲属的发病率为1%～10%，高于群体发病率，但又低于1/2或1/4，不符合任何一种单基因遗传方式。

3. 近亲婚配时子女的发病风险增高，但不如常染色体隐性遗传病显著，这与多基因的累加效应有关。

4. 随着亲属级别的降低，患者亲属的发病风险迅速降低，并向着群体发病率靠拢。在群体发病率低的病种中，这种趋势更加明显（表9－4）。这与单基因遗传病中亲属级别每降低一级，发病风险降低1/2的情况是不同的。

5. 发病率有明显的种族或民族差异（表9－5），这表明不同种族或民族的基因库是不同的。

表9－4　亲属级别与发病率之间的关系

亲属级别	发病率（%）		
	唇裂＋腭裂	先天性髋关节脱位（女）	先天性幽门狭窄（男）
群体发病率	0.1	0.2	0.5
单卵双生	40（×400）	40（×200）	15（×30）
一级亲属	4（×40）	5（×25）	5（×10）
二级亲属	0.7（×7）	0.6（×3）	2.5（×5）
三级亲属	0.3（×3）	0.4（×2）	0.75（×1.5）

表9－5　一些多基因遗传病发病率的种族差异

疾病名称	发病率（%）		
	中国	美国	日本
脊柱裂	0.3	0.2	0.3
无脑儿	0.6	0.5	0.6
唇裂＋腭裂	0.17	0.1	0.3
先天性畸形足	1.4	5.5	1.4
先天性髋关节脱位	1.0	0.7	1

（四）多基因遗传病的发病风险估计

多基因遗传病的发病机制比较复杂，受遗传基础和环境因素的影响，在估计多基因遗传病的再发风险时，可考虑以下几个方面。

1. 群体发病率和遗传率与再发风险　对于群体发病率在0.1%～1%之间、遗传度在70%～80%之间的多基因遗传病，患者一级亲属的再患风险可利用Edwards（1960）公式进行估计。其内容为：患者一级亲属发病率近于群体发病率的平方根，即$f=\sqrt{P}$（f为患者一级亲属发病率，P为群体发病率）。例如精神分裂症的群体发病率为1%，遗传率为80%，患者一级亲属（亲子之间、同胞之间）的发病率$f=\sqrt{P}=\sqrt{1\%}\approx10\%$。又如，唇裂在我国人群中的发病率为0.17%，其遗传率为76%，那么患者一级亲属的发病率$f=\sqrt{0.0017\%}\approx4\%$。因此，有了群体的发病率和遗传率，即可对患者一级亲属发病率做出适当估计。

上述公式不适用于群体发病率在0.1%～1%之外，遗传率在70%～80%之外的多基因遗传病的患者一级亲属的发病率估计。如果一种多基因遗传病的遗传率高于80%或群体发病率高于1%，则患者一级亲属发病率将高于群体发病率的开方值（$\sqrt{P}$）；如果一种多基因遗传病的遗传率低于70%，群体发病率低于0.1%，则患者一级亲属发病率将低于群体发病率的开方值（$\sqrt{P}$）。此时，可用一般群体发病率、遗传率和患者一级亲属发病率相互关系的图解来推算。图9－22中，横坐标为群体发病率，斜率为遗传率，纵坐标为患者一级亲属发病率。应用时只要根据已知的群体发病率和遗传率，就可以从图解中查出患者一级亲属的发病风险。例如，原发性高血压的群体发病率约为6%，遗传率为62%，从图9－22中可查出患者一级亲属发病率约为16%；如果采用公式计算，$f=\sqrt{0.06}\approx 24.5\%$，显然比实际发病风险高。因此，对群体发病率和遗传率过高或过低的多基因遗传病，在计算其一级亲属的发病风险时，可应用上述图解的方法。

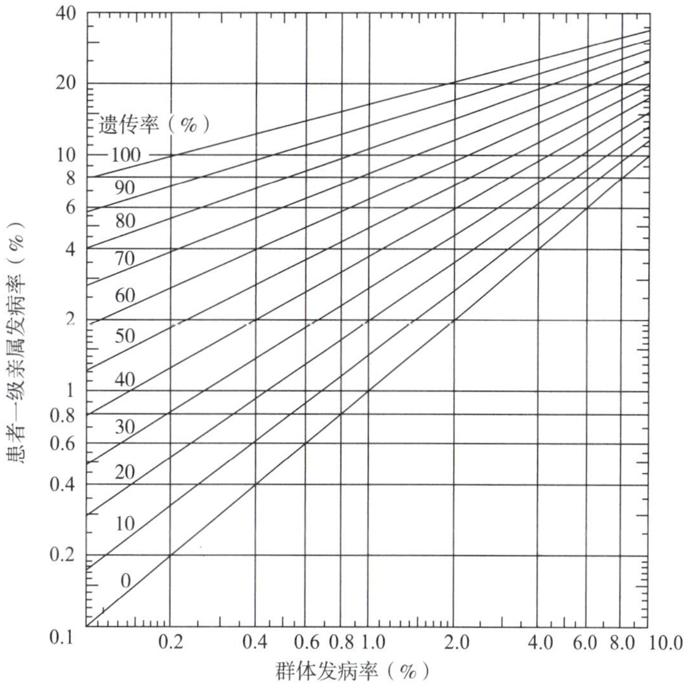

图9－22　多基因遗传病群体发病率、遗传率与患者一级亲属发病率的关系

2. 家庭中患病人数与再发风险　多基因遗传病的再发风险与家庭中患病人数呈正相关。一个家庭中患同一种多基因遗传病的人数越多，说明该家系成员具有的易患基因也越多，再发风险就越高。例如一对表型正常的夫妇生出一个唇裂患儿后，意味着他们带有一定数量的易患基因，第二胎再生唇裂患儿的风险为群体发病率的平方根，即$f=\sqrt{P}=\sqrt{0.0017}\approx 4\%$；如果他们第二胎又生了一个唇裂患儿，这就说明这对夫妇带有更多的易患基因，虽然他们本人都未患唇裂，但他们的易患性更接近阈值，由于多基因的累加效应，第三胎再生唇裂患儿的风险就上升到10%左右，即再发风险增加2～3倍。然而在单基因遗传病中，因为双亲的基因型已定，不论已生几个患儿，再发风险都是1/2或1/4。

3. 患者病情的严重程度与再发风险　多基因遗传病患者病情越严重，其同胞中再发风险就越高。多基因遗传病发病的遗传基础是微效基因，有共显累加效应。故在多基因遗传病中，如果患者病情严重，证明其易患性远远超过发病阈值而带有更多的易患基因，与病情较轻的患者相比，其父母所带有的易患基因更多，易患性更接近阈值，因此，再次生育时其后代发病风险也相应增高。例如，单侧唇裂的患者，其同胞的再发风险为2.46%；单侧唇裂并腭裂的患者，其同胞的再发风险为4.21%；双侧唇裂加腭裂的患者，其同胞的再发风险为5.74%。这一点也不同于单基因遗传病，在单基因遗传病中，不论病情的轻重如何，一般不影响其再发风险，仍为1/2或1/4。

4. 患病率的性别差异与再发风险 某种多基因遗传病的发病存在性别差异时，表明不同性别的发病阈值是不同的。在群体发病率低的性别中，由于阈值高，一旦患病，其子女的再发风险高。这是因为在群体发病率低的性别中，患者带有较多的易患基因，超过了较高的阈值而发病，其子女发病风险将会相应增高，尤其是相反性别的后代。相反，在群体发病率高的性别中，患者子女的发病风险将较低，尤其是相反性别的后代。

5. 亲属级别与再发风险 随着亲属级别的降低，再发风险也逐渐降低。这是由于二级亲属易患性平均值位于一级亲属易患性平均值与全体易患性平均值的1/2处，三级亲属易患性平均值将在二级亲属易患性平均值与一级亲属易患性平均值的1/2处，表现为一种几何数级的关系。

综上所述，在估计多基因遗传病的再发风险时，必须考虑各方面因素，全面分析、综合判断，才能得出切合实际的结论，从而更有效地进行优生指导。

答案解析

目标检测

一、单项选择题

1. 基因中插入或者丢失一个或两个碱基会导致（ ）
   A. 变化点所在密码子改变　B. 变化点以前的密码子改变
   C. 变化点及其以后的密码子改变　D. 变化点前后的几个密码子改变
   E. 基因的全部密码子改变
2. 基因突变的特点不包括（ ）
   A. 多向性　B. 不可逆性　C. 重复性
   D. 随机性　E. 少利多害性
3. 已知人类双眼皮（A）对单眼皮（a）是显性，一对夫妻的基因型都是Aa，那么他们子女单眼皮的可能性是（ ）
   A. 0　B. 25%　C. 50%
   D. 75%　E. 100%
4. 在一家系中，女性患者多于男性患者，且患者代代出现，患者的双亲中至少有一方也是患者。这种遗传属于（ ）
   A. AR　B. AD　C. XR
   D. XD　E. YL
5. 丈夫是B型血，他的母亲是O型血，妻子是AB型。其后代不可能出现的血型是（ ）
   A. AB型　B. B型　C. A型
   D. O型　E. 以上都不是
6. 父亲为抗维生素D性佝偻病患者，母亲正常。其子女每胎发病的风险一般为（ ）
   A. 儿子和女儿都不发病
   B. 儿子100%为正常人，女儿100%为患者
   C. 儿子100%为患者，女儿100%为正常人
   D. 儿子50%可能为患者，女儿50%可能为患者
   E. 以上都不是

7. 下列关于多基因遗传的说法中，错误的是（　）
   A. 多基因遗传性状的变异在一个群体中是连续的
   B. 遗传基础多为两对以上等位基因
   C. 这些基因没有显性、隐性的区别
   D. 环境因素起决定作用
   E. 每对基因的效应可以累加
8. 人类的身高属于多基因遗传，如果将某人群的身高变异的分布绘制成曲线，可以看到（　）
   A. 可能出现两个或三个峰　　B. 曲线是不连续的三个峰
   C. 曲线是连续的一个峰　　D. 曲线是不连续的两个峰
   E. 可能出现一个或两个峰
9. 下列人类遗传病中，不可能是单基因遗传病的是（　）
   A. 抗维生素 D 性佝偻病　　B. 短指症　　C. 高脂血症
   D. 黑蒙性痴呆病　　E. 白化病

二、思考题

1. 分析系谱，回答问题。

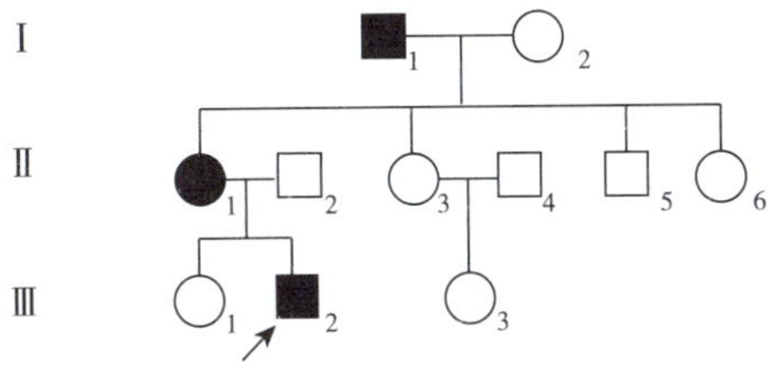

问：（1）此系谱符合哪种遗传方式？
　　（2）判断的根据是什么？
　　（3）写出先证者及其父母的基因型。
2. 试述多基因遗传病的特点。

书网融合……

本章小结　　微课　　题库

第十章　细胞增殖、凋亡与肿瘤

微课

PPT

学习目标

1. 通过本章学习，重点把握细胞周期、细胞凋亡等相关概念；细胞周期不同时相的特点。
2. 学会比较无丝分裂、有丝分裂和减数分裂的异同点。

情境导入

情景描述　患者，男，45岁。因“双足、双下肢水肿，臀部、腰背部均高度水肿，小便量减少，睡眠差，气短”入院。医生询问得知患者腹部高度膨隆，腹部浅静脉曲张。CT及MR显示腹膜后肿物（巨大），右侧胸腔积液。病理报告：腹膜后脂肪肉瘤。

讨论　1. 癌症与肿瘤的区别是什么？

2. 肿瘤治疗的前景有哪些？

第一节　细胞分裂与细胞周期

细胞增殖（cell proliferation）是细胞生命活动的重要特征之一。细胞增殖最直观的表现是细胞分裂（cell division），即由原来的一个亲代细胞变为两个子代细胞，使得细胞数量增加。细胞的增殖是生物体生长、发育、繁殖以及遗传的基础。细胞增殖是通过细胞周期来实现的，这是高度严格受控的细胞生命活动的全过程。

一、细胞周期

（一）细胞周期的概念

持续分裂的真核细胞从一次细胞分裂的结束开始，到下次细胞分裂结束为止，称一个细胞周期（cell cycle time，Tc）。细胞周期是细胞分裂的完整体现，细胞周期的运转是一个有序的、受基因调控的过程，不能正常完成一个周期的细胞将进入程序性死亡或发生癌变。

（二）细胞周期的分期

一个细胞周期包括分裂间期和分裂期（M期）两个阶段。为了描述方便，根据DNA合成情况，将分裂间期进一步划分为DNA合成前期（G_1期）、DNA合成期（S期）和DNA合成后期（G_2期），如图10－1所示。

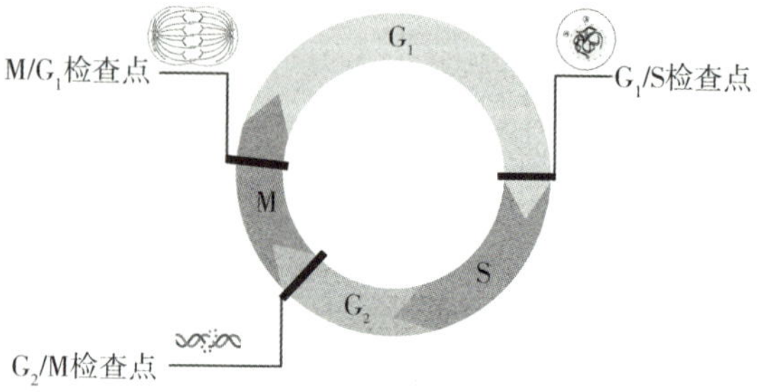

图10－1　细胞周期组成示意图

1. G_1期　主要特点是合成细胞生长所需的各种RNA、蛋白质、糖类、脂类以及DNA复制起始与延伸所需的DNA聚合酶等，细胞快速增长，体积显著增大。G_1期是决定细胞周期长短的主要时相。G_1期存在一个特定时相位点，在真核细胞中称为限制点（restriction point），是细胞周期重要的检查点之一。如果细胞继续分裂，则可以通过这一时期进入S期，没有通过G_1期限制点的细胞会暂时脱离细胞周期，停止细胞分裂，进入G_0期；但在适当刺激下，G_0期细胞会重返细胞周期。G_0期内的细胞虽不分裂，但仍然活跃地进行代谢活动，执行特定的生物学功能。

2. S期　主要特征是进行DNA复制，细胞合成组蛋白以及DNA复制所需的酶，新合成的DNA与组蛋白组成新的核小体结构。

3. G_2期　细胞合成大量RNA、ATP及有丝分裂所需的蛋白质，如M期细胞形成纺锤体微管所需的微管蛋白。但有趣的是，G_2期并不是细胞周期必需的一部分，一些癌细胞可不经过G_2期而直接在DNA复制完成后进入有丝分裂。

4. 分裂期　是从间期结束时开始到新间期出现的全过程，根据细胞发生的主要变化，分为前期、中期、后期和末期四个分期。一个母细胞分裂成两个子细胞。

细胞周期普遍存在于高等生物细胞中，不同生物、不同组织以及机体的不同发育阶段，细胞周期的时间范围可呈较大的变化，从数小时到数年不等（表10－1）。哺乳动物不同组织细胞的细胞周期时间也不同（表10－2）。

表10－1　增殖期人类细胞的细胞周期（单位：小时）

细胞周期分期	时间
G_1	11.0
S	8.0
G_2	4.0
M	1.0

表10－2　哺乳动物细胞周期的时间（单位：小时）

细胞类型（人）	T_C	T_{G_1}	T_S	T_{G_2+M}
结肠上皮细胞	25.0	9.0	14.0	2.0
直肠上皮细胞	48.0	33.0	10.0	5.0
胃上皮细胞	24.0	9.0	12.0	3.0
骨髓细胞	18.0	2.0	12.0	4.0
人宫颈癌细胞（Hela）	22.0	10.0	7.0	5.0

二、细胞分裂

细胞分裂是细胞的基本特征之一，在单细胞生物中，细胞分裂就是个体的繁殖；在多细胞生物中，细胞分裂是个体生长、发育和繁殖的基础。真核细胞分裂包括无丝分裂（amitosis）、有丝分裂（mitosis）和减数分裂（meiosis）三种。根据分裂能力，细胞可分为三类。①周期性细胞：如造血干细胞。这类细胞始终保持活跃的分裂能力，连续进入细胞周期循环。②终端分化细胞：如哺乳动物成熟的红细胞、神经细胞等高度分化的细胞。它们丧失了分裂能力，又称终末细胞（end cell）。③暂不增殖细胞（G_0期细胞）：如肝细胞、肾小管上皮细胞、心肌细胞等。它们是分化的并执行特定功能的细胞，在通常情况下处于G_0期，故又称G_0期细胞。在某种刺激下，这些细胞重新进入细胞周期。如肝部分切除术后，剩余的肝细胞迅速分裂。

（一）无丝分裂

无丝分裂又称为直接分裂（direct division），是最早被发现的一种细胞分裂方式。其分裂过程是细胞核拉长，从核中间内凹，缢裂成为两个细胞核，进而形成两个子细胞。因为分裂过程中没有出现纺锤丝和染色体，所以这种方式称为无丝分裂。无丝分裂所需时间短，主要发生在人体一些高度分化的细胞中，如肝细胞、肾小管上皮细胞、肾上腺皮质细胞等。

（二）有丝分裂

有丝分裂是指通过纺锤体的形成、运动，将复制好的染色体 DNA 平均分配到两个子细胞中，以保证遗传的稳定性和连续性的过程。细胞的有丝分裂是高等真核生物细胞分裂产生体细胞的过程。它是一个连续变化的过程，从一次分裂完成时开始，到下次分裂完成时为止，从形成子细胞开始到再一次形成子细胞结束为一个细胞周期。

1. 前期（prophase） 细胞核体积增大，线性染色质经螺旋、折叠等过程逐渐变短变粗，形成染色体。靠近核膜的两个中心体逐渐从中间向相对的两极移动，开始合成微管，形成纺锤体。核仁逐渐解体，核膜逐渐消失。

2. 中期（metaphase） 细胞变为球形，核仁与核膜消失。染色体进一步缩短变粗，排列在细胞中间的赤道面上，从纺锤体两极发出的微管附着于每一条染色体的着丝点上。每条染色体由一个共同的着丝粒连接的两条染色单体组成，通过染色体两侧的着丝点与两极的纺锤丝相连。

3. 后期（anaphase） 着丝粒纵向断裂，染色体的两条染色姐妹单体分开，染色体数目加倍，进而在纺锤丝的牵引下向两极移动。

4. 末期（telophase） 染色单体逐渐解螺旋，形成染色质；纺锤体解体，出现核膜和核仁；细胞膜凹陷，细胞质缢裂成两部分，细胞完全分裂成为两个子细胞。

细胞有丝分裂过程见图 10－2。

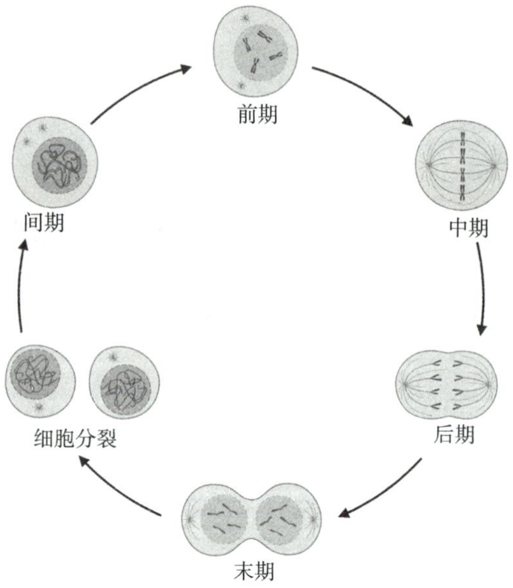

图 10－2　细胞有丝分裂图解

细胞有丝分裂是亲代细胞的染色体经过复制以后，精确地平均分配到两个子细胞中的过程。因此，该过程使生物的亲代和子代之间保持了遗传性状的连续性和稳定性，对于维持生物体正常的生长和发育具有重要意义。

（三）减数分裂

减数分裂是进行有性生殖的生物在生殖细胞成熟过程中的一种特殊的有丝分裂方式。其主要特征是 DNA 只复制一次，细胞连续分裂两次，所产生的子细胞中染色体数目比亲代细胞减少一半。例如，人的精原细胞和卵原细胞中各有 46 条染色体，而经过减数分裂形成的精子和卵细胞中只有 23 条染色体。减数分裂的过程包括第一次减数分裂和第二次减数分裂，两次分裂之间，通常有一个短暂的间期。染色体数目减半及遗传物质的交换等变化均发生于第一次减数分裂过程中。

1. 第一次减数分裂 间期Ⅰ是原始生殖细胞进入减数分裂之前的物质准备阶段，与有丝分裂相比，间期同样包括 G_1、S 和 G_2期，在此阶段进行物质积累和 DNA 复制。第一次减数分裂可分为前期Ⅰ、中期Ⅰ、后期Ⅰ和末期Ⅰ。

（1）前期Ⅰ　第一次减数分裂前期分为五个阶段。

①细线期（leptotene stage）：染色质开始凝集成染色体，每一条染色体具有两条染色单体，细线状染色体通过端粒附着于核膜上，在局部有成串的、大小不一的珠状结构，称染色粒。核及核仁体积增

大，可能与 RNA 和蛋白质合成有关。

②偶线期（zygotene stage）：染色质进一步凝集，同源染色体（homologous chromosomes）两两相互配对，这一过程称为联会（synapsis）。在联会的同源染色体之间，沿纵轴方向可形成一种特殊的、在进化上高度保守的结构，即联会复合体（synaptonemal complex，SC）。

③粗线期（pachytene stage）：通过联会紧密结合在一起的两条同源染色体，因进一步的凝集而缩短、变粗，同源染色体非姐妹染色单体间发生染色体片段交换，使同源染色体间的基因重新组合。同源染色体间的交换有两个明确的功能，首先是将同源染色体维系在一起，以保证它们在第一次减数分裂完成时能被正确地分配到两个子细胞中；其次，是使减数分裂最终形成的配子产生遗传变异。因此，减数分裂过程中，同源染色体间的交换受到细胞的高度调控，双链 DNA 断裂的数量及部位均被严格限定。

④双线期（diplotene stage）：同源染色体开始分离，仅在非姐妹染色单体之间存在的某些部位残留一些接触点，称交叉（chiasma）。此外，联会复合体中央出现一些椭圆形或球形的富含蛋白质及酶的棒状结构，称重组结（recombination nodule），多个重组结相间地分布于联会复合体上，也可能与染色体片段的重组直接相关。

⑤终变期（diakinesis stage）：同源染色体进一步凝集，显著缩短、变粗成短棒状。核仁解体，中心体已完成复制，移向两级后形成纺锤体。核膜逐渐解体，纺锤体伸入核区，在其作用下，染色体开始移向细胞中部的赤道面上。

（2）中期Ⅰ　同源染色体即四分体排列在细胞的赤道面上，形成纺锤体，通过动力微管分别与细胞不同极相连。

（3）后期Ⅰ　同源染色体分离并在纺锤丝的牵引下移向细胞的两极。此时，每极染色体数为细胞原有染色体数的一半，但是每条染色体包含两条染色单体。同源染色体向两极的移动是随机的，因此，非同源染色体可通过自由组合的方式进入两极。

（4）末期Ⅰ　染色体逐渐成为细丝状的染色质，核仁、核膜重新出现，胞质分裂形成两个子细胞，其染色体数比亲代细胞减少一半，每条染色体的着丝粒上连接有两条染色单体。

2. 第二次减数分裂　间期Ⅱ是第一次减数分裂后与第二次减数分裂前的短暂间期，没有 DNA 复制。有些生物在第一次减数分裂结束后，可以不经过这一间期，而直接进入第二次减数分裂。第二次减数分裂可分为前期Ⅱ、中期Ⅱ、后期Ⅱ、末期Ⅱ、胞质分裂几个时期。

（1）前期Ⅱ　染色体再次发生凝集，呈棒状或杆状，每一条染色体由两条染色单体组成。纺锤体逐渐形成，不同极的动力微管分别与每一条染色体上的两个动粒相连，使其逐渐向细胞中央的赤道面移动，核仁、核膜消失。

（2）中期Ⅱ　染色体排列在赤道面上，随后，姐妹染色单体在着丝粒处发生纵向断裂。

（3）后期Ⅱ　着丝粒一分为二，每条染色体的姐妹染色单体被纺锤丝拉向细胞的两极。

（4）末期Ⅱ　细胞两极的染色单体解螺旋成染色质，纺锤体消失，核仁与核膜出现，形成两个细胞核，细胞膜自中间部位向内凹陷，细胞质一分为二，形成两个子细胞。

在第二次减数分裂结束时，一个亲代细胞共形成 4 个子细胞，各个子细胞中染色体数目与分裂前相比减少了一半，子细胞在染色体组成及组合上也存在差异，这些变化主要发生在第一次减数分裂过程中。

精母细胞和卵母细胞的减数分裂过程分别见图 10－3、图 10－4。

减数分裂对于维持生物世代间遗传的稳定性有重要意义。减数分裂过程中可发生遗传物质的交换、重组及自由组合，使生殖细胞呈现出遗传上的多样性，构成了生物变异及多样性的基础，生物后代变异增大、对环境的适应力增强。

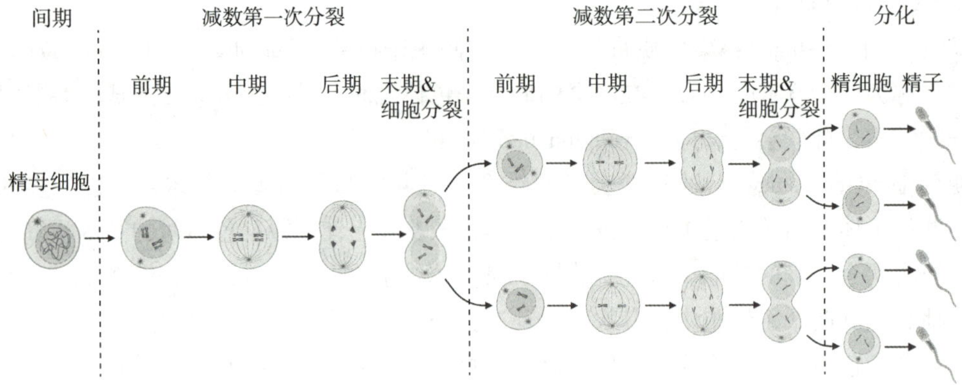

图 10－3　精母细胞减数分裂图解

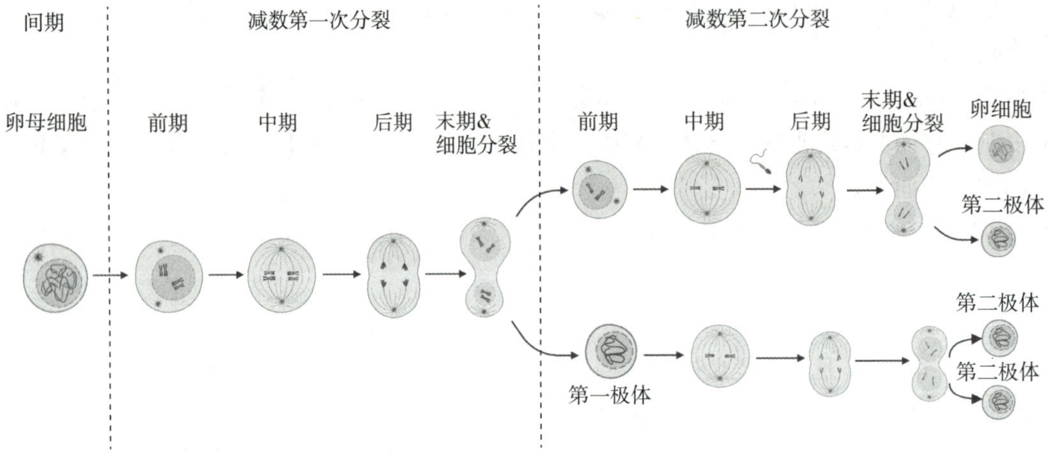

图 10－4　卵母细胞减数分裂图解

三、细胞周期的调控

（一）细胞周期蛋白与细胞周期蛋白依赖性激酶构成细胞周期调控系统的核心

1. 细胞周期蛋白（cyclin）　是一个由 29 种蛋白质组成的大家族，分子量为 35～90kDa。在 G_1 期表达的细胞周期蛋白有 cyclin A、C、D、E，其中，cyclin C、D、E 三种蛋白的表达仅限于 G_1 期，进入 S 期即开始降解，且只在 G_1 期向 S 期转化的过程中起调节作用，因而又称 G_1 期蛋白。cyclin D 是细胞 G_1/S期转换所必需的。在哺乳动物细胞中，cyclin A 的合成发生于 G_1期向 S 期转换的过程中，在中期时消失，属 S 期周期蛋白。cyclin B 的表达开始于 S 期，在 G_2/M 时达到高峰，随着 M 期的结束而被降解，属于 M 期周期蛋白。细胞周期蛋白随细胞周期进程而有周期性的出现及消失，与细胞中其他蛋白结合，对细胞周期相关活动进行调节。

2. 细胞周期蛋白依赖性激酶（cyclin－dependent kinases，CDKs）　是一类丝氨酸/苏氨酸蛋白激酶，其作用与自身磷酸化状态及周期蛋白相关，与细胞周期蛋白结合后才具有激酶活性，在细胞基因转录、细胞周期调控和神经元分化过程中发挥重要作用。Cdc2 是第一个被发现的 CDK 激酶，因而被命名为 CDK1。CDKs 通常被分为两类：一类主要与细胞周期调控相关，包括 CDK1、CDK2、CDK4 和 CDK6 等，它们分别与不同的 cyclin 结合，发挥不同的作用（表 10－3）；另一类主要与基因转录相关，包括 CDK7、CDK8、CDK9、CDK12 和 CDK13 等。与基因转录相关的 CDKs 通过磷酸化 RNA 聚合酶的羧基端结构域（carboxy－terminal domain，CTD）和其他靶标来调节基因转录。

表 10－3 细胞周期中主要的 CDK 与 cyclin 的结合关系及作用特点

CDK 类型	结合的 cyclin	主要作用时期	作用特点
CDK1	cyclin A	G_2	促进 G_2 期向 M 期转换
	cyclin B	G_2、M	磷酸化与有丝分裂相关的蛋白，促进 G_2 期向 M 期转换
CDK2	cyclin A	S	启动 S 期的 DNA 复制，阻止已复制的 DNA 再复制
	cyclin E	G_1 晚期	使 G_1 期细胞跨越限制点向 S 期转换
CDK3	cyclin C	G_1/S	—
CDK4	cyclin D1，D2，D3	G_1/S	使 G_1 期细胞跨越限制点向 S 期转换
CDK5	cyclin D1，D3	G_1/S	—
CDK6	cyclin D1，D2，D3	G_1/S	使 G_1 期细胞跨越限制点向 S 期转换

（二）细胞周期检测点监控细胞周期的运行

在细胞周期进程中，如果上一阶段的活动尚未结束或发生错误，细胞就进入下一个阶段，其遗传特性将受到损害，如产生早熟染色体或导致染色体数目异常。为了保证细胞染色体数目的完整性及细胞周期正常运转，细胞中存在一系列监控系统，可对细胞周期中发生的重要事件及出现的故障加以检测，只有当这些事件完成、故障修复后，才允许细胞周期进一步运行，该监控系统即为检测点（checkpoint），包括未复制 DNA 检测点、纺锤体组装检测点、染色体分离检测点及 DNA 损伤检测点。检测点对细胞周期的调节机制与细胞内由多种蛋白质、酶及 cyclin－CDK 复合物组成的生化路径相关。

1. 未复制 DNA 检测点 正常的细胞周期中，DNA 未发生复制时，细胞不能进入有丝分裂。未复制 DNA 检测点的作用包括监控 DNA 复制并抑制成熟促进因子（maturation promoting factor，MPF）激活。

2. 纺锤体组装检测点 阻止纺锤体装配不完全或发生错误的中期细胞进入后期，即使细胞中仅有一个染色单体的动粒未与纺锤体微管正确相连，也不能进入后期。

3. 染色体分离检测点 通过监测发生分离的子代染色体在后期末细胞中的位置，来决定细胞中是否产生活化的 Cdc14 磷酸酶，以促进细胞进入末期，发生胞质分裂，最后退出 M 期。若子代染色体未正确分离，该检测点可阻止细胞进入末期和发生胞质分裂，以保证子代细胞含有一套完整的染色体。

4. DNA 损伤检测点 在细胞周期进程中，DNA 可能因外界化学及物理因素的影响而被损伤，DNA 损伤检测点将阻止细胞周期继续进行，指导 DNA 损伤被修复。

第二节 细胞死亡

细胞生命活动的终结称为细胞死亡（cell death）。根据细胞死亡模式的不同，将细胞死亡分为细胞凋亡、细胞坏死和自噬性细胞死亡三种类型。

一、细胞凋亡

细胞凋亡是机体为维持内环境稳定，由基因控制的、细胞自主结束生命的过程。细胞凋亡在多细胞生物体的进化、内环境的稳定和系统发育中起重要作用。在细胞凋亡过程中，会出现染色质固缩、DNA 碎裂以及核碎裂等现象。在一般成年人的身体中，平均每天会有上百万个细胞进行细胞凋亡。细胞凋亡是由细胞内成长因子的缺失、缺氧、辐射、DNA 损伤、化疗药物引起的损害、端粒功能异常和病毒感染等一系列细胞内、外信号引起的。如果生物体内细胞凋亡受到抑制，会导致癌症或自身免疫疾病的发生；而过度的细胞凋亡则会导致神经退行性病变，以及加重中风、心肌梗死和脑外伤后的缺血再灌注损伤。因此，细胞凋亡必须受到严格调控，而深入了解细胞凋亡机制对于这些疾病的治疗是很重要的。目前，哺乳动物细胞主要有两条调控细胞凋亡的信号通路，即内源性线粒体介导的细胞凋亡途径和外源性死亡受体介导的细胞凋亡途径。

（一）细胞凋亡的内源性线粒体途径

线粒体介导的细胞凋亡内源途径主要是响应细胞内部应激信号，如 DNA 损伤、细胞缺氧、细胞生长因子缺失、药物诱导等。该途径主要依赖抗凋亡蛋白 Bcl－2（B－cell lymphoma－2）家族的调节，Bcl－2 蛋白家族成员可调控线粒体通透性转变孔不可逆地过度开放，细胞色素 C（Cyt C）、凋亡诱导因子（AIF）等释放到细胞质中，与胞质中的凋亡蛋白活化因子 APAF－1 结合，在 ATP 和 dATP 的协助下形成凋亡复合体，活化半胱氨酸天冬氨酸蛋白酶－9（Caspase－9），进而激活 Caspase－3 介导的级联反应，维持细胞生存的蛋白质和核酸被降解，引起细胞凋亡。

（二）细胞凋亡的外源性死亡受体途径

死亡受体（DR）又称为肿瘤坏死因子受体（TNFR）超家族，均包括富含 Cys 的胞外结构域和胞内由 80 个氨基酸组成的死亡结构域（DD）。在死亡受体介导的凋亡途径中，细胞表面的死亡受体被对应的胞外死亡配体激活后，信号传至胞内产生级联放大信号。配体与死亡受体在细胞膜表面结合，促进膜受体的三聚化，然后通过 C 端死亡结构域募集接头蛋白 FADD，活化蛋白降解酶 Caspase－8，激活更多的 Caspase 家族蛋白，如 Caspase－3 和 Caspase－9，进而切割更多的蛋白质并使细胞发生凋亡。除此之外，在一些情况下，细胞毒性 T 淋巴细胞（免疫细胞的一种）可以通过分泌穿孔素和在细胞膜上穿孔来启动细胞凋亡。

素质提升

胸怀祖国，服务人民，在细胞凋亡研究领域开拓创新

王晓东于 1985 年赴美留学，工作后建立了自己的细胞凋亡研究实验室。2004 年，41 岁的他凭借在该领域的杰出贡献，入选美国科学院院士。王晓东说："作为一名华人科学家，无论走到哪里，无论有多大成就，祖国还是祖国。"2003 年 4 月，王晓东在国内创办北京生命科学研究所，并担任第一任所长；2010 年 10 月，他辞去在美国的职位，将自己的梦想带回了祖国。回国后，他在细胞凋亡研究领域取得了一系列开创性、突破性、引领性的成果，还为国家培养和发掘了一大批优秀的科研人才。他不畏艰难，创立了一家中国版的"基因泰克"——"百济神州"，寓意为"百创新药，济世惠民"。王晓东说，要给中国人做最好的抗癌药，同时也要作为中国人给全世界做最好的抗癌药。

在中华民族伟大复兴的征程上，一代又一代科学家心系祖国和人民，不畏艰难，无私奉献，为科学技术进步、人民生活改善、中华民族发展做出了重大贡献。科学没有国界，但科学家有祖国。新时代更需要我们继承和发扬"胸怀祖国 服务人民"的爱国精神，坚持国家利益和人民利益至上，着力攻克事关国家安全、经济发展、生态保护、民生改善的基础前沿难题和核心技术。

二、细胞坏死

细胞坏死是病理过程（缺氧，物理、化学、生物因素，免疫反应）使细胞发生的不可逆损伤，最终导致细胞死亡的过程。它是一种不受控制的细胞死亡，表现为细胞膜通透性增高，致使细胞肿胀，细胞器变性或肿大，早期核无明显形态学变化，最后细胞破裂。坏死的细胞裂解释放出内含物，引起炎症反应；在愈合过程中常伴随组织器官的纤维化，形成瘢痕。

三、细胞自噬

细胞自噬是真核细胞内普遍存在的一种通过包绕清除受损或功能退化的细胞器（如线粒体）及某些蛋白质和大分子物质，与溶酶体融合并水解膜内成分的现象。根据细胞内底物运送到溶酶体方式的不同，细胞自噬可分为三种主要方式：一是巨自噬（macroautophagy），通过形成双层膜，包绕错误折叠和聚集的蛋白质并与溶酶体融合降解，是真核细胞内最普遍的自噬方式；二是微自噬（microautophagy），不同于巨自噬，它的典型特点是溶酶体膜通过内陷或外凸，包绕胞质及内容物进入溶酶体进行降解；三是分子伴侣介导的自噬（chaperone-mediated autophagy，CMA），是一种高度选择的自噬方式。虽然细胞自噬是细胞应对胞内或胞外应激的一种重要机制，能保证细胞在特定条件下存活，但过度自噬也能导致细胞自噬性死亡，主要表现为细胞质中出现大量包裹着细胞质和细胞器的空泡结构和溶酶体对空泡内成分的降解。

四、介导凋亡的重要因子

（一）Bcl-2 家族

Bcl-2 在凋亡蛋白家族中是最重要的调控蛋白，主要分为三大类：抗凋亡蛋白，主要包括 Bcl-2、Bcl-xL、Mcl-1 等，含有 BH1、BH2、BH3、BH4 四个功能域；一类促凋亡蛋白，含有 BH1、BH2、BH3 三个功能域，包括 Bax、Bak 和 Bok 等；另一类促凋亡蛋白则只含有 BH3 结构域，即 BH3-only 亚家族，包括 Bid、Bim、Bad、Noxa 和 Puma 等。Bcl-2 家族中不同蛋白的作用见表 10-4。

表 10-4　Bcl-2 家族中不同作用的蛋白

抗凋亡蛋白	促凋亡蛋白
Bcl-2	Bax
Bcl-xL	Bak
Bcl-w	Bok
BFL-1	Bad
Mcl-1	Bid
	Noxa
	BMF
	Puma

（二）p53

p53 蛋白是由人类 17 号染色体上的 *p53* 基因编码的转录因子，为含有 393 个氨基酸的蛋白质。p53 蛋白与特定的 DNA 反应元件结合，诱导各种基因的表达，在调节 DNA 修复、细胞周期停滞、细胞衰老和细胞凋亡等方面发挥重要作用。人类癌症中的 *p53* 突变属于错义突变，即一个核苷酸被另一个核苷酸取代。这些突变大多数导致 p53 失去以序列特异性方式结合 DNA 和激活典型 *p53* 靶基因转录的能力。在所有的癌症中，*p53* 突变的频率约为 50%，这一频率因癌症类型的不同而有很大差异。

（三）Cyt C

线粒体在凋亡过程中处于中心地位，而 Cyt C 从线粒体的释放对凋亡起重要作用。Cyt C 是细胞核基因编码的蛋白质，正常情况下，存在于线粒体内膜和外膜之间的腔隙内，细胞凋亡信号的刺激使其从线粒体内释放到细胞质，介导凋亡。

（四）Caspase 家族

Caspase 家族蛋白是促进细胞凋亡的主要酶类。Caspase 可以分为两类：一是启动 Caspase，如 Caspase - 8、Caspase - 9、Caspase - 10；二是执行 Caspase，如 Caspase - 3、Caspase - 6、Caspase - 7。其中，Caspase - 8 和 Caspase - 10 是外源性细胞凋亡的启动者，Caspase - 9 是内源性细胞凋亡的启动者。Caspase - 3 是在多种诱导剂刺激后导致凋亡的关键酶，它的活化预示着细胞凋亡执行阶段的开始。

第三节　细胞周期、细胞凋亡及肿瘤治疗

肿瘤是生物体正常组织细胞过度增殖后形成的赘生物，正常细胞转变为恶性肿瘤的过程称为癌变。赘生物仍以单细胞团簇生在一起，为良性肿瘤；恶性肿瘤是指其赘生细胞获得了侵袭周边组织并形成远处转移的能力，肿瘤组织的细胞呈现出明显的异质性。肿瘤的发生发展与机体内、外环境密切相关。内部环境主要是指遗传因素。外部环境主要包括：物理因素，如电离辐射、紫外线、长期机械性刺激等；化学因素，如黄曲霉毒素可引起人和多种动物的肝癌；生物因素，如人乳头瘤病毒（HPV）与宫颈癌、幽门螺杆菌与胃溃疡/胃癌有不同程度的关联。恶性肿瘤的发生发展是多种因素综合作用的结果。

一、细胞周期与肿瘤的发生发展

（一）细胞增殖与肿瘤

肿瘤的发生是机体细胞正常生长失去控制的结果。肿瘤细胞失去了正常细胞周期调节功能，始终处于增殖状态而不能进入静止状态。正常组织中处于增殖周期的细胞比例一般 <2%，但肿瘤组织中这一比例可达 20% ~60% 甚至更高。根据其细胞周期的特点，可分为三类。

1. 增殖细胞　指肿瘤中连续进入细胞周期、不断进行分裂的细胞群体。其数量多少决定肿瘤的恶性程度。

2. 暂不增殖细胞　主要是 G_0期细胞，是肿瘤复发的根源。

3. 不增殖细胞　脱离细胞周期、失去分裂能力的细胞。

（二）细胞周期与肿瘤治疗

肿瘤的产生与细胞周期调控发生异常相关。不同细胞周期阶段的肿瘤细胞，其治疗方法也有所不同。S 期肿瘤细胞主要通过化疗手段进行治疗，通过药物直接作用于 DNA 或抑制 DNA 合成所需的酶，阻止肿瘤生长。如 G_0期肿瘤细胞对化疗不敏感，往往成为肿瘤复发的根源，可以通过诱导 G_0期肿瘤细胞进入细胞周期，再利用抗肿瘤药物进行治疗，从而防止肿瘤转移和扩散。G_2期细胞对放射线敏感，放疗可以有效阻止癌细胞生长。

（三）细胞周期抑制剂

细胞周期蛋白依赖性激酶（CDKs）对细胞周期控制起着至关重要的作用。因此，CDKs 是肿瘤治疗的一个潜在靶点。CDK4/6 通过与 cyclin D 结合，促进 G_1期向 S 期转换/过渡，CDK4/6 在许多癌症中过表达，导致癌细胞增殖失控。目前全球批准四种小分子 CDK4/6 抑制剂：瑞波西利（ribociclib）、阿贝西利（abemaciclib）、哌柏西利（palbociclib）和曲拉西利（trilaciclib），它们能够选择性抑制 CDK4/6，阻止细胞周期从 G_1期进入 S 期，从而抑制癌细胞增殖。瑞波西利用于绝经后激素受体阳性、人类表皮生长因子受体 -2 阴性（HR +/HER2 -）的晚期或转移性乳腺癌女性患者。阿贝西利主要用于 HR +/HER2 - 晚期或转移性乳腺癌。哌柏西利用于 HR +/HER2 - 乳腺癌的一线、二线治疗，这类药物联合其他药物（如 EGFR 抑制剂、HER2 抑制剂等）治疗转移性乳腺癌时，能显著增强抗癌效果。曲拉西利用

于预防扩散期小细胞肺癌成人患者因铂类/依托泊苷方案或拓扑替康方案化学治疗导致的骨髓抑制。目前国内已获批的 CDK4/6 抑制剂为哌柏西利和阿贝西利。

二、细胞凋亡与肿瘤的发生发展

（一）细胞凋亡与肿瘤

细胞凋亡在肿瘤的发生发展中主要起负调控作用。细胞凋亡相关基因可以分为促凋亡基因和抗凋亡基因两类。当细胞促凋亡基因受抑制或抗凋亡基因被激活时，细胞不能凋亡而长期存活，再加上癌基因异常高表达和（或）肿瘤抑制基因受抑制，最终可导致细胞癌变和肿瘤形成。

（二）细胞凋亡与肿瘤治疗

诱导肿瘤细胞凋亡不仅仅是放疗、化疗和一些生物疗法抗肿瘤的机制之一，其本身也可以作为一种新的肿瘤治疗策略，从而形成以细胞凋亡通路中的细胞凋亡相关基因或其蛋白产物为靶点的诱导肿瘤细胞凋亡疗法，即通过激发肿瘤细胞促凋亡和（或）抑制其抗凋亡因素，重新启动肿瘤细胞凋亡的级联反应，加快肿瘤细胞凋亡，从而达到治疗肿瘤的目的。

（三）细胞凋亡诱导剂

1. Bcl－2 靶向药　Bcl－2 在慢性淋巴细胞白血病（CLL）、滤泡型淋巴瘤（FL）、套细胞淋巴瘤（MCL）和华氏巨球蛋白血症（WM）中均呈高表达，高表达的 Bcl－2 可抑制细胞凋亡，使细胞生长加速，进而导致恶性肿瘤的发生。Bcl－2 蛋白家族成员和它们调控的凋亡通路是肿瘤治疗非常有前景的药物靶点。维奈托克（venetoclax）是第一个靶向 Bcl－2 的选择性抑制剂，2018 年被美国食品药品管理局（FDA）批准用于治疗老年或不能耐受强化疗的急性髓系白血病（AML）患者，其研发和应用在很大程度上改善了 AML 患者的预后和生活质量。

2. 针对 p53（突变型和野生型）的新疗法　许多癌症患者体内都存在 p53 野生型功能的丧失。而 p53 抑癌功能的丧失与两个重要的原因有关：一个是鼠双微体基因 *MDM2*（murine double minute 2）与 p53 形成反馈；另一个是 p53 蛋白内部发生突变，从而抑制 p53 的功能。p53 的肿瘤特异性和在调节细胞功能中的重要作用表明，p53 是一个潜在的癌症治疗靶点。虽然目前还没有被 FDA 批准的针对 p53（野生型或突变型）的药物，但基于 p53 结构和功能的研究不断深入，一些针对 p53 的癌症治疗正在进行临床评估。

（1）MDM2－p53 通路抑制剂　MDM2 是 p53 活性和稳定性最重要的负调节因子。MDM2 通过三种方式抑制 p53 的功能：一是作为 E3 泛素连接酶，促进 p53 泛素化并随后被蛋白酶体降解；二是直接与 p53 反式激活结构域结合，阻断该活性；三是 MDM2 上的核输出信号使其能将 p53 运出细胞核，进入细胞质。通常，MDM2 在人类癌细胞中的水平非常高。使用抑制剂顺式咪唑啉类（nutlins）、苯二氮䓬类（benzodiazepinediones）和螺氧吲哚（spirooxindoles）阻断 MDM2－p53 蛋白之间的相互作用，使 p53 从 MDM2 上游离下来，激活 p53 的抑癌功能，从而杀死癌细胞并抑制肿瘤的生长，对野生型 p53 的癌症患者具有很好的疗效。在临床前研究中，Nutlins 及其类似物（如 MI－43、MI－63 和 MI－319）与 5－氟尿嘧啶（5－FU）、阿霉素（doxorubicin）、依托泊苷（etoposide）和顺铂（cisplatin）等在多种携带野生型 p53 的肿瘤的治疗中发挥协同作用，如血液恶性肿瘤、淋巴瘤、神经母细胞瘤、肝细胞癌、肺癌和胰腺癌。Nutlins 与化疗的结合在正常细胞中显示出最小的毒性作用。

（2）腺病毒载体　p53 被认为是肿瘤进展和恶化的关键，50% 癌症患者的 p53 编码基因存在各种失活突变，而另外 50% 的患者具有 p53 蛋白翻译后修饰的缺陷成分或 p53 信号传导途径的改变。通过各种病毒载体，特别是逆转录病毒和腺病毒载体，将野生型 p53 送入细胞，即可成功抑制多种类型肿瘤细胞的生长。

今又生（英文名：Gendicine）是世界首个获准上市的肿瘤基因治疗药物。它由正常人 *p53* 基因和改构的 5 型腺病毒基因重组而成。前者表达野生型 p53 蛋白；后者起载体作用，携带治疗基因 *p53* 进入靶细胞发挥作用。在治疗头颈部癌症时，转化的细胞所表达的野生型 p53 蛋白是一种肿瘤抑制因子，促进细胞周期停止和 DNA 修复，或引发细胞凋亡和衰老。同时，p53 突变的存在对今又生治疗的患者的疗效或长期生存没有影响。

（3）p53 激活剂　Eprenetapopt（APR－246）是目前临床上研究最广泛、进展最快的突变体 p53 活化化合物，是 PRIMA－1 的甲基衍生物。APR－246（PRIMA－1MET）是 Michael 受体，能转化为活性化合物亚甲基奎宁酮（methylene quinuclidinone，MQ），它能与突变型 p53 结合，恢复 p53 的活性；除此之外，它还可以增加活性氧（ROS）的水平，从而导致细胞死亡。APR－246 与临床治疗联合治疗，可增强抗癌活性。用 APR－246 治疗难治性白血病（refractory leukemia）和前列腺癌时，APR－246 的毒性很小，最常见的不良反应是疲劳、头晕眼花、头痛和精神错乱。FDA 还授予 APR－246 快速通道，用于治疗具有 p53 突变的 MDS 患者。

目标检测

答案解析

一、单项选择题

1. 下列关于细胞周期的叙述中，正确的是（　）
   A. 成熟的生殖细胞产生后立即进入下一个细胞周期
   B. 机体内所有体细胞均处于细胞周期中
   C. 细胞周期由前期、中期、后期、末期组成
   D. 细胞种类不同，细胞周期持续时间不同
   E. 细胞周期的长短取决于 S 期
2. DNA 复制发生在（　）
   A. 间期　　B. 前期　　C. M 期
   D. 后期　　E. G_0 期
3. 下列关于细胞凋亡的叙述中，错误的是（　）
   A. 蝌蚪发育过程中尾和鳃的消失属于细胞凋亡
   B. 是由基因控制的细胞编程性死亡
   C. 因创伤引起的细胞坏死不属于细胞凋亡
   D. 成熟组织中不会发生细胞凋亡
   E. 细胞凋亡不会引发炎症
4. 细胞不能凋亡而长期存活，可能导致（　）
   A. 肿瘤　　B. 艾滋病　　C. 自身免疫病
   D. 心力衰竭　　E. 阿尔茨海默病
5. 关于肿瘤细胞的特征，描述错误的是（　）
   A. 无限复制的能力　　B. 抗凋亡能力　　C. 抵抗细胞死亡
   D. 逃避免疫系统摧毁的能力　　E. 基因组稳定

二、思考题

1. 细胞周期可以分为哪几个时期？各时期的主要特点是什么？
2. 比较有丝分裂与减数分裂的异同点。
3. 简述细胞周期中几种重要的细胞周期蛋白和细胞周期蛋白依赖性激酶。

书网融合……

本章小结　　微课　　题库

第十一章　干细胞 微课

PPT

学习目标

1. 通过本章学习，重点把握干细胞的概念以及分类。
2. 了解不同种类干细胞的特点及应用。

情境导入

情景描述　患儿，男，5岁7个月。因“双颈肿块”入院。入院时体检：双颈部可及2cm×4cm大小淋巴结，活动性较差，无压痛，颈中下及腋下可及数枚黄豆大小及蚕豆大小淋巴结，质中等，活动性尚好，无压痛。心肺听诊无殊。头胸部CT：头部平扫未见明显异常，右纵隔块样影，直径60mm。骨髓常规：原始+幼稚淋巴细胞占96%。诊断为急性淋巴细胞白血病。

讨论　1. 什么是急性淋巴细胞白血病？有哪些临床症状？

2. 自体移植和异体移植的优缺点分别有哪些？

人、动物等生物个体都起源于受精卵，受精卵通过有序而复杂的细胞分裂、增殖、迁移、分化和死亡等过程发育成多细胞生物个体。这些由单个受精卵产生的细胞，在形态结构、生化组成和功能等方面均产生了明显的差异，形成这种稳定性差异的过程称为细胞分化（cell differentiation）。人体内数百种不同的细胞类型都是由几个相同的干细胞形成的。

第一节　干细胞的概念

干细胞（stem cell）是一种具有复制能力、可以分化成各种组织的早期未分化细胞。它具有自我更新、高度增殖和多向分化的潜能，可衍生出机体各种细胞、组织和器官，是个体生长发育、组织器官结构和功能动态平衡的基础，也是机体损伤后再生修复和器官移植的基础。

第二节　干细胞的形态和生化特性

一、干细胞的形态特性

干细胞通常呈圆形或椭圆形，细胞体积小，细胞核相对较大，核质比大，细胞核内染色质多为常染色质。

二、干细胞的生化特性

干细胞的生化特性与其所存在的组织类型、分化程度有关。

（一）端粒酶活性高

这是所有干细胞共有的生化特征，随着干细胞不断的增殖与分化，端粒酶活性逐渐下降。

（二）蛋白标志分子

这是各个具体干细胞的生化特征，不同干细胞有不同的蛋白标志分子，可作为确定干细胞位置、分离提纯干细胞的标志。

第三节　干细胞的增殖和分化特性

一、干细胞的增殖特性

（一）干细胞增殖的缓慢性

增殖缓慢是干细胞的一个重要特性，干细胞在进入分化程序前，首先要经过一个短暂的增殖期，产生过渡放大细胞，这是一群介于干细胞和分化细胞之间的过渡细胞，作用是通过较少的干细胞产生较多的分化细胞。

（二）干细胞增殖系统的自稳定性

自稳定性是干细胞的基本特征之一，指干细胞可在个体生命过程中自我更新并维持其自身数量恒定。干细胞通过其特有的分裂方式维持自稳定性。干细胞有对称和不对称两种分裂方式。干细胞分裂后产生的两个子代细胞都是分化细胞或都是干细胞，称对称分裂。如果干细胞分裂后产生的子代细胞中，一个是干细胞，而另一个是分化细胞，则称不对称分裂。对于哺乳动物，在大多数自我更新的组织中，单个干细胞分裂产生的两个子代细胞可能是两个干细胞，也可能是两个分化细胞；但平均而言，每个干细胞产生一个子代干细胞和一个特定分化细胞。

二、干细胞的分类及分化特性

（一）按干细胞的分化潜能分类

干细胞具有分化为多种功能细胞的潜能。根据其分化潜能的不同，干细胞可分为三大类。

1. 全能干细胞（totipotent stem cell）　是指具有发育全能性的早期胚胎细胞，如八细胞期之前的每一个细胞皆是全能干细胞，而受精卵就是最高层次的胚胎干细胞。

2. 多能干细胞（multipotential stem cell）　是指具有分化为成熟个体中所有类型细胞的潜能，不能发育成完整个体的细胞，具有可以发育成多种组织的能力的细胞，如造血干细胞、神经干细胞。

3. 单能干细胞（unipotent stem cell）　只能产生一种特定细胞类型，如上皮组织基底层的干细胞、肌肉中的成肌细胞。

（二）按干细胞的来源分类

根据来源的不同，干细胞分为两类。

1. 胚胎干细胞（embryonic stem cell，ES）　是从胚胎发育早期的囊胚分离和培养出来的细胞，是所有细胞最初期的形态，是一种高度未分化细胞，它具有发育的全能性，能分化出成体动物的所有组织和器官。

2. 成体干细胞（adult stem cell）　存在于成体特定的组织中，具有分化成特定功能细胞的能力。根据其组织来源的不同，可将成体干细胞分为造血干细胞、骨髓间充质干细胞、神经干细胞、肌肉干细胞、表皮干细胞、肝干细胞以及其他干细胞等。

第四节　几种重要的干细胞

一、胚胎干细胞

当受精卵分裂发育成囊胚时，内胚层细胞团的细胞即为胚胎干细胞（ES）。ES 是具有无限自我更新和增殖能力的全能干细胞，具有形成完整个体的分化潜能。ES 现已成为研究早期胚胎发育途径、疾病预防和药物毒性的有力工具。但 ES 真正用于器官克隆与移植仍亟待技术上的突破，即解决如何诱导 ES 定向分化成单一类型的分化细胞，防止肿瘤的形成，以及分化的细胞仍有可能发生移植排斥等问题。但 ES 研究面临的最大阻碍来自伦理学问题。

二、诱导多能干细胞

诱导多能干细胞（induced pluripotent stem cell，iPS）又称为人工诱导多能干细胞，是一种由哺乳动物成体细胞经转入转录因子等手段脱分化而形成的多能干细胞。2006 年，日本京都大学山中伸弥所在实验室在《细胞》杂志上率先报道成功诱导多能干细胞。iPS 的性质与胚胎干细胞相似，且相比于胚胎干细胞会面临较少的伦理学争议，因此，iPS 被认为在组织工程及再生医学、药物开发、疾病模型构建等领域具有较广阔的发展前景。与胚胎干细胞相比，iPS 形成嵌合体的能力较弱，分化为成体细胞的难度较大，成瘤性高，诱导技术效率低。简而言之，iPS 用于临床疗法还需要满足以下几个条件：①确保能高效、安全地取得 iPS；②确保 iPS 能分化为目的细胞；③确保患者不会产生不良反应；④解决不同细胞集落的 iPS 间的差异。iPS 的应用见图 11－1。

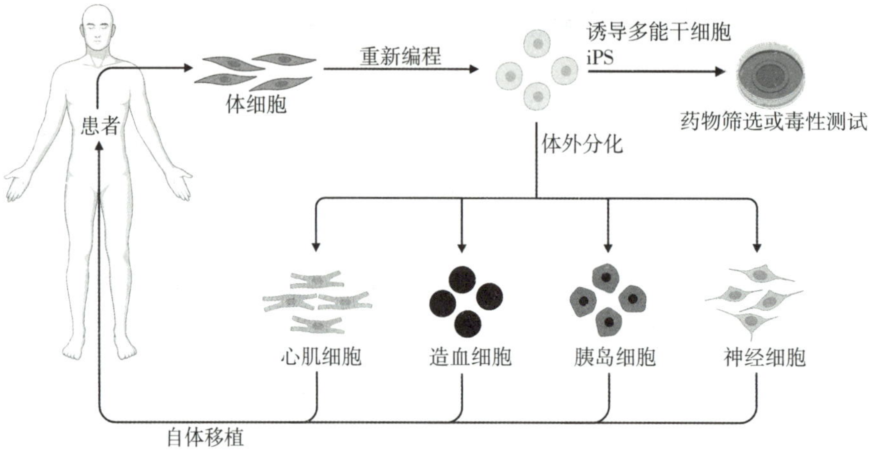

图 11－1　诱导多能干细胞的应用

素质提升

勇攀高峰，敢为人先，在干细胞研究领域引领突破

2009 年，周琪院士在《自然》杂志上发表文章，首次利用 iPS 技术用小鼠皮肤细胞培育出世界首例来自 iPS 的具有繁殖能力的小鼠，从而在世界上第一次证明 iPS 的全能性。在科技创新的道路上，周琪院士及其团队不断践行着勇攀高峰、敢为人先的科学精神。他说：“基础研究是前瞻性引领工作的基础”，他敢为天下先地定下“十年时间建中国自己的胚胎干细胞库”的目标。近10年不问收获的基础研究终于有了回报，他前瞻性的战略布局，让中国在干细胞研究与应用的答卷上有底气写下“规范”二字。他主导的4个项目入选中国科技十大进展。世界首例、突破隔离、国际首创，周琪及其团队以持续不断的原创性成果完成他回国时的志愿，让中国在干细胞研究方面处于引领地位。

科学以探究真理、发现新知为使命。从事科技工作，就必须要有坚定、敢为天下先的自信和勇气，敢于提出新理论、开辟新领域、探寻新路径，不畏挫折、敢于试错，在独创独有上下功夫，在解决受制于人的重大瓶颈问题上强化担当作为。

三、成体干细胞

成体干细胞存在于机体的各种组织器官中。成年个体组织中的成体干细胞在正常情况下大多处于休眠状态，在病理状态或外因诱导下，成体干细胞表现出不同程度的再生和更新能力。在特定条件下，成体干细胞可产生新的干细胞，或按照一定的程序分化，形成新的功能细胞，从而使组织和器官保持生长和衰退的动态平衡，如造血干细胞、间充质干细胞、神经干细胞等。

（一）造血干细胞

造血干细胞（hematopoietic stem cell，HSC）是一类存在于造血组织内、能分化产生各种血细胞和免疫细胞的原始细胞。HSC不仅可以分化为红细胞、白细胞和血小板，还可跨系统分化为各种组织器官的细胞，具有自我更新、多向分化和归巢（即定向迁移至造血组织器官）的潜能。HSC主要存在于骨髓、外周血、脐带血中。造血干细胞移植是治疗恶性血液病、部分恶性肿瘤、部分遗传性疾病等七十多种致死性疾病的最有效方法，如治疗急慢性白血病、遗传性红细胞疾病、遗传性免疫系统疾病、遗传性血小板疾病、浆细胞疾病、地中海贫血、非血液系统恶性肿瘤、急性放射病等。根据移植方式的不同，造血干细胞移植可分为自体干细胞移植和异体干细胞移植，前者是动员自体组织干细胞迁移到需要再生的组织上，后者是将外源干细胞库中的干细胞应用于自体器官的修复。

（二）间充质干细胞

间充质干细胞（mesenchymal stem cell，MSC）是由中胚层发育而来的早期细胞，形成于发育中的骨髓腔，因具有多向分化潜能、造血支持和促进干细胞植入、免疫调控和自我复制等特点而日益受到人们的关注。如MSC在体内或体外特定条件的诱导下，可分化为脂肪、骨、软骨、肌肉、肌腱、韧带、神经、肝、心肌、内皮等多种组织细胞，连续传代培养和冷冻保存后仍具有多向分化潜能，可用于衰老和病变引起的组织器官损伤修复。MSC在异体移植时也不易出现排异现象。MSC在临床上主要用于治疗机体无法自然修复的组织细胞和器官损伤的多种难治性疾病；也可作为免疫调节细胞，治疗免疫排斥和自身免疫性疾病。例如，美国批准了60余项MSC的临床试验，已成为阿尔茨海默病、渐冻症等疾病的新兴治疗方案。MSC的来源与应用见图11－2。

（三）神经干细胞

在中枢神经系统中，部分细胞仍具有自我更新及分化产生成熟脑细胞的能力，这些细胞称为神经干细胞（neural stem cell，NSC）。NSC具有自我更新、多向分化潜能、低免疫原性和组织融合性等特点，这些特点使其可以修复和替代死亡的神经细胞。

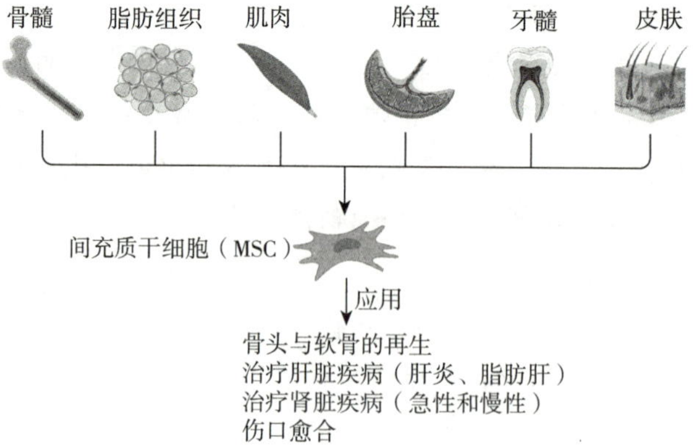

图 11－2　间充质干细胞的来源与应用

四、肿瘤干细胞

肿瘤干细胞（cancer stem cell，CSC）是指具有干细胞性质的癌细胞，是一类具有自我更新能力并能产生异质性肿瘤细胞和形成癌组织的原始细胞。CSC 通常处于相对静止的细胞周期，对放疗和化疗药物不敏感，在某些刺激因子的作用下重新进入细胞周期从而快速增殖，导致肿瘤的耐药和复发。此外，CSC 可通过上皮－间充质转化和免疫逃逸转移至远端，造成肿瘤转移。CSC 是肿瘤发生、耐药、复发和转移的根本因素，也是导致肿瘤治疗失败的重要原因。因此，寻找 CSC 特异的表面标志蛋白，将为开发靶向 CSC 的药物提供新靶点。靶向 CSC 特异表达膜蛋白的单克隆抗体、抗体偶联药物和双特异性单克隆抗体，靶向 CSC 特异信号通路的小分子化合物，以及靶向 CSC 相关分子的抗体和小 RNA，有望应用于肿瘤药物的开发。

目标检测

答案解析

一、单项选择题

1. 下列情况中，自体骨髓移植不会出现的是（　）
   A. 免疫抑制　　B. 移植失败　　C. 排斥反应
   D. 肿瘤　　E. 慢性粒细胞白血病
2. 下列属于多能干细胞的是（　）
   A. 受精卵　　B. 骨髓造血细胞　　C. 精原细胞
   D. 卵原细胞　　E. 原红细胞
3. 在一定条件下，干细胞可以分化成多种功能细胞。根据所处发育阶段，干细胞分为（　）
   A. 胚胎干细胞和成体干细胞　　B. 胚胎干细胞和全能干细胞
   C. 多能干细胞和成体干细胞　　D. 全能干细胞和成体干细胞
   E. 胚胎干细胞和多能干细胞
4. 20 世纪 50 年代，美国华盛顿大学托马斯首先在人的骨髓中发现了造血细胞，并于 1956 年完成了世界上第一例骨髓移植手术，托马斯因此获得了 1990 年诺贝尔生理学或医学奖。造血干细胞属于（　）
   A. 胚胎干细胞　　B. 成体干细胞　　C. 间充质干细胞
   D. 神经干细胞　　E. 组织干细胞

5. 进行自体骨髓移植时需考虑（　）

A. 骨盆是否受过射线照射

B. 肿瘤是否对放疗、化疗不敏感

C. 是否出现抗肿瘤效应

D. 肿瘤是否转移至骨髓

E. 以上都是

二、思考题

1. 简述干细胞的概念以及分类。
2. 简述成体干细胞的特点及应用。

书网融合……

本章小结　　微课　　题库

第十二章　免疫遗传与免疫遗传病

PPT

学习目标

1. 通过本章学习，重点把握红细胞 ABO 血型系统和 Rh 血型系统的组成；HLA 系统的结构和组成。

2. 学会运用遗传学方法分析免疫性疾病的发病机制，能对一些免疫性疾病进行初步遗传分析。

情境导入

情景描述　患儿，出生1天，足月顺产。24小时内出现全身皮肤黏膜黄染，嗜睡，吸吮无力，肝脾轻度肿大。血清总胆红素420μmol/L，血红蛋白仅110g/L（正常新生儿180～220g/L）。小儿血型O型，Rh阳性；母亲血型O型，Rh阴性。母亲既往曾有一次流产史。

讨论　1. 该患儿考虑为什么疾病？

2. 该病的发生机制是什么？可以怎样防治？

免疫系统可维护机体内环境平衡和稳定，对人体至关重要。免疫系统的建立和完善取决于遗传物质的组成结构和后天发育的环境。免疫遗传学是免疫学与遗传学相互渗透而形成的，主要研究机体免疫反应的遗传基础及遗传控制，探讨抗原、抗体及其相互作用的遗传本质，在分子水平研究人类免疫现象的遗传和变异规律以及与遗传有关的免疫性疾病的遗传背景，揭示免疫现象的本质，是现代医学临床实践的重要理论基础之一，可以为输血、亲子鉴定、器官移植以及免疫缺陷病诊断、治疗和预防提供理论依据。

第一节　红细胞抗原遗传与血型不相容 微课

一、红细胞抗原的遗传系统

人类红细胞膜上不同的糖蛋白分子构成红细胞的不同血型。自人类第一个血型系统——ABO 血型系统在1900年由奥地利医生 Landsteiner 发现，迄今已发现约30种血型系统，其中与临床关系最为密切的是 ABO 血型系统和 Rh 血型系统（表12－1）。

表12－1　ABO 血型系统和 Rh 血型系统

血型系统	抗原数	基因命名	基因定位
ABO	4	*ABO*，*FUT1*，*FUT2*	9q34.1～q34.2，19q13.33
Rh	45	*RHD*，*RHCE*	1p36.2～p34

1. ABO 血型系统　是根据红细胞表面有无特异性抗原 A 和抗原 B 来划分的血液系统，根据抗原 A 和抗原 B 的分布，将血液分为 A、B、AB、O 四种血型。正常人的血清中存在红细胞本身不具备的天然

抗体：A 血型者血清中存在抗 B 抗体，B 血型者血清中存在抗 A 抗体，O 血型者血清中既有抗 A 抗体又有抗 B 抗体，AB 血型者两种抗体都没有。目前，ABO 血型系统也是唯一的已知存在天然抗体的血型系统，是输血和器官移植中非常重要的血型系统。

决定 ABO 血型的基因有 A、B、O 三组复等位基因及 *FUT1* 和 *FUT2* 基因。A、B、O 复等位基因定位于 9q34.2，由 I^A、I^B、和 i 三个基因组成，这三者中任意两个组合，产生六种基因型：I^AI^A、I^Ai、I^BI^B、I^Bi、ii、I^AI^B，分别决定 A 型、B 型、O 型和 AB 型 4 种血型表型。*FUT1* 和 *FUT2* 基因定位于 19q13.33，*FUT1* 有 2 个等位基因 *H* 和 *h*，等位基因 *H* 编码 H 抗原，H 抗原是 A、B 抗原的前体，*h* 基因由等位基因 *H* 突变而来，为无效基因；*FUT2* 基因也有 2 个等位基因 *Se* 和 *se*，*Se* 基因是显性基因，*se* 为无效基因，*Se* 基因的功能与 *H* 基因相同，但主要作用于分泌腺，使除了脑脊液以外的各种体液中含有血型物质。

1952 年，在印度孟买发现了一个特殊的血型家系，O 型个体与 A 型血的人婚配后生有 AB 型子女。研究发现，这种 O 型个体中 *H* 基因突变为无效的 *h* 基因，不能产生 *H* 抗原，这样的个体可能含有 I^A 和 I^B 基因，但不能产生 A 抗原和（或）B 抗原，常规的血型鉴定为 O 型，但 I^A 和（或）I^B 基因可以遗传给下一代，使下一代出现与常规遗传分析不同的血型，这种特殊的 O 型称为孟买型（Bombay phenotype），用 Oh 表示。孟买型者血清中有抗 A、抗 B 与抗 H 的抗体，所以除了能与 A、B 血型红细胞产生强烈凝集反应外，还可与 O 型红细胞发生凝集反应。孟买型者需要输血时只能选择同样的 Oh 型，但由于孟买型极其少见，当需要输血时，选择合适的供血者是非常困难的。

2. Rh 血型系统　最为复杂，有 45 个抗原，其重要性仅次于 ABO 血型系统。因最早用恒河猴（Rhesus monkey）的红细胞免疫家兔，所产生家兔的血清能与 85% 的人红细胞发生凝集反应，因此认为这些人红细胞含有与恒河猴红细胞相同的抗原，因此取名为 Rh 抗原，相应抗体为 Rh 抗体。Rh 血型系统的血型分为 Rh 阳性血型（红细胞表面有 Rh 抗原）、Rh 阴性血型（红细胞表面无 Rh 抗原），两者体内都不含天然的 Rh 抗体。我国汉族人 Rh 阴性血型很少，俗称“熊猫血”。

编码 Rh 抗原的基因定位于 1p34.3～1p36.1，*RH* 基因座由 *RHCE* 和 *RHD* 两个结构基因组成，其中，*RHD* 基因编码 D 抗原，*RHCE* 基因通过不同的方式编码 C/c 和 E/e 抗原。在 C、c、D、E、e 五种抗原中，D 抗原的抗原性最强，决定人类红细胞为 Rh 阳性（Rh^+）或 Rh 阴性（Rh^-）。

二、血型不相容

人体血清中存在天然 ABO 血型抗体，不同血型个体间相互输血时，因输入不同型红细胞，其表面相应抗原与抗体结合，常引起免疫反应，严重者危及生命。新生儿溶血症（hemolytic disease of the newborn，HDN）是由于胎儿与母亲血型不合，在妊娠期和分娩过程中，少量的胎儿红细胞进入母体血液循环，刺激母体产生免疫性不完全抗体 IgG，IgG 可通过胎盘屏障进入胎儿血液循环，导致胎儿红细胞被大量破坏，引起胎儿或新生儿的溶血性贫血，症状可轻可重。

在所有红细胞血型系统中，ABO 血型不相容所导致的新生儿溶血症最为常见，但症状较轻，多见于母亲是 O 型，胎儿为 A 型、B 型或 AB 型。其次是 Rh 血型不相容溶血症，症状通常比较严重，因母子之间 Rh 血型不符，多为母亲是 Rh^-，因输血、流产或分娩等原因，Rh^+ 红细胞进入母体，刺激母体产生 IgG 类 Rh 抗体。当再次妊娠的胎儿血型为 Rh^+ 时，母体内 Rh 抗体（IgG）可通过胎盘进入胎儿体内，并与胎儿红细胞膜上的 Rh 抗原结合，引起胎儿红细胞溶解，导致流产、死胎或新生儿溶血症。初次分娩后 72 小时内给母体注射抗 Rh 抗体，及时清除进入母体内的 Rh^+ 红细胞，能有效预防 Rh 血型不符所引起的溶血症。其他血型系统溶血症则极少。可通过全身换血来治疗新生儿溶血。

第二节　HLA 抗原遗传

人类白细胞抗原（human leucocyte antigen，HLA）分布在所有有核细胞表面，由于这类抗原首先在白细胞上发现，称白细胞抗原。编码这类抗原的基因群称为主要组织相容性复合体（major histocompatibility complex，MHC），在人类称为 HLA 基因复合体或 HLA 系统。HLA 基因复合体决定着机体组织相容性，在免疫排斥应答过程中起主要作用。

一、HLA 基因复合体

HLA 基因复合体是人体最复杂的基因体系，是最富有多态性的系统。HLA 抗原作为一种遗传标记，用于有关疾病以及人类遗传学的研究，器官移植时进行的 HLA 配型，调节免疫反应等。总之，HLA 基因复合体及其编码的抗原分子在法医学、临床医学、基础医学方面应用非常广泛。

（一）HLA 基因复合体的结构

HLA 基因复合体位于人第 6 号染色体上（6p21. 31），从着丝点侧起依次为Ⅱ类基因区、Ⅲ类基因区和Ⅰ类基因区（图 12－1），各区编码的蛋白，因其结构、功能、分布及抗原性的不同，可分为三大类。

1. HLA－I 类基因区　包括经典的Ⅰ类基因，即 HLA－A、B、C 基因位点，还包括 HLA－E、HLA－G 和 HLA－F 等基因位点。HLA－A、B、C 基因编码 HLA－Ⅰ类分子中的 α 链，广泛分布于各类有核细胞表面。

2. HLA－Ⅱ类基因区　又称 D 区基因，基因产物主要存在于 B 淋巴细胞、巨噬细胞，树突状细胞、活化 T 细胞等的表面。基因区包括近 30 个基因座，其中，经典的 HLA－Ⅱ类基因一般指 HLA－DR、HLA－DP 和 HLA－DQ，有些基因（HLA－DRB2、HLA－DPA2、HLA－DPB2）是假基因。HLA－DP、DQ、DR 基因编码 HLA－Ⅱ类抗原的 α 链和 β 链，组成 HLA－Ⅱ类抗原。

3. HLA－Ⅲ类基因区　基因产物主要存在于血清和体液中，主要参与免疫反应和代谢活动。此区是人类基因组中基因密度最大的区域，至少已发现 36 个基因座，其中主要的基因——C2 、C4、Bf、肿瘤坏死因子等的基因，分别编码补体成分 C2 、C4、Bf 和肿瘤坏死因子等。

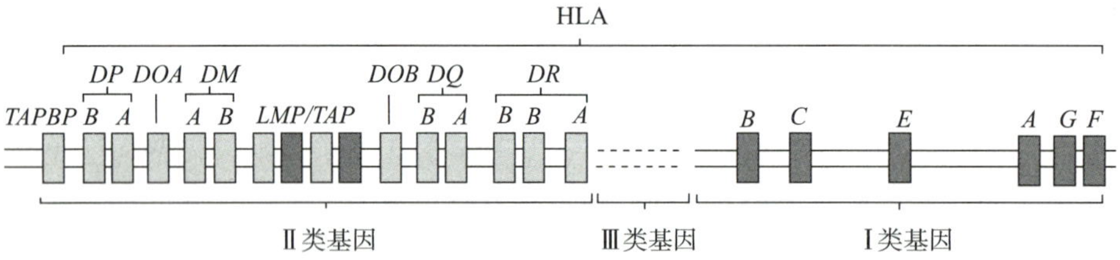

图 12－1　HLA 基因复合体

（二）HLA 基因复合体的遗传特点

1. 单体型遗传方式　减数分裂过程中染色体上不发生交换的紧密连锁基因群称为单体型（haplotype）。HLA 基因复合体是染色体上紧密连锁的基因群，因而呈单体型遗传。HLA 基因复合体的这种遗传规律使得子代可以固定获得来自亲代的一个 HLA 单体型，即子女的 HLA 基因型中，一个单体型来自父亲，另一个来自母亲；在同胞之间，单体型完全相同的概率只有 1/4，有一个单体型相同的概率为 1/2，单体型完全不同的概率为 1/4，这一特点广泛应用于器官移植供者的选择以及法医学亲子鉴定。

2. 多态性现象　HLA 基因复合体是迄今已知人体最复杂的基因复合体，有高度的多态性。HLA 基因复合体的每一基因座上均存在为数众多的复等位基因，且每一个等位基因均为共显性，这是其高度多态性的最主要原因。这种高度多态性是一个很好的人类遗传学标记，使每个个体都带有自己独特的一套生物学身份证；但另一方面，在进行器官移植时，HLA 的多态性使得组织配型完全相合的概率大大降低，给器官移植造成了困难。

3. 连锁不平衡　连锁不平衡（linkage disequilibrium）是指分属于 2 个或 2 个以上基因座的基因同时出现在同一染色体上的概率高于或低于随机出现频率的现象。HLA 基因复合体上的各等位基因在人群中以一定的频率出现，但由于 HLA 基因复合体上各基因座是紧密连锁的，连锁的基因不是随机组合在一起，某些基因较多的组合在一起出现，另一些基因较少的组合在一起出现，从而引起连锁不平衡。HLA 基因复合体连锁不平衡现象的存在是 HLA 单体型适应环境选择的结果。

二、HLA 与器官移植

器官移植是临床上重要的治疗手段，但其最大难题之一是排斥反应。ABO 血型抗原和 HLA 抗原的相容性是人类最主要的组织相容性系统，在排斥反应中起重要作用。ABO 血型抗原不仅存在于红细胞表面，同时也存在于其他组织细胞上，因此，进行器官移植配型时，ABO 血型相容是首要条件。除此之外，供体必须进行严格的组织配型，使受体和供体之间的 HLA 尽可能地相近，才能最大限度地减少排斥反应，增加移植器官长期存活的可能性。由于 HLA 的高度多态性，在人群中找到相同 HLA 抗原的概率非常低。

在进行器官移植时，首先应该在同胞中选择 HLA 抗原完全相同的供体（理论上，同卵双生子的 HLA 完全相同，移植成功率为 100%），其次选择 1/2 相同者（同胞或父母）。

素质提升

为中国器官移植事业贡献最后的光热

中国每年有超过几万名患者因为各种疾病而接受器官移植手术。推动我国器官移植从实验走向临床应用的，正是华中科技大学同济医学院附属同济医院的夏穗生教授。2013 年，夏穗生通过登记成为一名遗体（器官）捐献志愿者。他说："要别人捐献遗体器官，自己不做出榜样，只讲空话，不做实事，不行。"2019 年 4 月 16 日，夏穗生教授逝世，家属遵从老人遗愿，捐献其角膜。如今，器官移植的"中国模式"已成为世界医学楷模，但器官短缺依然是一个难题。而为了他毕生所追寻的事业，夏老也做出了自己最后的贡献，用这种方式延续自己为之奋斗一生的器官移植事业。

三、HLA 基因复合体与疾病的关联

HLA 复合体是第一个被发现与疾病有明确关联的遗传系统，迄今已发现 60 余种疾病与 HLA 系统存在不同程度的相关性（表 12－2）。所谓的关联，是指携带特定 HLA 基因的个体易患某些疾病或对某些疾病有较强的抵抗力。最典型的例子是强直性脊柱炎（ankylosing spondylitis，AS），携带 HLA－B27 抗原与不携带 HLA－B27 抗原的人相比，罹患此病的风险提高约 90 倍。

HLA 与疾病关联的机制目前还不清楚，可能的机制有：①分子模拟学说；②受体学说；③连锁不平衡学说；④自身抗原提呈学说；⑤免疫耐受学说。

表 12-2　HLA 与部分疾病的关联

疾病	相关 HLA 抗原	相对风险（%）
强直性脊柱炎	B27	89.8
肺出血-肾炎综合征	DR2	15.9
多发性硬化症	DR2	4.8
重症肌无力	DR3	2.5
突眼性甲状腺肿	DR3	3.7
系统性红斑狼疮	DR3	5.8
胰岛素依赖型糖尿病	DR3/DR4	25.0
类风湿关节炎	DR4	4.2

第三节　抗体遗传

抗体（antibody，Ab）是指受抗原刺激后，B 细胞活化、增殖、分化成的浆细胞产生的与相应抗原发生特异性结合的免疫球蛋白。因此，将具有抗体活性或化学结构与抗体相似的球蛋白统一命名为免疫球蛋白（immunoglobulin，Ig）。免疫球蛋白是化学结构上的概念，而抗体是生物学功能上的概念，所有抗体均是免疫球蛋白，但并非所有的免疫球蛋白都具有抗体活性。根据存在形式，免疫球蛋白分为分泌型（secreted Ig，sIg）和膜型（membrane Ig，mIg）两种类型。前者主要存在于体液中，具有抗体的各种功能；后者是 B 细胞膜上的抗原受体。二者的分子结构及遗传控制相同。抗体具有高度特异性，因而表现出高度多样性。

一、抗体的分子结构特点

所有抗体的分子结构都非常类似，即由 2 条相同的重链（heavy chain，H 链）和 2 条相同的轻链（light chain，L 链）通过链间二硫键连接而成的四肽链结构（图 12-2）。人类免疫球蛋白有 5 类，即 IgM、IgD、IgG、IgA 和 IgE（相对应的重链为 μ 链、δ 链、γ 链、α 链和 ε 链），轻链分为 κ 链和 λ 链两型。一种哺乳动物只有 1 种 κ 链，但 λ 链分为四个亚型。一种特异性的 B 淋巴细胞只能合成 1 种轻链，要么是 κ 链，要么是 λ 链，一个天然的 Ig 分子上两条轻链的型别总是相同的。

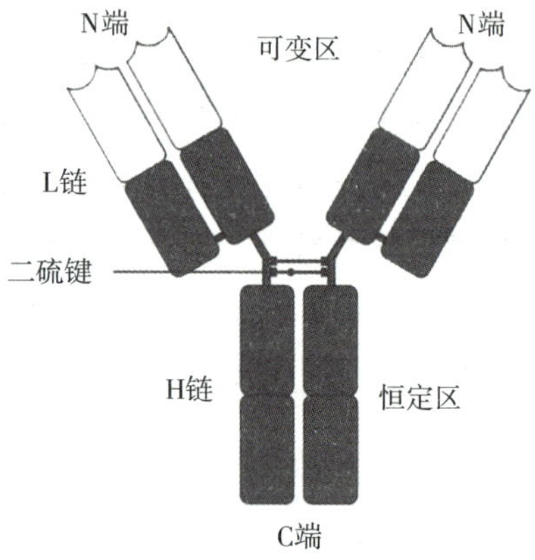

图 12-2　抗体的分子结构

免疫球蛋白的重链或轻链均可分为两部分，即可变区（variable region，V 区）和恒定区（constant region，C 区）。轻链氨基端（N 端）的 1/2 与重链氨基端的 1/4（对应第一个结构域），由于氨基酸排列顺序随抗体特异性的不同而发生变化，称可变区。可变区是抗原结合的部位，抗体的多样性由可变区决定。轻链羧基端（C 端）的 1/2 及重链羧基端的 3/4，由于氨基酸排列顺序相对稳定，称恒定区，与抗体的生物学效应相关。

二、抗体基因结构与重排

（一）H 链基因结构与重排

抗体 H 链基因家族定位于 14q32.33，在胚胎细胞中分隔为 L、V、D、J、C 五类基因片段（gene

segment)。五类基因片段均有多种。其中，L 基因片段可编码先导肽（leading peptide），先导肽能引导重链穿过内质网膜进入内质网腔；V、D、J 基因片段是主要编码可变区氨基酸的序列；C 基因片段是编码恒定区氨基酸的序列。

重链基因重排往往是通过两次重排形成的。第一次基因重排是 D 与 J 基因片段的重排连接，形成 DJ 基因片段；第二次基因重排是 V 与 DJ 基因片段的重排和连接，形成 VDJ 基因片段，最后与 C 基因片段连接，形成完整的具有转录功能的 H 链基因。

（二）L 链基因结构与重排

κ 链基因家族定位于 2p11.2，λ 链基因家族定位于 22q11.2，它们在胚系细胞中分隔成 L、V、J、C 四类基因片段。只有在产生特定免疫球蛋白分子的浆细胞中，这些特定基因片段才拼接在一起形成可转录的活性基因。抗体重链基因的重排进一步诱导了轻链基因的重排，首先是 κ 链重排，κ 链基因重排无效，随即发生 λ 链基因重排。κ 链基因可通过 V 基因片段的缺失、倒位等与 J 基因片段相连，重排后的 VJ 基因片段再与 C 基因片段连接生成完整的 κ 链基因，其转录产物经过剪接形成成熟的 mRNA，翻译出特异的 κ 链。λ 链基因的重排与 κ 链相似。

三、抗体缺乏症

免疫缺陷病（immunodeficiency disease）分为两类。①原发性免疫缺陷病（primary immunodeficiency disease）：是由于免疫系统遗传基因异常或先天性免疫系统发育障碍而导致免疫功能不全引起的疾病。②继发性免疫缺陷病（secondary immunodeficiency disease）：又称获得性免疫缺陷病，是后天因素造成的、继发于某些疾病或用药后产生的免疫缺陷性疾病。

遗传性抗体缺乏症是一种原发性免疫缺陷病，由抗体生成及功能缺陷导致。常见的抗体缺乏症为 X 连锁无丙种球蛋白血症（X-linked agammaglobulinemia，XLA）。XLA 是最早发现、最常见的先天性 B 细胞免疫缺陷病。临床上，该病以血液循环中缺乏 B 细胞及各类免疫球蛋白、易反复发生细菌感染为主要特征。XLA 为 X 连锁隐性遗传病，多见于男性婴幼儿时期，患儿一般于 6 个月时表现出病症：反复、严重的化脓感染，如肺炎、脑膜炎、中耳炎等。XLA 致病基因定位于 Xq21.3 ~ Xq22。该病的治疗主要为定期注射免疫球蛋白进行替代治疗和其他对症支持治疗。

目标检测

答案解析

一、单项选择题

1. Rh 血型系统由（　）基因编码

A. *HLA*　　B. *RHD*　　C. I^AI^Bi　　D. *MAC*　　E. *Se*

2. 孟买型个体的产生是因为（　）基因为无效基因

A. I^A　　B. I^B　　C. *i*　　D. *Se*　　E. *H*

3. Rh 溶血病很少发生于第一胎的原因是（　）

A. Rh 阳性的胎儿血细胞不能进入母体

B. 母体初次致敏，未能产生足量的抗体

C. 母体具有足量的抗体，但抗体不能进入胎儿体内

D. 胎儿组织能够吸收母体的抗体

E. 以上都不是

4. HLA－Ⅰ类基因区中的经典基因包含（　）个基因位点

A. 1　　B. 2　　C. 3

D. 4　　E. 5

5. 在所有红细胞血型系统中，导致新生儿溶血症最为常见的血型不合是（　）不合

A. Rh 血型　　B. ABO 血型　　C. MN 血型

D. Duffy 血型　　E. P 血型

6. ABO 溶血症好发于 O 型母亲所生的婴儿血型是（　）

A. AB 型　　B. O 型　　C. M 型

D. B 型　　E. A 型

7. Rh 溶血症好发于母亲是 Rh 阴性而新生儿是（　）

A. Rh 阴性　　B. Rh 阳性　　C. HLA 阳性

D. HLA 阴性　　E. H 阳性

8. Ig 分子的基本结构是（　）

A. 由 2 条重链和 2 条轻链组成的四肽链结构

B. 由 1 条重链和 1 条轻链组成的二肽链结构

C. 由 2 条相同的重链和 2 条相同的轻链组成的四肽链结构

D. 由 1 条重链和 2 条轻链组成的三肽链结构

E. 由 2 条重链和 1 条轻链组成的三肽链结构

二、思考题

1. 简述 Rh 血型的遗传机制。

2. 什么是 HLA 复合体？它有什么特点？

书网融合……

本章小结　　微课　　题库

第十三章　临床遗传

PPT

学习目标

1. 通过本章学习，重点把握产前诊断的主要对象及方法；新生儿筛查条件；遗传咨询的步骤和遗传保健程序。

2. 学会采取不同的方法诊断遗传病，并选择合适的方法进行治疗。

情境导入

情景描述　患儿，女，10岁。出生时无异常。出生后吃母乳，直至5个月开始添加辅食。皮肤常干燥、易产生湿疹；毛发颜色发黄，尿液有鼠尿味；身体发育迟缓；智力低下；脑电图异常。最终确诊为苯丙酮尿症（PKU）。

讨论　1. 苯丙酮尿症确诊的依据是什么？

2. 如何治疗苯丙酮尿症？

3. 如果患儿父母还想再生育，应该采取哪些措施避免再次生育苯丙酮尿症患儿？

遗传病的诊断、治疗和预防问题虽然尚未得到完全解决，但如果掌握一些基本的原则，将有效降低遗传性疾病的群体发生率，从而减轻患者的痛苦，减少社会的负担，提高人口素质。目前对遗传病采取的一系列治疗措施，仍难以从根本上改变生殖细胞的致病基因而达到根治的目的。因此，遗传病以预防为主，尽量避免有遗传缺陷的患儿出生。

第一节　遗传病的诊断

遗传病的诊断是医生对某种疾病是否为遗传病做出诊断，是遗传病预防和治疗的基础。由于遗传病种类繁多，有些疾病与某些非遗传性疾病有相似或相同的症状，部分遗传性疾病还存在遗传异质性。因此，遗传病的诊断比普通疾病困难，除了采用一般疾病的临床诊断外，还需遗传学的特殊诊断方法，如系谱分析、细胞遗传学检查、生化检查、基因诊断、产前诊断等。

一、遗传病的临床诊断

遗传病的临床诊断与普通疾病的诊断步骤基本相同，包括聆听患者主诉、询问病史、体格检查。

（一）询问病史

询问病史主要是通过采集对象的描述内容和相关个体的病案查询来完成。遗传病的性质决定其多有家族聚集倾向和特定的遗传规律，病史的完整性和准确性对后续的分析和研究具有非常重要的作用。除一般病史外，还应着重询问患者的家族史、婚姻史和生育史。

1. 家族史　即整个家系的所有成员患同种疾病的历史，包括患者父亲和母亲各家族成员的患病情况。家族史资料比较复杂，容易受采集者文化程度、记忆力、推断力等的影响，收集的资料很可能不够准确或不够全面。

2. 婚姻史 着重调查婚龄、次数、配偶关系、健康状况及是否为近亲结婚等。

3. 生育史 着重询问生育年龄、子女数及健康状况，有无流产、死产和早产史。如有新生儿死亡或患儿出现，还应了解患儿有无产伤、窒息，母亲妊娠早期是否患感染性疾病、接触过致畸物质等情况。

（二）症状与体征

除具有一般疾病的症状和体征外，许多遗传病还表现出其特异的症候群，能为诊断提供初步线索。如有性腺发育不全或生殖力下降、原发性闭经等症状，可疑为性染色体病；如智力发育低下伴有生长发育迟缓，五官、四肢、内脏有畸形，提示可能为常染色体病。

二、系谱分析

系谱分析（pedigree analysis）是通过调查先证者家庭成员的发病情况，绘制系谱，经过分析来确定疾病遗传方式的一种方法。进行系谱分析，有助于确定某种疾病是否为遗传病，也有助于区分是单基因遗传病还是遗传多基因病；如果是单基因遗传病，还可判断其具体属于哪一种遗传方式，以及后代患病的概率。绘制一个全面详尽、准确可靠的系谱是得出正确结论的首要条件。因此，绘制系谱时应注意以下几点。

1. 系谱的系统性、完整性和可靠性 完整系谱应有三代以上家庭成员的患病情况、婚姻情况及生育情况，还应注意患者或代诉人是否因顾虑而提供虚假资料，如不愿提供重婚、非婚子女、同父异母、同母异父等信息。为避免造成系谱失真的情况，必要时应对患者及家属进行其他辅助检查。

2. “隔代遗传”判断 常染色体显性遗传存在不规则显性（外显不全）：携带致病基因的杂合体（Aa）由于某种原因未表现出相应的临床症状，而表现正常，在系谱中出现隔代遗传。常染色体隐性遗传也有隔代遗传现象，应注意区分。另外，要充分考虑目前家庭成员数目较小而影响结果分析。

3. 新的基因突变 在有些遗传病家系中，除先证者外，找不到其他患者，呈散发现象，此时需认真分析是常染色体隐性遗传所致，还是由新的基因突变引起。如假肥大性肌营养不良是一种致死的 X 连锁隐性遗传病，约 1/3 的病例由新的基因突变引起。

4. 迟发情况 有些遗传病是出生时就表现出临床症状，而有些是到达一定年龄时才出现明显的症状，如亨廷顿舞蹈病一般在中年发病。

三、细胞遗传学检查 微课

细胞遗传学检查适用于染色体异常疾病的确诊，包括性染色质检查和染色体检查。性染色质检查只能检测出性染色体数量的异常，而染色体检查既可观察到常染色体数目及结构的变化，也可以观察到性染色体数目及结构的变化。

1. 性染色质检查 包括 X 染色质和 Y 染色质检查，主要用于疑似两性畸形或性染色体数目异常的疾病诊断，还可用于产前诊断。正常女性有一个 X 染色质，无 Y 染色质；正常男性有一个 Y 染色质，无 X 染色质。性染色质检查可采用发根鞘细胞、皮肤或口腔黏膜上皮细胞，也可采用羊水中胎儿脱落的细胞，检查简便易行，有一定的价值，但确诊仍需依靠染色体检查。

2. 染色体检查 或称核型分析（karyotype analysis），是确诊染色体病的主要方法。随着显带技术的发展，比如高分辨率 G 带的应用，染色体诊断和定位更加准确。染色体检查的标本主要取自外周血、皮肤、绒毛、羊水中胎儿脱落的细胞等。

染色体检查的适应证及对象包括：①有明显的智力发育不全、生长迟缓或伴有其他先天畸形的患儿及其父母；②家族中有过染色体异常或先天畸形患儿的个体；③习惯性流产的妇女及其丈夫；④原发性闭经或不孕患者，男性不育患者；⑤有外生殖器畸形者，有性腺发育不全者；⑥接触过致畸因素（物理因素、化学因素或生物因素）的个体；⑦35 岁以上的高龄孕妇。

四、生化检查

生化检查是通过生化手段定性、定量地分析机体中的酶、蛋白质及其代谢产物来诊断单基因遗传病或先天性代谢缺陷的一种方法。生化检查是遗传病诊断中重要的辅助手段，主要取材于血液、尿液及特定的组织、细胞。目前已知的多种遗传性代谢病，可由基因突变、基因缺失、基因表达失调或翻译后加工修饰缺陷导致。

1. 代谢产物分析 酶的缺陷会导致一系列生化代谢的紊乱，从而使底物、中间产物、终产物和旁路代谢产物都发生变化。因此，可检测这些产物的质和量的改变，间接反映酶的变化，为诊断提供依据。例如，对疑似苯丙酮尿症（PKU）的患者可检测其血清中苯丙氨酸的含量；对疑似黏多糖贮积症的患者，可测定其尿中硫酸皮肤素的浓度。

2. 酶和蛋白质的分析 酶活性和蛋白质含量的测定是确诊某些单基因遗传病的主要方法，主要选取血液和特定组织、细胞做检查，比如肝细胞、红细胞、皮肤成纤维细胞。但应注意，许多基因的表达具有组织特异性，因此，要确定一种酶是否缺乏，需要在特定组织中检测。例如，要确定苯丙氨酸羟化酶是否缺乏，必须采用肝脏组织活检，在容易取样的血细胞中检测是不准确的。常见的可通过酶活性检测而诊断的遗传性代谢病见表 13 - 1。

表 13 - 1 常见的可通过酶活性检测而诊断的遗传性代谢病

疾病名称	所检测的酶	采样组织或细胞
苯丙酮尿症	苯丙氨酸羟化酶	肝脏组织
白化病	酪氨酸酶	毛囊
半乳糖血症	半乳糖 - 1 - 磷酸尿苷转移酶	红细胞
Duchenne 肌营养不良	肌酸激酶	血清
黑蒙性痴呆病	氨基己糖苷酶	白细胞
糖原贮积症 Ⅰ 型	葡糖 - 6 - 磷酸酶	肠黏膜
糖原贮积症 Ⅱ 型	α - 1，4 - 葡糖苷酶	皮肤成纤维细胞
糖原贮积症 Ⅲ 型	红细胞脱支酶	红细胞
糖原贮积症 Ⅳ 型	支化酶	皮肤成纤维细胞
枫糖尿症	α - 酮酸脱羧酶	肝细胞、白细胞、成纤维细胞
Gaucher 病	β - 葡糖脑苷脂酶	皮肤成纤维细胞
腺苷脱氨酶缺乏症	腺苷脱氨酶	红细胞
组氨酸血症	组氨酸酶	指（趾）甲屑
高苯丙氨酸血症	二氢蝶啶还原酶	皮肤成纤维细胞
瓜氨酸血症	精氨基琥珀酸合成酶	皮肤成纤维细胞
胱硫醚尿症	胱硫醚合成酶	肝细胞、白细胞、成纤维细胞

五、产前诊断

产前诊断（prenatal diagnosis）又称为宫内诊断，是指应用各种先进的医学技术诊断胎儿在出生之前是否患某种遗传病或先天畸形。目前常用的诊断方法包括无创性和有创性诊断。无创性诊断指孕妇外周血胎儿细胞检测、孕妇外周血胎儿游离 DNA 检测、超声波检测及孕妇外周血血清生化筛查。研究发现，存在于孕妇外周血的胎儿细胞包括滋养层细胞、胎儿淋巴细胞、胎儿有核红细胞等。目前公认的适合遗传诊断的细胞是胎儿有核红细胞，不过孕妇外周血中这种细胞非常稀少，分离富集方法相对昂贵。有研究证明，胎儿DNA可进入孕妇外周血，且含量相对高，提取及分析过程也相对简单，其优势明显大于对胎儿细胞的检查。

有创性诊断指孕早期绒毛针吸活检和孕中期羊膜穿刺。有创方法可导致流产、宫内感染甚至胎死宫内，因此，无创方法成为现代产前筛查胎儿遗传病的重要方法，特别是传统应用的B超检查和孕妇外周血血清生化筛查。

产前诊断的对象与细胞遗传学检查的对象类似，包括：①夫妇之一有遗传性疾病或生育过畸形患儿；②有习惯性流产的孕妇；③夫妇之一有致畸因素接触史的；④羊水过多的孕妇；⑤具有遗传病的家庭或近亲结婚的孕妇。

六、基因诊断

基因诊断（gene diagnosis）是利用分子生物学技术直接在DNA或RNA水平检测遗传病基因的一种方法。基因诊断区别于传统诊断，主要在于直接从基因型推断表型，越过产物（酶或蛋白质）而做出最终诊断。基因诊断可以对已发病的遗传病患者做出临床诊断，对发病前的个体做出症状前诊断，对有遗传病风险的胎儿做产前诊断，还可以对胚胎做植入前诊断。

（一）基因诊断的特点

1. 取材方便 取材不受时间、细胞类型及年龄的限制。机体全部有核细胞都有一样的DNA，个体发育任何发育阶段的任何细胞都可以作为基因诊断的材料，其中最常用的是外周血细胞。另外，羊水、脐带血或孕妇外周血等都可以作为胎儿的检测材料。

2. 针对性强 基因是遗传病的发病根源，基因诊断检测的就是基因。

3. 特异性强 基因诊断是以DNA碱基互补为原理的一种方法，因而也就决定了它的强特异性。

4. 灵敏度高 只需少量的DNA就可以检测。

（二）基因诊断的常用方法

基因诊断的方法有核酸分子杂交、聚合酶链式反应（polymerase chain reaction，PCR）和DNA测序。DNA测序技术已实现全自动分析，有着快速、精确、可靠的优点，是最直接有效的检测方法。DNA测序是对PCR扩增得到的特定DNA片段进行测序，可以精确了解基因的突变情况。该方法已广泛用于基因研究、亲子鉴定工作。DNA测序可以对全基因序列进行分析，对于已有明确治疗方法的遗传病，可以尽早诊断和治疗，从而有效降低伤残率和死亡率。

第二节　遗传病的治疗

根据OMIM的遗传条目，遗传病种类已达2万多种。遗传病曾被认为是一类即使能够确诊也无法治疗的疾病。随着医学的发展，人们对遗传病的发病机制、病理过程的认识逐渐深入，使得遗传病的治疗有了长足的进展。传统的治疗方法有手术治疗、药物治疗和饮食治疗；随着分子生物学技术的发展，基因治疗也加入了遗传病治疗的行列。

一、手术治疗

当遗传病发展到出现各种临床症状，尤其是器官组织出现损伤时，可运用外科手术的方法对病变器官进行切除、修补或替换，从而有效地减轻或改善症状。手术治疗包括矫正畸形和器官移植两类。

（一）矫正畸形

矫正畸形是手术治疗的主要手段。对遗传病引起的畸形进行切除或修补矫正，有较好的效果，例如多指症的切除、唇裂的修补、外生殖器畸形的矫正。另外，脾的切除可治疗某些遗传性溶血；空肠回肠旁路手术可使肠道胆固醇吸收减少，从而治疗某些先天性高胆固醇血症。

（二）器官和组织移植

由于免疫排斥的存在，器官移植的使用曾受到很大的阻碍，随着免疫学技术的发展，免疫排斥问题得到了控制，器官和组织移植也逐渐被用于治疗遗传病。

1. 骨髓移植 可用于治疗 β－地中海贫血、各种先天性免疫缺陷和溶酶体沉积病。

2. 肾移植 是迄今最成功的器官移植，可用于治疗家族性多囊肾、先天性肾病综合征、遗传性肾炎等疾病。

3. 胰腺移植 可用于治疗因胰岛素产生不足引起的糖尿病。

二、药物治疗

药物治疗可以在胎儿出生前进行，因而可大幅度减轻胎儿出生后的遗传病症状。药物治疗法主要用于遗传性酶病或分子病，其治疗原则为“补齐所缺，去其所余”。

（一）补齐所缺

遗传酶病或分子病多数是由蛋白质或酶的缺乏引起的，故可通过补充缺乏的物质进行治疗，但这种补充治疗一般需要终身维持。例如，侏儒症患者补充生长激素；免疫缺陷者补充免疫球蛋白；先天性肾上腺皮质增生症患者补充类固醇激素；乳清酸尿症患者补充尿苷；脑苷脂病（Gaucher 病）患者注射 β－葡糖苷酶；佝偻病患者补充大量的维生素 D、钙和磷。

（二）去其所余

一些代谢障碍导致体内积累过多的代谢产物，对机体造成毒害作用，可采用各种理化方法将过多的毒物排除或抑制其生成，使患者的症状得到明显的改善，称去其所余。

1. 使用螯合剂 肝豆状核变性（Wilson 病）是一种由铜代谢障碍引起的常染色体隐性遗传病，患者体内铜离子堆积过多造成肝硬化、肾功能损害，给患者服用青霉胺，可除去患者体内过多的铜离子。地中海贫血症患者因长期输血，易发生铁离子沉积而造成器官损害，去铁胺 B 可与铁形成螯合物，后经尿液排出，从而达到去除多余铁的效果。

2. 使用促排泄剂 消胆胺是一种不能被肠道吸收的阴离子交换树脂。胆固醇可分解成胆酸，胆酸可与消胆胺在肠道结合而被排出，防止胆酸再吸收。应用消胆胺，可促进胆固醇更多地转化为胆酸而从胆道排出到肠道，使高胆固醇血症患者的胆固醇水平下降，减轻过多胆固醇堆积对机体造成的损害。

3. 利用代谢抑制剂 可治疗因酶活性过高导致代谢产物过剩而引起的疾病。代谢抑制剂可降低酶活性，从而减少代谢产物的生成。例如，别嘌呤醇可抑制黄嘌呤氧化酶的作用，减少体内尿酸的形成，因此，别嘌呤醇可治疗原发性痛风和自毁容貌症。

4. 血浆置换或血浆过滤 血浆置换法已成功用于婴儿某些遗传性溶血、母婴血型不合溶血及重型高脂血症。血浆过滤可除去血液中大量的有毒物质，如去除高胆固醇血症患者血液中的低密度脂蛋白（LDL）。血浆过滤是将患者血液引入特殊的亲和结合剂（肝素）过滤器，LDL 与肝素形成不溶性复合物，回输时不能通过过滤器进入患者体内，可使高胆固醇血症患者的胆固醇水平下降一半。

5. 平衡清除法 某些溶酶体贮积症，其沉积物可弥散入血，使得血液中与组织细胞中的沉积物保持动态平衡。如果把一定的酶注入血液以清除沉积物，则平衡被打破，组织中的沉积物可不断进入血液而被除去。

三、饮食治疗

饮食治疗的原则是禁其所忌。饮食治疗对部分先天性代谢缺陷疾病有较好的效果。这种疾病是由于酶的缺乏，不能对底物进行正常的代谢，因此可通过限制其底物或前体物的摄入量来避免各种症状的出现。早在1954年，就有报道用低苯丙氨酸饮食疗法治疗苯丙酮尿症（PKU）患儿，治疗后，患儿体内苯丙氨酸明显减少，症状得到缓解。饮食疗法的作用与患儿年龄有非常大的关系，患儿越小，治疗效果越好。例如苯丙酮尿症患儿出生后，立即服用低苯丙氨酸奶粉，患儿就不会出现智力障碍、鼠尿味等症状。随着患儿年龄增大，到5岁左右，会出现各种不可逆症状，治疗效果就微乎其微，因此一定要早诊断、早治疗。目前，新生儿足跟血筛查苯丙酮尿症的应用比较普遍。

但遗传病的治疗与一般疾病治疗的效果评判不同，需要进行长期评估，有些方法在初期效果明显，但长期观察则达不到预期。例如，对苯丙酮尿症患儿可以在出生后就进行饮食治疗，患儿有正常或接近正常的智商，从近期看治疗是成功的；但随着年龄的增长，苯丙酮尿症患者还是会表现出或轻或重的学习障碍、行为紊乱。

四、基因治疗

基因治疗（gene therapy）是运用DNA重组技术修复患者细胞内有缺陷的基因，或者对基因的表达进行干预，使细胞恢复正常功能，从而达到治疗疾病的目的。考虑到基因治疗对后续基因表达及人类基因库可能存在影响，又因技术不成熟、存在伦理及社会问题，其临床应用需更加谨慎。

（一）适于基因治疗的遗传病

人类基因组计划的成果、基因编辑技术以及对疾病的深入认识，大大推动了基因治疗的开展。成功的基因治疗必须具备以下几个条件：①掌握该疾病分子缺陷的本质；②矫正遗传病的治疗（或正常）基因得到克隆；③克隆基因得到有效表达和调节；④可利用的动物模型。

对某一疾病进行基因治疗的价值，需要进行几个方面的评估：①人群中的发病率；②疾病对患者的危害程度；③患者的症状对家庭和社会的影响；④其他治疗方面的可用性。基因治疗除用于遗传病外，还用于治疗癌症、心血管病、呼吸疾病、创伤愈合、神经性疾病甚至感染性疾病。

（二）基因治疗的途径

根据治疗靶细胞的类型，基因治疗可分为生殖细胞基因治疗和体细胞基因治疗。

1. 生殖细胞基因治疗 是指将正常基因转移到患者的生殖细胞中，使有缺陷的基因得以纠正，发育为正常个体。从理论上讲，将生殖细胞作为目标进行基因治疗是可行的，并且已成功用于治疗小鼠颤抖症，但用于人体仍为禁区。原因在于以下两个方面。①伦理问题：在人体进行的生殖细胞基因治疗势必会导致世代相传，这涉及伦理学问题。一些宗教信仰者、人权团体认为这违反了人类发展的自然规律。②安全问题：基因转移仍只是随机整合，不能避免随机插入引起突变而造成新的遗传缺陷。

2. 体细胞基因治疗 是指将正常基因转移到患者的体细胞中，使之表达基因产物，以达到治疗的目的。目前临床上已经存在体细胞基因治疗成功的遗传病案例，如腺苷酸脱氨酶缺乏症（ADA）、血友病B、家族性高胆固醇血症、囊性纤维病等。常见遗传病治疗方案见表13－2。另外，还存在间接体细胞基因治疗法：基因治疗中作为受体细胞的体细胞在离开人体后，先在体外接受导入的外源基因，待有效表达后，再输回患者体内。

表 13-2 常见遗传病治疗方案

疾病	传递的基因或产物	靶细胞或组织	载体
腺苷酸脱氨酶缺乏症	腺苷脱氨酶	淋巴细胞、骨髓干细胞	反转录病毒
血友病 B	F9	肝细胞	腺相关病毒
家族性高胆固醇血症	低密度脂蛋白受体	肝细胞	反转录病毒
α_1-抗胰蛋白酶缺乏症	α_1-抗胰蛋白酶	呼吸道	脂质体
脂蛋白脂肪酶缺乏症	脂蛋白脂肪酶	肌肉、脂肪组织	腺相关病毒
Gaucher 病	葡糖脑苷脂酶	巨噬细胞	反转录病毒
慢性肉芽肿	P^{47PHoX}	骨髓细胞	反转录病毒
Fanconi 综合征	互补组 C 基因	造血祖细胞	反转录病毒
Hunter 综合征	艾杜糖醛酸-2-硫酸	淋巴细胞	反转录病毒
囊性纤维病	囊性纤维化跨膜调节蛋白	呼吸道上皮细胞	腺病毒、脂质体

第三节 遗传病的预防

遗传病不仅病种多、发病率高，还具有先天性、终身性和家族遗传性等特点。目前对于遗传病的治疗方法有限，因此，能有效避免遗传缺陷患儿出生，降低遗传病发病率、提高人口素质的主要手段就是遗传病的预防。遗传病的预防主要涉及遗传病普查、遗传咨询、产前诊断、遗传保健等环节和内容。

一、遗传病的群体普查

遗传病普查的目的是筛查出遗传病高危人群，以便进行更进一步的诊断和预防，控制遗传病在群体中的流行。根据普查对象的不同，遗传病普查可分为群体普查、新生儿筛查、携带者筛查、产前筛查等。普查时应注意的事项包括可行性、自愿性、专业性、保密性等。

群体普查所选的遗传病应是发病率较高、危害较严重、可以防治的病种。普查的方法应简单易行、准确性较高。对查出的病例应及时登记。登记的内容力求全面、真实，主要包括：患者的病情资料，患者的发育史、婚姻史、生育史及亲属病情资料。对普查的数据应及时进行统计分析，以便掌握该地区遗传病的发病规律和流行特点，从而更加有效地开展预防工作。应明确人群中遗传病的种类、遗传方式、分布及发病率等情况，及时发现患者，及时治疗，并对患者及其家属进行婚姻和生育指导，以降低遗传病的发病率。

二、新生儿筛查

新生儿筛查是在新生儿期针对某些疾病进行的检查，能早期发现某些遗传病，使患儿得以早诊断、早治疗，避免因脑、肝、肾等损害导致生长、智力发育障碍甚至死亡。新生儿筛查主要针对的是遗传性代谢病。国际公认的作为筛查疾病的条件有：①有一定的发病率；②早期缺乏特殊症状；③危害严重；④可以治疗；⑤有可靠的并适合大规模进行的筛查方法。新生儿筛查一般用静脉血或尿作为样本，采集时间是出生后 3～4 天。有些国家已将新生儿筛查列入优生的常规检查，筛查病种达 12 种。我国目前列入筛查的疾病主要有苯丙酮尿症（PKU）、先天性甲状腺功能减退症、听力障碍。此外，各地针对本地高风险病种开展的有半乳糖血症、先天性肾上腺皮质增生症和葡糖-6-磷酸脱氢酶（G6PD）缺乏症等病种的筛查。

三、携带者筛查

表现型正常但带有致病的遗传物质，且能将其传递给后代而使之患病的个体即称为携带者（carrier）。携带者主要有显性遗传病未外显者或迟发外显者、隐性遗传病的杂合子、染色体平衡易位的携带者等类型。

携带者的检出方法包括临床水平、细胞水平、酶和蛋白质水平、基因水平四个层次。临床水平的检查主要是根据体征和表型，分析某人可能是携带者，其准确率较低。基因水平的检查是通过检测 DNA 或 RNA 的分子结构而直接检测出致病基因。酶和蛋白质水平的检查主要针对先天性代谢病和分子病。细胞水平的检查主要是染色体的检查，可以查出异常染色体的携带者。

四、遗传咨询

遗传咨询（genetic counseling）也称为遗传商谈，是由临床医生和遗传学工作者解答遗传病患者及其亲属提出的有关遗传性疾病的病因、遗传方式、诊断、治疗及预防等方面的问题，估算患者的子女再患该病的概率，并提出建议及指导供患者及其亲属参考。遗传咨询是做好优生工作、预防遗传病发生的最主要手段之一。遗传咨询医师须执行非指令性原则，应按“知情同意原则”由咨询者自主选择决定，并贯彻隐私保密原则。

（一）遗传咨询的对象

需要进行遗传咨询的主要对象包括以下几种：①夫妇一方患有某种遗传病，需要给予生育指导；②已生育过遗传病患者的夫妇，询问再发风险率；③原发性不育的夫妇或有不明原因的习惯性流产者；④本人或家系中有人患有某种遗传病，询问是否会影响下一代；⑤近亲结婚的夫妇及后代；⑥不明原因的智力低下个体；⑦ 35 岁以上的高龄孕妇。

（二）遗传咨询的步骤

在遗传咨询过程中，咨询医师起主导作用。咨询医师应对患者或患儿父母进行必要的开导，使他们理智地面对现实，才能使咨询达到良好的效果。遗传咨询可遵循下列程序。

1. 明确诊断 详细了解咨询者的病史、婚姻史、生育史和家庭史，如家系中是否有先天性疾病患者、是否为近亲结婚等，并根据信息绘制系谱图，再通过临床诊断、染色体检查、生化及基因诊断等方法，明确诊断是否为遗传病。

2. 估计再发风险 由于一些遗传病是致残、致愚甚至致死的，再发风险估计是遗传咨询的核心内容。可绘制系谱图，利用遗传学原理进行估计。染色体病和多基因遗传病以其群体发病率为经验危险率，只有少数例外。单基因遗传病则根据孟德尔定律进行风险估计。再发风险率可分为三个等级：10%以上属于高度风险，不宜生育或应做产前诊断；5% ~10% 为中度风险，可根据病情程度进行适当指导；5% 以下为低风险，对其生育不必劝阻。

3. 商谈对策 根据实际情况为咨询者提供切实可行的意见和可供选择的各种对策，并与之反复商讨以帮助其做出恰当的选择。咨询医师应将对策中各种有利和不利的因素都阐述清楚。这些对策主要包括如下。

（1）产前诊断　适用于病损严重且难以治疗、再发风险高、有产前诊断方法、夫妇急于生育健康孩子的情况。在妊娠后，应做产前诊断进行选择，如果是病胎，应采取选择性流产。

（2）不再生育　适用于危害严重且目前无有效治疗手段的遗传病。应用此法可避免该家庭出现遗传病患儿，也避免了有害基因的进一步传递。

（3）辅助生殖　如果男方有遗传病，可采用他人健康精子进行人工授精；如果女方有遗传病，可采用其他女性的健康卵子进行体外受精与胚胎移植，或进行植入前遗传学诊断，确保植入健康的胚胎，避免致病基因传给下一代。

（4）终止恋爱与婚约　适用于近亲（如表兄妹）之间。近亲结婚会增加常染色体隐性遗传病的发病概率，也是《中华人民共和国婚姻法》所禁止的。咨询医师应耐心宣传此项法规的道理及近亲结婚的危害，促使咨询者在明白道理的情况下依法解除恋爱关系或婚约。

4. 随访服务　在遗传商谈中，咨询者有时很难马上做出选择，有些咨询者对咨询情况及对策不能准确而全面地理解，在实施对策时可能还存在某些困难，家族中其他成员的资料也需进一步补充。所以，全面的遗传咨询工作还应包含随访服务。在家族中扩大家庭咨询，使家庭中的可疑携带者及时被发现，进而及时得到婚育指导，以预防遗传病患儿在该家族中出生。

五、遗传保健

遗传保健（genetic health care）是遗传医学的组成部分，它不仅为遗传病患者，更重要的是为遗传病家系成员和人群中的遗传病高风险个体提供遗传医学服务，采取有效措施，防止遗传病患儿出生，降低人群中有害基因的频率。遗传保健涉及以下几个方面。

（一）婚前保健检查

婚前保健检查是预防遗传病患儿出生的一项必要措施，是对准备结婚的男女双方进行全身健康检查和生殖器官检查，结合询问：①双方是否为近亲；②双方的三代以内直系亲属和旁系近亲有无遗传病病史及发病情况；③双方有无遗传病或先天畸形；④双方有无男女生殖系统畸形；⑤双方有无性病、麻风病等。根据情况，进而评估双方是否适合结婚及生育。婚前保健检查可防止传染病的传播，减少遗传病的延续。

（二）婚姻指导

婚姻指导主要针对进行婚前咨询的待婚青年，他们往往一方或有家庭成员是疑似或确诊某种遗传病的患者。咨询医师在了解相关人员的病因和病情并确定其遗传方式后，对其进行婚姻指导。婚姻指导提供的对策和措施主要包括如下。

1. 近亲不宜结婚。《中华人民共和国婚姻法》规定“禁止三代以内的旁系血亲结婚”，这是因为近亲结婚生育隐性遗传病患儿的风险明显高于随机婚配。此外，多基因遗传病如精神分裂症、高血压和糖尿病等患者的家庭成员，其近亲婚配后代患病的风险也较非近亲婚配高。

2. 严重的常染色体显性遗传病（致死、致残、致愚）患者不宜结婚。如已结婚，应采取避孕或绝育措施，避免患儿出生。

3. 同种常染色体隐性遗传病基因携带者之间不宜结婚。这是因为该婚配类型后代的发病风险高达25%。

4. 严重的同种多基因遗传病患者之间不宜结婚。多基因遗传具有累加效应，所以严重患者可能携带更多的致病基因，后代易患性高。

5. 双方均为重症智力低下者禁止结婚。

（三）生育指导

生育健康的孩子是每一个家庭的愿望，因此，进行生育指导十分必要，可有效避免遗传病患儿的出生。具体措施如下。

1. 适龄生育　研究表明，多数妇女的生育旺盛期是20～30岁，此时对生育分娩和母婴健康都是适宜的。目前提倡的最佳生育年龄是25～29岁。资料统计显示，20岁以下孕妇所生育子女中，先天畸形的发生率较最佳生育年龄者高 50%；35 岁以上孕妇所生子女中，唐氏综合征的发生率要比最佳生育年龄者高 5 倍。此外，男子大于 40 岁，精子的染色体异常和基因的突变率均增加。

2. 产前诊断 如果患者所患遗传病较严重、难于治疗且再发风险较高，可考虑进行产前诊断。对于能够做出准确产前诊断的遗传病，可在获得确诊报告后对胎儿进行选择性生育；对不能做出产前诊断的 X 连锁隐性遗传病，可在做出性别产前诊断后，进行选择性生育。

3. 冒险生育 如果患者的遗传病不太严重且低于中度风险，可考虑冒险生育。例如，一对夫妇已生过一个单侧唇裂的患儿，唇裂能手术修复，他们再次生育后代的再发风险约 4%，比一般群体高，但权衡利弊，可考虑冒险再生育。

4. 不再生育 对于某些危害严重、致残的遗传病，例如先天性聋哑，尚无有效疗法，也不能进行产前诊断，再发风险又很高，应选择不再生育。

5. 领养或辅助生殖 不育或不宜生育的夫妇，可采取领养子女或辅助生殖等措施。如果丈夫是致病基因或异常染色体携带者，可选用其他健康男子的精子实施人工授精，以达到生育目的；如果女方是致病基因或异常染色体携带者，可取出其他健康女子的成熟卵子，与丈夫的精子实施体外受精，经培养后再植入妻子的子宫，以达到生育健康孩子的目的。

素质提升

优 生

1883 年，英国人类遗传学家高尔顿（F. Galton）首次提出“优生”一词，其原意是“健康的遗传”。优生学（eugenics）是应用优生学原理和方法研究如何提高人类遗传素质的科学。

现在优生已成为我国的一项国家政策，其主要内容是控制先天性疾病新生儿出生，以达到逐步改善和提高人群遗传素质的目的。当前我国主要推行的是负优生学措施，具体的优生措施有：①避免近亲结婚；②接受婚前咨询和检查，防止遗传病的传播；③实行晚婚晚育；④保持个人健康，受孕及受孕期间避免有害因素和不良生活习惯，不抽烟，不喝酒，不乱服药，不接触有害物质等；⑤实行孕期保健，预防病毒感染，注意孕期用药和营养卫生，定期产前检查。

目标检测

答案解析

一、单项选择题

1. 下列材料中，不能进行染色体检查的是（ ）

A. 外周血　B. 羊水　C. 尿液　D. 脐带血　E. 皮肤

2. 生化检查主要针对（ ）

A. 蛋白质和酶　B. 微量元素　C. 病原体　D. DNA　E. 免疫细胞

3. 下列关于基因诊断的说法中，错误的是（ ）

A. 费用高　B. 灵敏度低　C. 不受年龄限制　D. 针对基因结构　E. 外周血可作为检测标本

4. 下列不属于新生儿筛查条件的是（　）

A. 可以治疗　　B. 危害严重　　C. 早期有特殊症状

D. 有一定发病率　　E. 有可靠的并适合大规模进行的筛查方法

5. 目前，我国列入新生儿筛查的疾病有（　）

A. PKU　　B. SARS　　C. 软骨发育不全

D. 白化病　　E. 血友病

二、思考题

1. 基因治疗为什么不能普及？
2. 想要生育一个健康的孩子，夫妻双方需要做哪些准备？

书网融合……

本章小结　　微课　　题库

第二部分 细胞生物学和医学遗传学实验

实验一　普通光学显微镜的结构及使用

一、实验目的

1. 熟悉光学显微镜的结构和原理。
2. 熟练掌握普通光学显微镜的操作方法。

二、实验原理

普通光学显微镜是生物医学领域最常用的仪器之一，它通过一组复杂的光学透镜将标本放大，以便观察和分析。光学显微镜是依据透镜成像的原理，对微小物体进行放大。当被检物体 AB 放在物镜 O_1 前方的 1~2 倍焦距之间时，光线通过物镜 O_1 在镜筒中形成一个倒立的放大实像 A_1B_1，实像 A_1B_1 位于目镜 O_2 的焦点上，通过目镜放大成一个倒立的虚像 A_2B_2，通过调焦装置使 A_2B_2 落在人眼的明视距离（250mm）处，此时眼睛所看到的 A_3B_3 为清晰的、和 A_2B_2 相对应的实像（实验图 1-1）。

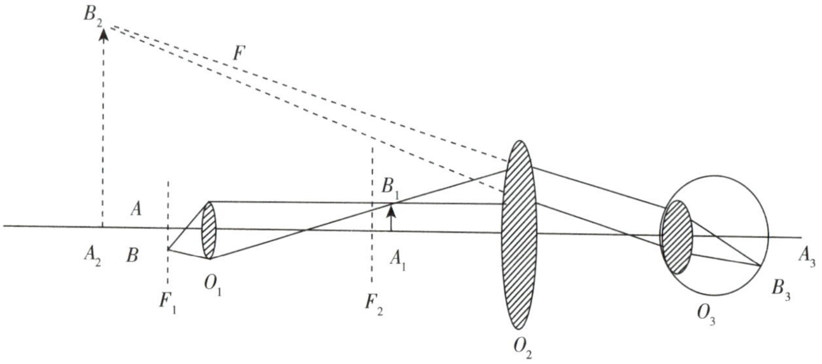

实验图 1-1　光学显微镜的放大原理和光路图

O_1：物镜；O_2：目镜；O_3：眼球；F_1：物镜的前焦点；F_2：目镜的前焦点

三、实验准备

1. 器材　普通光学显微镜。

2. 试剂　乙醇乙醚混合液、香柏油。

3. 材料　“a”字母装片、血涂片、擦镜纸等。

四、实验内容

（一）显微镜的构造

普通光学显微镜是由位于同一光轴的两个正透镜——物镜和目镜组成的，主要由机械装置和光学系统两部分构成（实验图1－2）。

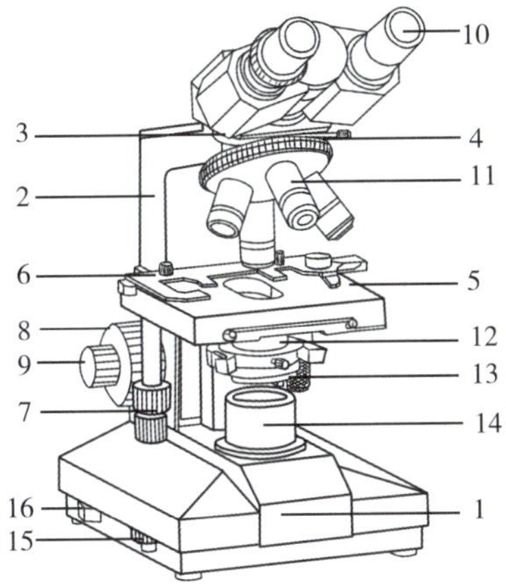

实验图1－2　显微镜的结构

1. 镜座；2. 镜臂；3. 镜筒；4. 物镜转换器；5. 载物台；6. 标本片推进器；7. 标本移动旋钮；8. 粗准焦螺旋；9. 细准焦螺旋；10. 目镜；11. 物镜；12. 聚光器（带光圈）；13. 滤光器；14. 灯室；15. 亮度旋钮；16. 电源开关

1. 机械装置

（1）镜座　位于最底部，是整个显微镜的基座，质量大，降低了整体重心，起支撑和稳固显微镜的作用。

（2）镜臂　是支持镜筒和载物台的、呈弓形或柱状结构的部分，为搬动显微镜时需持握的部位。

（3）准焦螺旋　也称调节器，是调节焦距的装置，分为粗准焦螺旋（大螺旋）和细准焦螺旋（小螺旋）两种。粗准焦螺旋可以使镜筒或载物台较快、较大幅度地升降，能迅速调节好焦距，适用于低倍镜观察时的调焦。细准焦螺旋可以使镜筒或载物台缓慢、较小幅度地升降，适用于已在低倍镜下用粗准焦螺旋找到物体后，在高倍镜或油镜下进行更加精细的调节。

（4）镜筒　位于镜臂前方，上端装载目镜，下端与物镜转换器相连。根据镜筒数目，光镜可分为单筒式和双筒式。单筒光镜又分为直立式和倾斜式两种。镜筒直立式光镜的目镜与物镜的光轴在同一直线上；镜筒倾斜式光镜的目镜与物镜的中心线互成45°角，在镜筒中装有使光线转折的45°棱镜。双筒式光镜的镜筒均为倾斜式。

（5）物镜转换器　位于镜筒下端一个可旋转的圆盘上，一般装有2～6个放大倍数不同的物镜。旋转物镜转换器就可以转换物镜。物镜转换器边缘有一卡榫，当旋至物镜与光路呈直线时，就发出“咔”的轻响，这时光路通畅，目镜、物镜正对着通光孔中央位置，眼睛可观察到玻片标本。

（6）载物台　是位于镜臂下面的平台，用于承放玻片标本，又称镜台。载物台中央有通光孔，光线可以通过它由下向上反射。

（7）推进器　位于载物台的后方或侧面边缘，连接一个可动弧形弹簧夹。其上方或下方一侧有两个旋钮，转动旋钮可调节推进尺，使标本前后或左右移动。标本推进器上有纵横游标尺，用于标定标本在玻片中的方位。

2. 光学系统

（1）反光镜　是装在载物台下、镜柱前的一面可转动的圆镜，有平、凹两面。平面镜聚光力弱，适合光线较强时使用；凹面镜聚光力强，适合光线较弱时使用。

（2）聚光镜　是位于载物台下方的一组透镜，用于聚集光线，增强视野的亮度。载物台下方有一个调节旋钮，转动调节旋钮可升降聚光镜，上升时增强反射光，下降时减弱反射光。

（3）光栅　是聚光镜底部的一个圆环状结构。光栅装有多个半月形的薄金属片，叠合在中央呈圆孔形。圆环外缘有小柄，拨动小柄可使金属片分开或合拢，用以控制进入光线的强弱。

（4）目镜　装在镜筒上端，其上一般刻有放大倍数，如5×、10×、15×（×表示放大倍数）。目镜内常装有一指示针，用于指示要观察的标本的位置。

（5）物镜　装在物镜转换器上，一般分为低倍镜、高倍镜和油镜三种。低倍镜镜体较短，放大倍数小；高倍镜镜体较长，放大倍数较大；油镜镜体最长，放大倍数最大。

显微镜放大倍数的计算：目镜放大倍数×物镜放大倍数＝显微镜对实物的放大倍数。

（二）显微镜的使用方法

1. 低倍镜的使用方法

（1）准备　打开镜箱，右手握镜臂，左手托镜座，将显微镜轻轻放在实验桌的偏左侧，镜座后端距桌缘约5cm。转动粗准焦螺旋，使载物台下降（或镜筒上升），再转动物镜转换器，使物镜主轴对准通光孔中央，当听到微小的扣撞声或手感到有阻力时说明目镜、物镜光路通畅，应立即停止转动。

（2）对光　打开光圈，升高聚光器，双眼同时睁开，用左眼从目镜观察，转动反光镜使凹面朝向光源，直到视野内光线明亮、均匀为止。

（3）置片　将玻片标本有盖片的一面朝上，置于载物台上，用推进器上的卡片固定标本，然后移动推进器，将标本移至通光孔中央。

（4）调节焦距　从侧面注视低倍镜，转动粗准焦螺旋，使载物台上升（或镜筒下降），使物镜距标本约0.5cm，左眼从目镜观察，同时用粗准焦螺旋使载物台缓慢下降（或镜筒上升），直到视野中出现物像为止。若物像偏离视野，可用推进器将物像移到视野中央，最后再用细准焦螺旋调节，使物像更清晰。

2. 高倍镜的使用方法

（1）预备　按照上述低倍镜使用方法找到目标物像，将需放大部分移至视野中央，调至最清晰。

（2）更换物镜　从侧面注视物镜，转动物镜转换器，使高倍镜对准通光孔，再用细准焦螺旋调节至清晰即可，高倍镜下基本看到标本轮廓。若镜头碰撞玻片标本，转不过来，说明低倍镜焦距未调节好，应再用低倍镜调节；其次，玻片标本反面朝上时也会造成高倍镜头不能转到正确位置，此时需要将标本正面朝上。

（3）调节焦距　左眼从目镜观察，缓慢转动细准焦螺旋（勿用粗准焦螺旋），一般转动不超过一圈即可看到清晰的物像。若微调看不到物像，可能的原因如下：①低倍镜未调清晰；②所观察标本未移至视野中央；③玻片标本正面朝下；④物镜不配套，高倍镜头过长，经移动载物台或镜筒才能更换过来的，此时则需直接用高倍镜调焦，即从侧面观察，使高倍镜头下降到和玻片标本几乎接触的距离，然后一面从视野中观察，一面用粗准焦螺旋极缓慢地下降载物台（或上升镜筒），见到模糊物像时再用细准焦螺旋微调即可。

3. 油镜的使用方法

（1）预备　先用低倍镜观察，将需放大部分移至视野中央。

（2）更换物镜　转开高倍镜，在标本观察部位加1滴香柏油，转动物镜转换器，使油镜镜面浸在油滴内。

（3）调节焦距　左眼从目镜观察，用细准焦螺旋微调，即可见高度放大的清晰物像。

（4）清洁油镜镜头和标本　油镜使用完毕，转动粗准焦螺旋，使载物台下降（或镜筒上升），将油镜镜头转开，立即用擦镜纸蘸少许乙醇乙醚混合液将镜头上的香柏油轻轻擦掉，然后再用新的擦镜纸擦干净。如未及时清洗，香柏油易干结在镜头上，影响物镜观察。对有盖片的标本，同样用擦镜纸蘸少许乙醇乙醚混合液将盖片上的油擦干净。临时制片因有水分，不能使用油镜。

上述低倍镜、高倍镜、油镜在使用过程中，可根据物镜的工作距离（物镜清晰时物镜镜面与玻片标本之间的距离）确定每个物镜的高度。对共焦距显微镜来讲，不同倍数的物镜基本处于同一焦平面上。因此，成像后再换高倍镜或油镜都可见到物像，用细准焦螺旋微调即可。

（三）操作练习

1.“a”字母装片　取装片，肉眼观察“a”字母形态，然后置于载物台，先在低倍镜下观察，比较视野内所见“a”字母和肉眼所见“a”字母的形态有何不同；轻轻将玻片前后、左右移动，观察物像与玻片移动方向是否一致。思考：对以上两点，该如何解释？将“a”字母的字头或字尾移至低倍镜视野中央，然后转换高倍镜观察。

2. 血涂片　先用低倍镜找出红细胞分散均匀的地方，移至视野中央，然后换高倍镜、油镜观察。

（四）使用显微镜的注意事项

1. 取镜时，必须右手握镜臂、左手托镜座，不要单手斜提、前后摆动，以免碰撞或导致零件脱落。

2. 显微镜应放在距桌边缘约 5cm 处，不能过于倾斜，以免失衡落地。

3. 调焦时，不能单向转动准焦螺旋。使用高倍镜和油镜时，需用细准焦螺旋微调。

4. 观察时应两眼同时睁开，左眼观察，右眼、右手配合绘图。

5. 观察含有水分较多的临时制片时，载物台不能倾斜，切忌水、乙醇或其他药品浸损载物台和镜头。

6. 注意保持显微镜的清洁与完整。不能随意取出目镜，避免灰尘落入镜筒而影响观察，更不能任意拆卸零件。用绸布擦拭金属机械部分，光学和照明部分用擦镜纸或蘸少许乙醇乙醚混合液的擦镜纸擦拭干净。

7. 实验完毕，物镜头需转成“八”字形，不要与载物台通光孔相对；下降聚光器，关闭光圈，反光镜直立，罩好镜罩，归还原处。

实验二　细胞基本形态与结构

一、实验目的

1. 掌握显微镜下真核细胞的基本形态和结构，了解人口腔黏膜上皮细胞的形态结构与功能的关系。
2. 掌握临时制片和显微绘图的方法。
3. 进一步熟悉显微镜的使用方法。

二、实验准备

1. 器材　显微镜、载玻片、盖玻片、牙签、擦镜纸、吸水纸等。

2. 试剂　1%碘液、生理盐水等。

3. 材料　人口腔黏膜上皮细胞。

三、实验内容

1. 取材与制片　取一洁净的载玻片。先在载玻片中央滴1滴生理盐水，然后取1根牙签，用其一端在自己口腔内壁轻刮几下，将刮下的细胞洗于载玻片上的生理盐水中。

2. 染色　吸1滴染液，滴在标本上，染色1~2分钟。然后取一盖玻片，使其一侧的边缘与载玻片上的液体相接触，玻片应充分擦拭干净，慢慢盖下以免产生气泡，多余的液体可用吸水纸吸去。

3. 观察　将临时制片标本置于显微镜的载物台上，先用低倍镜观察，镜下可见被碘液染成黄色的细胞成群或分散存在。选择不重叠且形态完整、轮廓清楚的细胞，移到视野中央，再转高倍镜，观察以下结构：①细胞膜，即包围在细胞外周的一层薄膜；②细胞质，即介于细胞膜与细胞核之间的物质，染色较浅；③细胞核，位于细胞中部，呈圆形或椭圆形，染色较深。由于口腔黏膜上皮脱落细胞属于衰亡细胞，其核中看不到核仁。

四、注意事项

1. 取材前，用清水漱口，清除口腔内的食物残渣。
2. 用牙签在口腔壁上轻轻刮动，切勿刮蹭牙齿或牙缝，因牙齿或牙齿缝内大多是食物碎屑，并非口腔黏膜上皮细胞。
3. 盖盖玻片时，用镊子夹起盖玻片，让盖玻片的一侧先接触水滴，然后缓缓盖下，以防产生气泡。

实验三　人类染色体核型分析

一、实验目的

1. 掌握非显带染色技术下正常人类染色体核型分析的方法。
2. 熟悉人类染色体的分组原则及其特点。

二、实验原理

核型是指染色体组在有丝分裂中期的表型，包括染色体数目、大小、形态特征等。核型分析是在对染色体进行测量计算的基础上，进行分组、排队、配对以及形态分析的过程。

非显带染色体核型分析是人类染色体研究的基本方法，一般采用 Giemsa 染色，使得染色体都均匀着色。根据丹佛体制（人类有丝分裂染色体的标准命名体制），对染色体进行编号与分组，并根据染色体的数目、结构特点进行核型分析，对比正常人类的染色体核型，对检测者的染色体情况进行初步判断。

三、实验准备

1. 器材　剪刀、镊子、胶水、放大镜。

2. 材料　正常人类染色体非显带染色放大照片。

四、实验步骤

1. 观察染色体标本并计数　细胞分裂中期，染色体形态最为典型。因此，实验过程中选择的标本为细胞分裂中期的染色体，总数为 46 条。

2. 染色体分组及鉴别

（1）分组及特点分析　染色体按照体积的大小，分为 A、B、C、D、E、F、G 七个组（实验表 3－1）。染色体组间和组内均遵循从大到小的原则，即 A 组染色体最大，G 组染色体最小；A 组内，1 号染色体 >2 号染色体 >3 号染色体。

实验表 3－1　人类染色体的分组及特点

组号	染色体号	数目	形态大小	着丝粒位置	随体
A	1～3 号	6 条	最大	1、3 近中，2 亚中	无
B	4～5 号	4 条	次大	亚中	无
C	6～12 号，X	女性 16 条；男性 15 条	中等	亚中	无
D	13～15 号	6 条	中等	近端	有
E	16～18 号	6 条	小	16 近中，17、18 亚中	无
F	19～20 号	4 条	次小	近中	无
G	21～22 号，Y	女性 4 条；男性 5 条	最小	近端	21、22 有，Y 无

（2）染色体分析技巧　①按由大到小的原则分组找，先找最大的染色体组，即先鉴别 A 组，并根据染色体大小及着丝粒位置进行组内排序；②按由易到难的原则，先鉴别染色体数目少的组，即先鉴别 B 组、F 组、G 组，再鉴别 D 组、E 组，并根据染色体大小及着丝粒位置进行组内排序；③C 组染色体

数目最多，最后鉴别，并根据染色体大小进行排序。

（3）染色体配对与粘贴　依照图片上染色体的轮廓（实验图 3－1）将染色体逐个剪下，按染色体大小及着丝粒位置，在一张白纸上排列成行。然后，按如下原则将它们粘贴于核型分析报告上：①同源染色体相互靠近，成对存在；②按着丝粒位置粘贴于虚线位置，染色体序号位于下方；③长臂朝下，短臂朝上。

（4）实验结果及核型描述　实验结果为正常或异常；依照核型描述书写原则，写上核型。

五、实验报告

每人提交 1 份粘贴好的人类染色体非显带核型分析报告。示例如下。

人类染色体非显带核型分析报告

姓名：__________　班级：__________　学号：__________　日期：__________

1　2　3　　　4　5

A 组　　　B 组

6　7　8　9　10　11　12

C 组

13　14　15　　　16　17

D 组　　　E 组

18　19　　　20　21　22

F 组　　　G 组

实验结果：__________　核型描述：__________

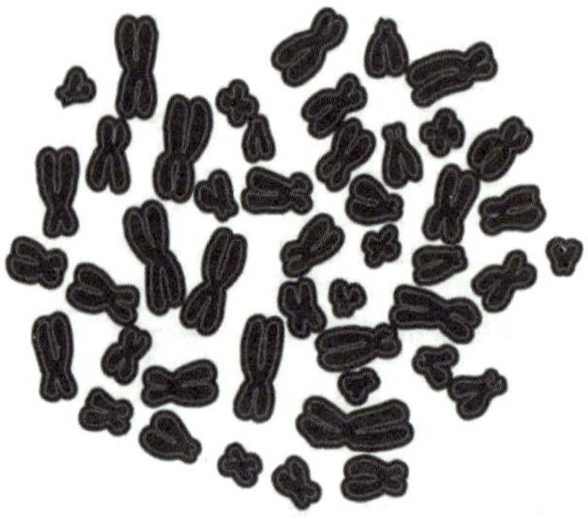

实验图 3－1　分裂中期人类非显带染色体图

参考文献

［1］李永芳．医学遗传学［M］．北京：中国医药科技出版社，2016.

［2］傅松滨．临床遗传学［M］．北京：人民卫生出版社，2018.

［3］张璐，高建华．医学遗传学［M］．上海：同济大学出版社，2017.

［4］王敬红．细胞生物学和医学遗传学［M］．北京：科学出版社，2019.

［5］李弋．细胞生物学和医学遗传学［M］．北京：中国中医药出版社，2015.

［6］关晶．细胞生物学和医学遗传学［M］．6版．北京：人民卫生出版社，2019.

［7］左伋．医学遗传学［M］．7版．北京：人民卫生出版社，2019.

［8］王宗霞，杨保胜．医学细胞生物与遗传学［M］．北京：高等教育出版社，2018.

［9］丰慧根，窦晓兵．医学细胞生物学［M］．北京：中国医药科技出版社，2016.

［10］徐威．药学细胞生物学［M］．北京：中国医药科技出版社，2015.

［11］翟中和，王喜忠，丁明孝．细胞生物学［M］．4版．北京：高等教育出版社，2011.

［12］杨恬，左伋，刘艳平，等．细胞生物学［M］．北京：人民卫生出版社，2015.

［13］王洪波，张明亮，关晶，等．细胞生物学和医学遗传学［M］．北京：人民卫生出版社，2015.

［14］赵宗江，吴勃岩，许勇，等．细胞生物学［M］．北京：中国中医药出版社，2017.

［15］杨家林，彭凤兰，蔡斌，等．医学遗传学与优生［M］．北京：人民卫生出版社，2022.